U0334836

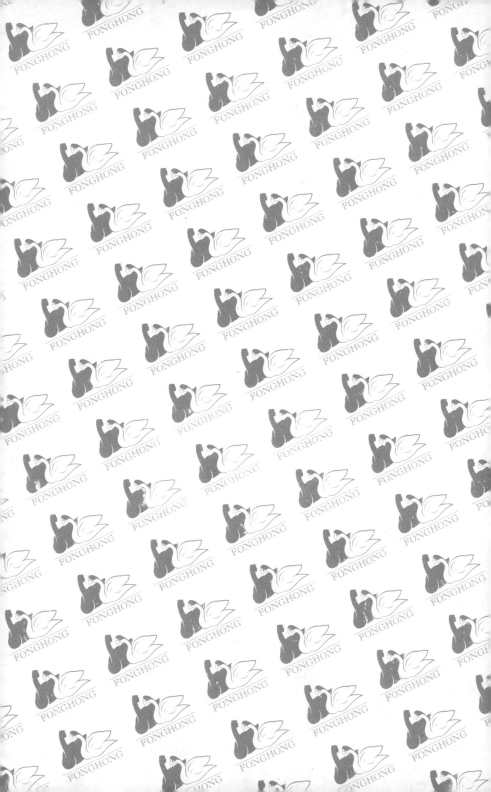

流行病的生与死

[法] 帕特里斯·德布雷　[法] 让-保罗·冈萨雷斯 / 著　朱蕾 / 译

VIE et MORT des ÉPIDÉMIES

天津出版传媒集团

天津科学技术出版社

著作权合同登记号：图字02—2022—172号

VIE ET MORT DES ÉPIDÉMIES
By Patrice Debré, Jean-Paul Gonzalez
© ODILE JACOB, 2013
Simplified Chinese translation copyright © 2022 by Beijing Fonghong Books Co., Ltd
This Simplified Chinese edition is published by arrangement with Editions Odile Jacob, Paris, France, through DAKAI – L'AGENCE
All rights reserved.

图书在版编目（CIP）数据

流行病的生与死 / (法) 帕特里斯·德布雷, (法)
让-保罗·冈萨雷斯著 ; 朱蕾译. —— 天津 : 天津科学技
术出版社, 2022.10

ISBN 978-7-5742-0425-6

Ⅰ.①流… Ⅱ.①帕… ②让… ③朱… Ⅲ.①传染病
—医学史—世界 Ⅳ.①R51-091

中国版本图书馆CIP数据核字(2022)第143887号

流行病的生与死

LIUXINGBING DE SHENG YU SI

责任编辑：孟祥刚

责任印制：兰　毅

出　　版：天津出版传媒集团
　　　　　天津科学技术出版社

地　　址：天津市西康路35号

邮　　编：300051

电　　话：（022）23332490

网　　址：www.tjkjcbs.com.cn

发　　行：新华书店经销

印　　刷：三河市金元印装有限公司

开本 880×1230　1/32　印张 10　字数 230 000

2022年10月第1版第1次印刷

定价：56.00元

献给我的孙儿们

帕特里斯·德布雷

献给我的女儿苏凯娜

让—保罗·冈萨雷斯

从传染病历史中看到未来

| 张文宏 |

    这是一部关于公共卫生的专业书，也是一本关于传染病的科普书，更是一部人类抗击传染病的医学史。从非典到埃博拉出血热，从艾滋病到禽流感，甚至到历史既有、近期又现的猴痘病毒，我们都能在这部著作中看到它们的过去、现在，甚至未来。从2020年开始肆虐全球、持续至今的新冠肺炎疫情的出现，更显示出对传染病的认识的重要性。

    作者帕特里斯·德布雷，法国巴黎索邦大学免疫学教授；让-保罗·冈萨雷斯，法国国家发展研究所主任，用通俗易懂的语言将人类与各种病原体碰撞与纠缠的历史用客观而积极的方式呈现在读者面前。阅读这本书，可以了解流行病历史，加深对微生物的认知，更重要的是让我们获得战胜传染病的希望。

    本书从微生物的发现讲起，讲述了两百多年前传染病学的先驱巴斯德如何用科学实验战胜了存在了上千年的"疾病自然发生学说"，自此展开了人类与微生物持续共存又持续对抗的新篇章。书中不仅有对一些古老的传染病，如鼠疫、麻风病、结核病等疾病的萌发、出现、传播、发展、衰退直至消亡的相关介绍，也有对近年来的新发传染病，如艾滋病、非典型病原体肺炎等疾病从发现到形成大流行的说明以及相关研究进展的介绍。在书的最后一章则着重提出了科学觉悟的重要性。科学的力量可以使人类走向辉煌，也同样可能产生负面效应，所以如何正确地应用科学力量也至关重要。除此之外，书中还对疾病的公共卫生预防与监测，及社会各方的协同合作给出了系统而客观的建议，这对启发今天的我们如何走出新冠疫情也具有重大的意义。

就像书中说的那样："深入地了解过去发生的传染病的历史，才能使我们变得更加谦逊。"人类生存于这个生物多样性的世界，注定要和地球上的各种微生物生死纠缠在一起。所以一旦某种疾病的大流行形成，就不必幻想传染病会凭空消失，也无须过分担心传染病会将人类逼入绝境。终能从困境中走出来，是人类在抗疫史中展现的常态。传染病的萌生、发展和消退有其生命逻辑和自然规律。人类所要做的，是凭借我们的智慧，依靠科学研究，去理解这一逻辑和规律、摸清微生物的脾性，对传染病的发生和发展加以监测，积极地展开公共卫生预防及临床治疗。

书中还谈到卫生政策理论的观点，这些观点具有明显的西方公共政策特征，读者未免会有一些不熟悉，但是了解这些观点，对于我们系统性了解全球情况不无裨益。例如，书中写道，"对传染病的科学管控是以一种非民主的程序为基础的。这样一门新兴理论的目的是要更好地认识和了解大自然，而大自然并不是建立在投票的基础之上的"。书中也说到了对于公共卫生事件发生期间信息发布的意见，以及"采取哪些预防措施以及如何向公众解释疫情发展"等做决策时存在的实际问题，等等，这些观点对于我们了解全球的公共卫生政策是有很大帮助的。特别让我惊讶的是，书中的一些观点在防控新冠肺炎疫情的今天仍具有很强的参考价值，让我们得以理解为何全球在抗疫方面的政策、成效会有很强的异质性。而这些理论观点竟然早在本书出版之前就已出现，也就是近20年之前。这显示出这本书的巨大学术价值，以及本书作者在公共卫生国际领域的宽广视野与领先的专业地位。

诚然，微生物以其日益加强的抗药性、不断地变异、对环境的适应，以及各种新发、突发型传染病来提醒我们它的实力，但人类并非只能坐以待毙——全世界成千上万的科学和医学工作者用不断进步的研究与逐步完善的监测系统，正在实现对各种传染病的围追堵截。这本书凝结了这些医学科学家的心愿：让更多的人增进对传染性疾病的了解，在正确认识的基础上，不歧视、不恐慌，抱持希望、积极预防，这就是每个人可以为传染病防治做的贡献。在新冠病毒阴云尚未散尽的当下，两位作者在这部出版于2013年的著作中发出的提醒与呼吁彰显了学术的前瞻性并充满了现实意义。

"画一个未来给我吧。"这是书中结语的第一句话，一如本书的前言与内容，作者以一种诗意的语言来描述伟大的人类抗疫史。事实上，这本书最吸引我的地方就在于此。复杂又晦涩难懂的医学专业知识被用诗意的手法描绘了出来，公共卫生及传染病学的专业知识被以故事的方式讲述出来。于是，这本书便成为一本开口极大、受众极广的专业科普书。

有人说，一本书一定要让人看到希望，一定要让人受到鼓舞，一定要让人对未来充满信心。这便是这本书的意义。

尽情阅读吧，你会收获很多！

2022年6月于上海

目 录

第四章　　生物权力与生物知识

序

"画一幅生命给我吧。"那是一个傍晚，静静流淌着的卢瓦尔河水拍打着沙洲，溅起朵朵水花。略有几分神似达·芬奇的老画家正倚靠在他的黄色福特车上。听到这句话，画家愣住了。他抬起眼，放下画笔，端详起那个跟他提要求的人。"生命？"他喃喃道，"画一幅生命？"画家觉得这个要求有点意思，于是重新拿起画笔，在脚边的蓝色颜料桶里蘸了蘸，挥笔画了起来。片刻，一行振翅的野鸭便跃然画布之上。"可你画的不是生命呀，你画的是生物。"对方说道。说着，他便站到了画家的位置上，在画布上画了一个圆圈。他说，"生命，和死亡是不一样的。"接着，他继续作画，又在圆圈中心画了一个樱桃核似的东西。他解释道："在生物学家看来，真正定义生命的是细胞。细胞的外面，包裹着细胞膜；而位于核心的，则是帮助它进行自我复制的物质。细胞的主要天敌是各种微生物：它们能躲开细胞的防御反应，钻进细胞里面，对细胞发动攻击。"

"画一幅死亡给我吧。"2012年12月18日星期二上演的惨剧就展现了一幅死亡的画面。在那一天，巴基斯坦卡拉奇的一位母亲痛失爱女。她的女儿是在向民众发放脊髓灰质炎疫苗时被杀害的。骑着摩托游弋在白沙瓦郊区的凶手们当天一共屠杀了五名女子和一名男子。被害者们当时正在向巴基斯坦民众宣传接种疫苗的好处。然而阴谋论者却称疫苗是"最为邪恶的巫术"。极端势力针对这些公共卫生使者做出了宗教裁决，判了这些疫苗接种员死刑。这种疯狂的暴力事件表明，对于肉眼不可见的微生物以及如何防范它们，人们依然蒙昧无知。同时，这起可怕的悲剧也敦促我们，要向人们解释传染病及它们的发生与消亡，要帮助人们打破错误的观念，要使人们认识到：关注传染病灾害，其实就是在关注生命，而这里所指的生命不仅包括人类和细胞的生命，同样也包括微生物的生命。

从昔日的鼠疫到 H1N1 甲型流感，传染性疾病已然成为人类历史的一部分。种类繁多的病原体也是生态系统多样性的组成部分，了解它们能为预防风险带来启示。1347 年，当鼠疫波及欧洲之时，最富有的人们纷纷选择逃离疫病肆虐的城市，前往乡村避难。这些人的行为扩大了这种疫病的传播。而如今，旅行的普及、贸易的活跃以及人口的大范围流动都为微生物的传播创造了新的途径。生物圈丰富多彩，各种生物共同生活在这个地球上，所以人类必须认识到传染性疾病暴发的不可预料性，必须学会与各种突发的传染性疾病智慧地共存。当然，这样一种大智慧决不是叫大家无所作为，而是需要我们掌握确切的信息、具备恰当的沟通能力以及流行病方面的基本知识。社会应该培养一种理性应对风险的文化。从过去的鼠疫到如今的各种流行病，许多事例都已经证明，无论是和平时期还是危机时期，社会的反应、恐慌和谣言都会对传染性疾病的管控产生关键影响。然而，公众对此类威胁的突发性往往是准备不足的。每到这时，科学界、政界、媒体以及三教九流就会纷纷站出来发表见解、表明立场、制造信息或散播恐慌，而社会就会在这些五花八门的观点撕扯之下产生裂痕。社会对信息的反应，或者说"信息的传染"，往往是与疾病的发生、发展同步的，甚至比流行疾病本身传播得更加快速，决策者必须对此保持清醒的认识。

许多流行病危机对科学、医学和社会之间的关系产生过重大的影响。历史上有过多次这样的实例：鼠疫引发了剧烈的动荡，改变了一些民族的未来，造成了一些政权的垮台，使一些国家或地区遭到了破坏，经济陷入了衰退。鉴于这些历史上的灾难，现代国家纷纷寻求通过建立组织、规划方案来对传染性疾病的流行展开抗击和预防。工业界也积极地参与进来，他们努力地研发和推广各类新型医疗产品、药品以及疫苗。然而，总是有些人，要么抱守着错误观念不放，要么接受不了新理念与自己信仰的冲突，便以疫苗的潜在风险和一些偶发事故为由，不断地对疫苗的作用及其预防传染病的效果提出质疑。这种对谨慎原则的过度推崇，常常会在社会上造成新的恐慌，令人们对疫苗接种产生抗拒心理，甚至以为这是一种违反自然规律的危险办法。社会舆论在各种互相矛盾的观点影响下，摇摆不定，无所适从。

认识上的不统一，导致了行动上的不协调。最近的流行病学观察表明，为了预防未来可能发生的传染性疾病，许多机构，包括地方性机构、国家机构以及国际机构，都对微生物的传播进行着密切的监测。对各种病毒和细菌进行科学鉴定、识别、检测的水平以及对它们从南到北、从动物到人类的传播途径的研究水平，都得到了很大程度的提高。卫生认识及疫苗研发水平的提升，使封锁或隔离等初期预防措施的效果得到了巩固。尽管如此，在上一次 H1N1 甲型流感疫情期间，准备措施不充分和后勤保障不完善，导致了疫苗接种工作的失败。疫苗接种的成本费用率被低估了。欧洲各国之间在应该发布哪些指导信息、采取哪些预防措施以及如何向公众解释疫情发展等方面没有协调一致。总而言之，危机期间，社会对官方通报的信息极不信任，而决策者也难以做出决定，就是因为双方对所面临的威胁及应该采取的措施都没有形成正确的认识。而民众的焦虑反应其实就是对将要到来的疾病流行准备不足的表现。

然而，流行病的危害却是巨大的。每年，全世界都有近 1400 万人死于各种传染性疾病，其中大多集中在发展中国家。在那些国家，传染性疾病的致死率高达 50%。从 1940 年至 2004 年，一共出现了大约 350 种传染性疾病，其中绝大部分来自发展中国家。许多新病毒，比如埃博拉病毒（Ebola virus）、基孔肯雅病毒（Chikungunya virus）、猴痘（Monkey pox），以及臭名昭著的艾滋病病毒（HIV），都是在 20 世纪下半叶才被发现的。目前已知的病毒和细菌中，有 90% 在 20 世纪 80 年代还不为人所知。而且，在新的威胁不断出现的同时，一些一度被认为已经消失了的疾病，比如鼠疫，又死灰复燃。贫困、农村地区的疫苗接种工作不到位、卫生条件差以及战乱给了它们可乘之机，使它们得以继续戕害世界。传染性疾病造成的经济损失也非常可怕。根据经济合作与发展组织（OECD）的估算，疟疾每年造成的损失高达 100 亿欧元，使受其影响的国家流失了 1% 的国内生产总值。而非典型性肺炎（SARS）在全球流行五个月，波及 28 个国家，导致 800 人死亡，[1]造成了将近 700 亿欧元的经济损失。

---

[1] 原文如此。据世界卫生组织 2003 年 8 月 15 日公布的统计数字，全球非典病例共 8422 例，涉及 32 个国家和地区，全球因非典死亡 919 人。——编者注

　　在科学与社会之间出现裂痕、民众对科学缺乏信心的今天，越发有必要培养一种风险文化。比如，在2009年和2010年荷兰发生季节性流感时，只有17%的家庭相信疫苗，即使在医生这个群体中，也只有49%的人接种了流感疫苗。许多医生并没有告知患者接种疫苗可以预防流感。这些案例背后隐藏的事实，就是公众对科学管控传染病的参与不足。对传染病的科学管控是以一种非民主的程序为基础的。这样一门新兴理论的目的是要更好地认识和了解大自然，而大自然并不是建立在投票的基础之上的。新发现带来的新知识有时会深刻地颠覆我们原有的生活方式。在一些国家，公众希望为科学政策的制定出一份力，希望参与讨论。他们组织了各种患者协会，其中有些协会非常积极地鼓励医学界开展新的研究、探索新的方法，并促使医学发展取得了一些重要的进步。不过，要让医学知识惠及每一个人，要让每个人都能做出清醒的选择，我们还有很多事情要做。在19世纪，横亘在巴斯德面前的巨大障碍，是那个时代的人们对肉眼不可见的微生物的不理解。而今天，在国际上还有太多人，经常为了宗教上的原因，认定外国企业生产的疫苗里暗藏着叵测心思，而拒绝接种它们。流行病的发生和传播，敦促科学和社会要互相信任、加强联系，才能把知识分享给大家，让每个人都能获取知识。唯其如此，才能使恐慌情绪得到有效的疏解，决策得到人们的理解，虚假谣言得到彻底的澄清。而作为本书读者的您，如果能够对过去已经发生和将来可能到来的传染病流行加深理解，就能够更深度地参与到这个伟大的事业中来。

前言

2011年11月，加蓬，利伯维尔。新成立的法国文化中心大礼堂里人头攒动。远道而来的众多研究者、教师、学生、生物学家、医生、社会学家、企业代表、记者、外交官济济一堂。他们穿着各式盛装，有人身披长袍，也有人西装革履。其中包括许多非洲国家、法国以及国际上的重要人物，比如诺贝尔生理学或医学奖得主弗朗索瓦丝·巴雷-西努西（Françoise Barré-Sinoussi）。墙上挂着的一面面旗帜绚丽夺目；主席台上，有人隆重宣布：在加蓬举办的第一届新发传染病大会第一次会议开幕。

随后，一位位与会代表的发言和一张张幻灯片的播放把我们的思绪带出了会议厅，来到了新发传染病的天地里。在那巨大热带雨林的边缘，在黑猩猩的最后领地上，在奇班加的那些山洞里，或许就暗藏着一些像埃博拉病毒那样凶险的新病毒。蝙蝠收起了翼膜，倒挂在山洞的石顶上，静静地等候着病毒猎手们穿上像太空服一样的防护服来把它们抓走，去提取它们身上被病毒感染的组织。而此时此刻，病毒猎手们却卸下了全副武装，坐在这间礼堂里，专注地听着一个个与会者的发言。有人说起了非洲猴王山魈：它们那长着红蓝相间条纹的长鼻子在发情时色彩特别艳丽，而一旦感染了新型猿猴逆转录病毒，就会变得黯淡无光。有人慨叹非洲大陆已不再是往昔那片大型哺乳动物的神奇乐土。如今，那里随处可见司机们丢弃的旧轮胎，原始丛林里也到处都是人们乱扔的汽水瓶——非洲已然被人类文明制造的垃圾污染，变成了一片蚊虫滋生之地。有代表说，砍伐的木材沿着奥果韦河漂向大海，致使疟疾一步步向人类逼近。还有的代表谈到了市场上售卖丛林野生动物肉类的问题、逃窜到稀树草原上的小型啮齿类动物的问题，以及对所有的野生动物开展化验和基因测序以筛查新的病原体的问题。总之，就在新型传染病层出不穷之际，我们大家相聚在这里，相聚在这个热带核心地区，相聚在这片拥有丰富多彩的生物物种的大陆上，就新发传染病这一话题展开了热烈的讨论。

最后一次会议的那天晚上，在法国大使和加蓬共和国代表对这次大会的成果做完总结之后，我和另一个人再次相聚，对未来的工作进行规划。我们俩，一个是弗朗斯维尔国际医学研究中心（CIRMF，Centre International de Recherche Médicale de Franceville）的主任，另一个是该中心科学委员会主席。作为此次大会的组织者，我们清楚地知道，我们的战斗早已进入了新的阶段。60多年前，艾滋病病毒就是在距离此地几千米开外的刚果河沿岸被发现的，此后不久就在全球流行开来。正当人们为此心急如焚之际，其他风险也正在世界各地酝酿。比如，海地在遭受地震破坏之后，接着就暴发了一场霍乱疫情。海地民众纷纷走上街头对联合国维和部队进行抗议，指责维和部队带来了霍乱病菌，而这种指责不无道理。所以，在大会所展现的科学荣光之外，我们迫切需要向人们证明、解释并帮助人们理解未来可能发生的各种流行病的风险，迫切需要直面各种新发传染病的传播和威胁，迫切需要防止人们把新病原体出现而导致的疾病归咎于神灵的怒火或星座的运行。是的，我们有必要搞清楚和说清楚：为什么微生物能够找到新的地盘而游走于不同的空间？为什么它们能够跨越物种的界限并利用人际接触为其创造的便利来进行传播？它们如何溜进了旅客的行李箱，通过陆路、水路和航空运输到了世界各地？它们又如何跟着逃离战乱或饥荒的难民奔向四面八方？我们有必要对人类面临的生物和生态风险进行一番探讨。于是，我们产生了写作这样一本书的想法。

过了一段时间，我们俩又通了一次电话。当时我们一个站在巴黎硝石库慈善医院办公室彩色窗子边，听着运送移植器官的直升机螺旋桨的声音——毕竟，医学还需要满足其他方面的需求；另一个则远在 CIRMF 那间宽敞的研究实验室里。那间实验室是罗贝尔·德布雷（Robert Debré）为了帮助非洲的妇女儿童而在 30 年前资助创立的，如今已经成为新发病毒研究的前沿阵地。那里有着最先进的设备，致力于对从非洲热带地区人类与动物样本中发现的病毒进行基因测序。我们告诉彼此，微生物是没有国界的。我们互相提醒，在这本书里，一定要讲述巴斯德所做的早期实验及他用肉汤来做微生物培养基的故事，一定要追忆弗朗索瓦·雅各布和雅克·莫诺共同发现基因组可塑性的历程。这本书一定要讲清楚的问题还有：天才的夏尔·尼科勒是如何理解无症状感染者的重要作用的？病原体是如何入侵机体的？传染病的流行是如何暴发，又如何消亡的？人类与微生物是如何共同进化的？中世纪的人们对疫病有过何等程度的恐慌？生物权力是怎样被滥用的？危机发生时，交流和沟通为什么常常会变得混乱而困难？还有，为什么新病原体的出现总是难以预料？我们写这些，就是要让每个人都有能力对新发生的传染性疾病灾害做出自己的判断和理解，就是要让政府部门学会怎样去和科研人员展开更好的交流，就是要让生物多样性的捍卫者们明白在他们所捍卫的多样性中也蕴藏着一些风险。我们希望能够让所有人了解，有那么多了不起的专业人士一直在用他们的学识、他们的专注、他们的警惕和他们推动制定的公共政策，来对各种各样的瘟疫进行着监测和预防。在那一天，远隔千山万水的两个人提出携手创作这本书。这样一个决定的确有些冒险。但我们既有心，也有意。这既符合我们个人的愿望，也符合这个时代的需求，所以我们下定决心来共同迎接这个挑战。

第一章

新发流行病的发生

VIE
ET MORT
DES
ÉPIDÉMIES

"传染病早在人类出现之前就已存在，并将永
远与人类共存。"

——威廉·H. 麦克尼尔[1]

1995 年，两位北美科学家从一块形成于 4000 万—2000 万年前的琥珀所封存的蜜蜂体内，分离并培养出了球形芽孢杆菌（*Bacillus sphaericus*）芽孢[2]。寄生于这只昆虫腹腔中的细菌就这样"复活"了；两位研究者在他们发表于顶尖学术期刊《科学》（*Science*）上的论文中，就用了这个词来描述这种细菌的重新问世。几年后，另一个研究团队[3]在另一本地位相当的学术期刊《自然》（*Nature*）中对前者的研究进行了批评。他们认为前述科学家的研究可能会造成实验室污染，同时他们发布了一项自认为更加出色的研究成果。他们成功地把一种在一块盐晶体里保存了 2.5 亿年的古老细菌培养成活，并将其命名为死海枝芽孢杆菌（*Bacillus marismortui*）。这种芽孢杆菌甚至恢复了原有的功能，能够合成酪醇——这是一种有益心血管健康的抗氧化化合物，通常存在于橄榄油和红酒之中。诚然，这些堪与电影《侏罗纪公园》的情节媲美的实验并不能令高等生物复活，但是这些实验所复活的微生物，都曾经生活于遥远的远古时期，想到这一点就不免令人晕眩。同时，这类实验也令人们感到了不安：万一实验复活的细菌芽孢不是那么友善、好相处，而是充满攻击性的话，后果会怎样？这两项实验都带我们领略了生命的界限，领略了微生物与物质的交汇。"随着科学的进步，一百年、一千年或一万年后的学者们或许会证明，真正永恒的，其实是生命而不是物质。谁知道呢？"[4] 路易·巴斯德（Louis Pasteur, 1822—1895）在即将退休之际，回忆自己与生物自然发生说展开的论战时这样写道。生命先于物质，微生物是世界的起源……如此大胆、甚至有些狂妄的假想，也只有像他这样一个无须再向任何人证明任何事的人才敢提出来吧。

1878 年，埃米勒·利特雷（Émile Littré）创造了"微生物"这个新词。路易·巴斯德则使这个词流行于世。不过，又过了许多年，微生物才被认定为传染性疾病的病原体，直到一个世纪之后，人们才得以理解其进化机理及其染色体的作用。由于它们是在显微镜下被观察到的，所以被称为"微观生物"，由此又衍生出"微生物"一词，用来指称这一层级的生命形态。而病毒，虽然并不是单细胞生物，而是寄生性机体，但后来还是和细菌、寄生虫一起，被纳入了这门诞生于 19 世纪末的微生物科学的专业语汇之中。由此可知，微生物是一个由属于多个不同科属的品种组成的范畴。

尽管微生物种属繁多，但从各种流行病的历史中，仍然可以看到一种一以贯之的共通逻辑。那就是，传染性疾病的暴发其实是共生关系破裂的结果。实际上，人类与自己的这些主要天敌一直共同生活在一种不稳定的平衡之中。微生物无所不在，它们存在于我们的皮肤上、我们的口腔里、我们的肠道里、我们的基因里、我们周遭的环境里；它们寄生在动植物身上，生活在空气、水和土壤之中。整个地球都是细菌与真菌的势力范围。我们的细胞都受到寄生于其中的病毒的影响。

那么，微生物为什么有时会突然增殖并从其天然宿主身上逃逸出来？为什么它会突然在新的群体中传播开来并造成流行病的蔓延（"流行病"一词来自希腊语"épidemos"，意为"在国家范围传播"）？要想理解这些病原体的传播以及流行病的暴发，就必须要对人类在诱发流行病的环境、导致病原体跨越物种隔离的传播方式以及各种机缘巧合决定的遗传条件等方面取得的一系列发现进行一番回顾。对于其中每一个因素，都有必要通过实验加以证明。这些有助于我们了解流行病暴发的论证，既属于科学史和医学史的范畴，也属于人类历史的范畴。

眼不见却为实的微生物

直到人类发明了显微镜，掌握了发酵和培养基技术，细菌才在我们的眼前和我们的认知中显露出了真容，而不再只存在于我们的想象之中。在此之前，人们对于世界的认知仅限于可以看见的部分。人们对于各种传染性疾病的了解，仅限于它们表现出的症状；至于为什么会暴发流行病，更是无人知晓。长期以来，医学和宗教相互配合，让人们觉得无须去探究疾病产生的原因。那时的各种流行病，诸如鼠疫、霍乱、斑疹伤寒乃至梅毒，都被视为某些神圣或神秘力量的结果，这类神秘力量不仅决定着疾病的出现，还操纵着病情是向痊愈还是死亡的方向演变。不过，在科学和医学的整个历史上，一直有人猜测某些疾病可能具有传染性和可传播性，而且它们的这两种特性可能是一些低等生物造成的。早在公元前 1 世纪，古罗马作家瓦罗（Varron，前116—前27）就曾记述过沼泽可能会引起某些疾病。他这样写道：这些地方的空气中充满微不可见的生物，这些生物通过口腔被吸入到人体内，从而引起疾病 [5]。长久以来，人们早就知道挥发物具有致病性，知道与病人接触会有染病的风险，知道穿别人穿过的脏衣服也可能带来危险，这类常识使人们学会了如何采取基本的预防措施。同时，不断在全世界蔓延的各种流行病也使人类对传染模式的了解越来越详尽。

在这方面，出现于 16 世纪初且传染方式独特的梅毒就是一个典型。为这种会传染的性病命名的，是意大利人吉罗拉莫·弗拉卡斯托罗（Girolamo Fracastoro，约 1478—1553）。他以一种令人惊叹的先见之明断言，人的生活环境中包含着致人生病的根子，这些病根可能在人体内增殖。不过，在他的时代，并没有办法来确定这些病根，也无法通过实验来证明它们的危害，所以他不能证明传染性疾病是微生物造成的。他对这个问题的研究只能止步于此。一个世纪后，耶稣会士阿塔纳斯·珂雪（Athanase Kirchner，1602—1680）在鼠疫患者的血液中看到了一大群攒动着的微小动物 [6]。但他以为是自己不小心看花了眼。就这样，微生物再一次被忽略、被无视了。而到了 17 世纪末 18 世纪初，荷兰博物学家安东尼·范·列文虎克（Antoni Van Leeuwenhoek，1632—1723）想到可以利用照布镜来制作一种光学仪器，专门用来观察那个未知的世界；这位代尔夫特的呢绒匠用他那简陋的设备，把无限小的世界呈现在世人面前。特别值得一提的，是他向人们描绘了红细胞和精子的形状，也是他最早鉴别出了啤酒酵母菌。不过，在之后将近两个世纪的时间里，他的这些观察，还有他对这些微小动物、这些存在于水和各种生物环境中的微小生物的描述，并未对医学理论与实践产生直接的影响。这是因为，除了极少数内行人士以外，这些传染病原体对绝大多数人来说还是看不见摸不着的，所以没有被认定为致病的原因。

18 世纪末，"传染论"的支持者和反对者在进行辩论时，都会从隔离实践中寻找论据。尽管如此，双方学者依然没有能够在这场论战中采用与微生物相关的证据。虽然不明就里，但人们知道：有时只要天气发生变化，就能结束一场疫情的传播。比如，在黄热病疫情中就曾经观察到这样的现象。在缺乏实验证明的情况下，人们只能满足于经验性的解释：古希腊医师希波克拉底关于空气、水和环境作用的论述足以令人信服[7]；古代医学里说的"地气的影响"也可以移花接木过来解释当时的卫生状况。人们还说病是穷出来的，把生病的原因归咎于贫穷、人口过多和营养不良。坏血病不就是饮食失衡的结果吗？而到了 19 世纪初，对求证传染性疾病可传播特性形成主要障碍的，当数弗朗索瓦·布鲁塞（François Broussais，1772—1838）的理论。那时的人们认为，之所以会出现那么多奇奇怪怪的不知从何而来的感染性疾病，是因为环境、时令以及糟糕的卫生条件。必须承认，在当时，关于这些疾病具有传染性的论点仍然缺乏科学依据，而微生物致病的说法也显得难以令人信服。况且，当时的医学从本质上说只是一种临床医学，注重对症状的研究，而轻视对病因的探寻。

博物学家卡尔·冯·林奈（Carl von Linné，1707—1778）提出了一项动植物分类方法。受此启发，法国有一群反对布鲁塞理论的学者尝试根据所观察到的症状特征来对这些微生物引起的疾病进行分类。也就是说，为了搞清楚这些疾病由何而来，他们不去探索病因，反而去研究它们的结果。而意大利人巴蒂斯塔·莫尔加尼（Giambattista Morgagni，1682—1771）改变了研究的方向，因为他认为解剖学是医学学科之本，解剖术是医学技术之冠。泽维尔·比恰特（Xavier

Bichat，1771—1802）也坚决地沿着这条路线去探寻感染性疾病的病因，乃至为此付出了自己的生命：1802 年，31 岁的他在一次解剖实验中给自己打了一针，结果引发结核病而死亡[8]。到了此时，人们一般认为，感染性疾病之谜在于感染会造成人体器质结构发生改变。医生们纷纷在病人身上钻孔、剖开病人的腹部或子宫去寻找发生脓肿的部位，却没有一个人想到应该检查一下细菌的情况。说起来，生理组织研究和显微镜的使用在那时其实已经不是什么新鲜事了，奈何占据主导地位的是病理解剖学。大家都想着通过解剖去理解疾病，微生物研究根本没有地位。这样一种研究方向，等于是说疾病是由受攻击的组织和器官、由被改变的细胞造成的，而不是由攻击者造成的；或者相当于说，疾病之所以存在，是因为有病人，而不是因为有病根。不过，这种简单粗暴的研究方向还是立下了一件功劳，那就是它把实验室带进了医院。

　　在那样一个传染病一直被人热议、疫病流行令人无比心焦的时代，竟然没有人认识到细菌是一种可能致病甚至致死的病原体。微生物尚未得到应有的尊重。直到 1836 年，出生于伦巴第大区洛迪市的意大利生物学家阿古斯蒂诺·巴希（Agostino Bassi，1773—1856）才证明家蚕所患的白僵病是由一种寄生虫引起的[9]。不久之后，约翰·舍恩莱因（Johann Schönlein，1793—1854）对癣进行了分析，证明了一些微小的真菌可能会危害人类健康[10]。到了这时，人们总算认识到：有许多感染性疾病，比如毛囊癣、疱疹性扁桃体炎、鹅口疮以及疖疮，是由某些病原体引起的。但他们还是认为这些寄生虫感染的最常见的部位是人的皮肤和黏膜组织。他们觉得微生物至多只能引起局部或轻度的感染。尽管人们终于认识到，细菌不仅是一种与人类共生的生物，而且还是一种致病原，但人们还是认为它只会待在属于它自己的地盘上。人们还是无法想象霍乱或梅毒这样的疾病会是这些微生物的杰作。吊诡的是，虽然有显微镜的帮助，但不管是细胞学研究、病理解剖学研究，还是微生物学研究，都完美地错失了目标，完全忽视了细菌与这些疾病的关系。在那段时期，病理解剖学家们都把注意力集中在对组织与细胞的研究上，而对存活于其中的细菌熟视无睹。但话说回来，最终对这些微生物的作用产生兴趣的，还是他们当中的一些人。比如研究肾脏组织的雅各布·亨勒（Jakob Henle，1809—1885）。他是最早一批提出"微生物可能导致某些感染性疾病"理论的人。在他的许多课题综述及病理学研究中，可以看到他提出了一些论据，证明有一些生物体，也就是微生物，可能是导致疾病的根源。更重要的是，他坚持认为感染的严重程度反映了致病菌本身的一种特性。他还指出在最初症状出现前一般会有一段潜伏期。可以说，是亨勒发现了感染病原体的存在，将它分离出来，对它加以培养并通过接种对疾病进行了复制，他以这些方式为自己的学生罗伯特·科赫（Robert Koch，1843—1910）做好了铺垫，使后者得以提出并证明了感染病病原体具有诱发疾病作用这一理论。而后来的巴斯德也完全遵循了他的这些做法[11]。

如今，当一位教授在课堂上告诉学生，我们在承认微生物的致病作用前经历了许多周折，这听上去简直不可思议。这个问题不是早就被提出来了吗？不是自从显微镜发明之初就发现了微生物吗？这或许是因为人们无法想象死亡、发热、出血以及身体组织本身的病变竟然会是由这些如此微小的东西造成的，而且它们还是有生命的。疾病是由身体组织之外的活体引起的，这样一种观点并不是那么显而易见的。

设身处地地想一下，在 19 世纪，这样的观念其实违背了当时最先进的科学思想。在当时，为医学发展带来希望的，是物理化学研究。人们发现了光对视网膜的作用；代表医学研究前沿的，是对电流、组织和细胞等现象的研究以及对人体体液流动的分析；当时流行的，是从化学和物理的角度来诠释生理。只要不谈细菌，就可以避开有关生命的问题。当时的人们相信所有疾病都是自然发生的说法。关于发炎，当时的医学观点认为，炎症发生是由于受损机体组织兴奋过度或兴奋不足，所以使用膏药糊剂和纱布非常重要。当时的人们使用软化剂、轻泻剂和腐蚀性药物来对付发炎感染。当时的人们认为伤口并发症是挤压脓水造成的，从而得出了只有大量出脓伤口才能愈合的结论。在布鲁塞的弟子们看来，传统医学中那种把受伤手指泡在烧酒中促其结痂的治疗方法什么也说明不了。他们觉得此类疗法之所以行之有效，不过是一种巧合。当时，每个垂危病人的脚边都叠放着一堆制作膏药糊剂使用的脸盆，人们把黑麦、麦芽、蜀葵、萝卜、胡萝卜和洋葱磨成粉，和鞣料粉末混在一起，做成用来缓解肿胀的糊剂膏药。而包扎伤口的绷带都是用医院里没洗干净的旧床单改成的。

对很多人，特别是巴斯德及其弟子来说，打败"疾病自然发生说"才算打开了理解感染性疾病起源的大门。直到 1875 年前后，胶着的战线才开始松动，医学界终于承认疾病与微生物组织存在关系，至少存在间接的关系。和最早提出卫生消毒守则的伊格纳兹·塞麦尔维斯（Ignace Semmelweis, 1818—1865）及提出灭菌原理的约瑟夫·李斯特（Joseph Lister, 1827—1912）一样，巴斯德和他的伙伴们承认了感染是由细菌造成的。他们也认识到，由于致病病理非常复杂，所以在诊断疾病的过程中必须遵循新的要求。仅是承认微生物的存在还远远不够，还必须了解它的特性。1879 年 9 月，巴斯德在阿尔布瓦一片金黄的葡萄园中漫步时，联想起了历次传染病的流行。在过去的 20 年间，他的研究工作为医学带来了新的思路，他是这样说的："比方在非洲的某个角落生活着一种微生物，它寄宿于那里的动物、植物甚至人类身上，而且具有导致白种人罹患某种疾病的能力。如果在某种机缘巧合之下，它被带到了欧洲，那就可能引发一场疾病的流行。"[12] 这令我们不禁想到，在一个世纪之后艾滋病肆虐的今天，只有真正理解疾病暴发的机制，才能帮助我们防范未来可能会发生的流行病疫情吧？

炭疽、母鸡和蚯蚓

在 19 世纪，对牲畜而言，最为致命的一种疾病，就是炭疽病。它影响了世界上的很多地区，还一直蔓延到俄国，俄国人把那场灾祸称作西伯利亚瘟疫。在法国，它也波及了大部分省份，尤其是中部大区各省都遭受了严重的损失。这种疾病从何而来？它是如何传播的？从 18 世纪和 19 世纪人们给它起的各种别名（神火病、黑恶病、坏疽病、痈疽病）来看，就知道当时的人们对这种疾病的来源一无所知、毫无经验。而那些对这种疾病的生动文字描述无不浸透着那时农民们的辛酸泪水。有人猜测造成这种疫病的根源，可能是腐臭的死水，可能是烈日的照射，也可能是夏季的酷热，或者是蚊虫的叮咬。总不会是草料腐坏生虫而令牲畜们抑郁成疾了吧？在诸多假设中，最受人们认可的，就是牲口们吃了有毒的草而中了毒。

19 世纪 50 年代初，在束手无策的兽医们的恳求下，法国人让·卡西米尔·达韦纳（Jean Casimir Davaine, 1812—1882）对这种疾病进行了研究，成为最早从染病血液中发现棒状微生物机体的人之一。由此，他指出这种疾病是会传染的，但并没能证明它的传播方式。达韦纳是一位医生，他对角牲畜的炭疽病进行过较为广泛的研究。在观察到这些细菌的存在后，他提出了一个问题：这些棒状体到底是导致牲口罹患这种疾病的原因，还只是这种疾病所造成的一种脆弱而无害的结果呢？正是这个触及本质的问题，使他区别于当时其他出色的传染病研究者。然而，要回答这个问题，还要等到 30 多年之后。因为达韦纳虽然是第一个提出这个想法的人，但他并没有真正理解自己所做的观察的意义[13]。他在自己完成这项研究后所做的记录中并未提到这个发现，而且花了很长的时间才意识到它的重要性。直到 1864年了解到巴斯德关于发酵的研究后，达韦纳才把自己的实验与巴斯德在乌尔姆街所做的实验进行了一番比较，这才发现丁酸杆菌与受炭疽感染的血液中的那些物体惊人地相似。于是，他向法兰西科学院提交了一份关于炭疽细菌具有致死性的新报告，并在报告中向巴斯德所做的研究表达了敬意。

巴斯德通过化学研究，探索了生命的界限。他提出，分子不对称性是生命的一条生物学法则。然后他转向微生物生态学研究，并对炭疽病产生了兴趣。让他对这种疾病产生兴趣的，是一场争论。达韦纳把从患病动物身上提取的血液注射到一些健康的绵羊体内，结果这些绵羊立刻便死了。罗伯特·科赫为了寻找一种适合于炭疽细菌的培养基，再次进行了这些实验[14]。通过实验，他第一个证明造成这种疾病的就是那些细菌本身，而不是为培养细菌而配制的培养基以及其中使用的血清或眼睛房水。这个实验很简单，就是对合适的培养基中的细菌进行多次稀释，每次稀释后都把制剂留置在恒温器中令细菌继续繁殖。在多次重复这一操作之后所获得的试剂和从刚刚病死的动物身上提取的血液同样致命。所以可以肯定，造成动物死亡的就是细菌，而不是培养基，因为在经过多次稀释之后，培养基已经极其稀薄，不可能把致病的责任推到它身上。这样一来，达韦纳当初提出的问题已经接近解决：引发疾病的就是炭疽杆菌。然而，其他实验者却得出了与上述情况形成矛盾的相反结果，这便激起了一场争论，吸引了巴斯德对这一现象的关注。那么，到底是什么样的实验呢？

巴黎圣恩谷军医大学的两位教授从屠宰场弄来了几头病牛，从它们身上提取血液，重复了达韦纳的实验，却得出了相反的结论。法国生理学家保罗·伯特（Paul Bert, 1833—1886）对这两位医生表示了支持，他宣称所提取的血液经过压缩氧气灭菌之后，依然可能导致动物死亡[15]。由此可以证明，炭疽杆菌在患病动物血液中的存在，只是这种疾病的一个附带症状而已。不久之后，巴斯德就加入了这场论战，并提出了反驳。

巴斯德按照习惯尝试重现了这几组对照实验，尤其是那个稀释实验。不过他使用了一种新的培养基，就是尿液，因为他发现尿液配制的培养基非常适合炭疽细菌的增殖。在进行了十几次稀释之后，培养皿中浓度没有下降的，就只有细菌了，因为每一次稀释后都会留出时间来让细菌进行增殖。经过几小时，培养皿中的液体变成了絮状，和一开始从患病牲畜身上提取的那滴血液一样，完全可以杀死兔子。接下来，巴斯德没费多大工夫就解开了达韦纳的反对者们通过实验制造的谜团。想象力丰富的巴斯德意识到，死亡作为一种症状，有可能是由不同的细菌造成的。他对三头死亡时间不同的牲畜的尸体进行了检查，并在死亡时间较长的动物尸体上发现了一种致腐病菌。巴斯德将其命名为"可疑弧菌"。而在死亡不久的动物身上并没有发现这种病菌。它们是动物尸身被弃置野外很长时间之后才出现的。这种可疑弧菌能够轻松地逃过显微镜的检查，但它们与炭疽杆菌一样能够导致动物死亡。也就是说，这两种细菌都可以造成死亡的后果。后来，传染病学家在研究这一疾病的症候群时发现，不同的微生物，尤其是当它们共存时，是有可能诱发相同的病死症状的。事实上，正是关于炭疽杆菌和可疑弧菌的这些发现使微生物能够导致传染病的理论最终得以确立。尽管要彻底战胜那些因为偏见而罔顾事实的人们，还需要很多年的努力。

继达韦纳的实验之后，巴斯德的实验也成为典范，而其结论也很容易阐释。不过，巴斯德有的不只是志同道合的朋友，也有许多的对手。尤其是在法国医学科学院里，就有人顽固地反对巴斯德的理论，反对微生物致病的理论。其中之一，便是迈松阿尔福国立兽医学校的教授、兽医加布里埃尔·科兰（Gabriel Colin, 1825—1896）。此人坚信炭疽病不是由炭疽杆菌，而是由其他某种毒性物质所引起的。不过，批评是一回事，加以证明又是另一回事。啰唆而多疑的科兰絮絮叨叨地诉说着他的质疑。他说了那么多，终于引起了人们的注意。连巴斯德的忠实拥趸、兽医亨利·布雷（Henry Bouley, 1814—1885）都宣称自己被科兰的言论打动了，并建议巴斯德对这些质疑的声音做出审视和回应。对此，巴斯德进行了激烈的反驳："哦！我真想给这些毫无信念的人一点儿颜色看看。"[16] 那么，科兰到底为什么质疑呢？这位兽医参考了500多次炭疽病实验，但他只相信自己所观察到的，而不相信巴斯德的那套稀释实验，因为他认为稀释培养基的实验会使微生物发生变质。他的质疑得到了颇多医生的支持。一时间众说纷纭，有人说巴斯德的实验没有设置对照组，也有人说他的实验没有得到科学院委员会的认证，还有人说大家应该就此提起申诉。科兰还敦促其支持者们呼吁对巴斯德这个"伪化学家"提出的假说进行核验。被激怒的巴斯德搬出了自己的多部论著为自己辩护，但他这种强硬的态度并没有令人信服反而激化了争论。巴斯德才说了一句"母鸡不会得炭疽病"，科兰就立即跳出来说"母鸡肯定会得这种病"。于是，巴斯德就揪住科兰的这句话不放，向科兰提议：自己可以向科兰提供炭疽细菌肉汤培养基，请科兰将它注射到健康母鸡的体内，以此来证明自己的观点。而急于与对手一较高下的科兰当即表示同意。

几个星期后，这两位朋友又在医学科学院相遇了。巴斯德大声问道："科兰，怎么样了？您的鸡死了吗？""暂时还没有，不过快了，再过几天的潜伏期吧！"科兰答道。之后，巴斯德像往年一样去了阿尔布瓦度假。回来后，他急切地向对手了解实验结果，想知道那些注射了炭疽杆菌培养基的母鸡究竟死了没有。然而科兰推说因为夏天的假期，他暂停了这项研究。但他又保证结果很快就会出来，届时他就能证明母鸡也会得炭疽病。他信誓旦旦地表示，再过几天他就能把母鸡的尸体带到巴斯德的面前。日子一天天过去，确切地说，日子一星期一星期地过去，科兰还是没有得到他想要的证据。对这位兽医来说，面对这样的情形到底是可喜呢，还是可悲？反正，最后是他主动要求与巴斯德见面，并承认是自己错了。母鸡是不会得炭疽病的。虽然他的的确确、真真切切地给鸡注射了炭疽杆菌培养基，但鸡也的的确确没有因此染病而亡，最后反倒便宜了一只走运的狐狸，抓住这些打过针的鸡饱餐了一顿。巴斯德答道："那好，现在轮到我来向您证明我的观点了。"没过多久，确切地说是在 1878 年 3 月 19 日，路人们看到巴斯德穿着西装礼服、戴着高顶礼帽，手里拎着一个笼子从乌尔姆街走了出来。他意气风发地来到医学科学院，把那个笼子摆在了院长的办公桌上。笼子里有三只母鸡。"第一只鸡呢，"他指着那只家禽，幽默地说道，"当然没有死，因为它没有被注射病菌培养基。"这是为了满足其对手提出的在实验中设置对照组的要求。第二只也活得好好的，而且这一只确确实实被注射了含有炭疽杆菌的血液。正当他打算把第三只鸡拎出来的时候，科兰打断了他："要是它也被注射了炭疽细菌而且也没有死的话，那就说明炭疽杆菌不是导致炭疽病的原因啦。""您又错了，"巴斯德一边回答他，一边把第三只鸡的尸体摆到大家面前，它显然是病死的。这时，巴斯德解释说，这只鸡是在被注射炭疽杆菌的 29 小时之后死于炭疽病的。但是，它的得病，是一种极其特殊的情况。巴斯德在开展实验之前就曾经思索过，鸡之所以在正常情况下能够抵抗炭疽杆菌的感染，一定是因为有什么东西在保护着它们。他突然想到，鸡的免疫力或许和它们的体温有关系，毕竟它们的体温比那些易患炭疽病的动物都更高。在想到这一点之后，巴斯德就把几只母鸡泡在冷水中以降低它们的体温。这之后，其中被注射了炭疽细菌的那只鸡就真的发病死亡了。

巴斯德通过这次实验所获得的，的确是一项非凡的发现。它证明了：注射病菌后，感染和发病是两种不同的现象。确切地说，虽然母鸡对炭疽病是有抵抗力的，但它们也是会受到炭疽细菌感染的，只不过对它们来说，这种疾病要在特定的情况下才会发作。由此，学者巴斯德成为第一个证明这一事实的人：环境会对微生物感染产生影响，能够激活微生物原本被抑制的攻击性。不过，光有环境的作用也是不够的。事实上，就拿第一只没有被注射病菌而活得好好的母鸡来说，巴斯德对这只对照组的家禽也做了详细的说明。这只鸡也曾被一同浸泡在冷水中，但没有被注射病菌，这就证明了冷水本身既不会令它生病，也不会使其死亡。几天之后，巴斯德在其位于乌尔姆街的研究所进行了最后一阶段实验：他把一只母鸡浸泡在冷水里，给它注射病菌，然后再烘暖它的身体。和料想的一样，这只母鸡痊愈了。巴斯德逢人就挖苦道："科兰先生一直在犯错误啊。"这是他觉得必须要强调的[17]。其实他本来还可以借着这个机会炫耀一下，告诉大家他刚刚发现了一个很久以后才会得到公认的东西——无症状感染者的概念。无症状感染者对于许多传染性疾病的暴发，都具有核心作用。通过对炭疽病的研究，巴斯德也有了其他的一些发现、一些教训，尤其是关于微生物传播方面的发现和收获。

巴斯德自从在炭疽杆菌研究领域取得初步成果之后，就跻身于炭疽病专家行列。于是，连农业部长都前来登门拜访，咨询他的专业建议，并交给了他一项新的挑战也就不足为奇。部长希望他能够查清楚炭疽细菌是如何感染畜群的。这种致命的病原体到底是沿着什么途径来到一片又一片的牧场上令牲畜们流血倒毙的？这依然是一个未解之谜。巴斯德的任务，就是要找出这种疾病的传播方式。在这个问题上，一直有着几种不同的猜想。是牲畜们吃了变质的草料，还是农场牲畜棚通风条件不好，抑或是土质本身适合这些细菌繁殖？如果是那样的话，除非对牧场进行搬迁，否则任何措施都不可能有效地防范这种传染病的风险。但真要搬迁牧场的话，又常常受到产权问题的掣肘，所以牲畜只能继续被困在那些危机四伏的牧场里。面对这些新问题，巴斯德还是像他习惯的那样，先去实地进行调查。一方面，要对这种细菌传播的疾病本身进行调查；另一方面，要对牲畜所经过的可能有风险的草场进行调查。如何找到传染源呢？如何制定能够有效避免病菌传播的措施呢？很快，巴斯德就联想到炭疽芽孢可能就存在于土壤之中。要知道，病死牲畜的尸体往往被就地掩埋在了它们倒毙的地方。这是一个非常有吸引力的假想，现在要做的就是去验证它。所以他必须到实地去进行考察。

　　巴斯德自1878年8月16日接受农业部任务起，就着手展开炭疽杆菌研究攻坚战。因为法国中央大区是这种传染病的重灾区，所以他就把自己的大本营设在了夏特尔附近。当时陪伴在他左右的是初出茅庐的埃米尔·鲁（Émile Roux，1853—1933）。那个夏天，巴斯德不断地在巴黎、度假地阿尔布瓦以及实验场三地之间往返。到了9月，他就向农业部提交了他的初步结论。他提议采用之前研究家蚕疾病时使用过的喂食病菌的方法来开展实验：就是给绵羊群喂食在微生物肉汤培养基里浸泡过的苜蓿叶，以使它们受到感染。这个方法看上去很简单，但迟迟未能达到预期的结果。看来，光靠喂食炭疽细菌还不够。绵羊并没有因为吃了这种被细菌污染的三叶草而死亡。这种微生物似乎远不如它在乌尔姆街实验室里那么厉害。于是，巴斯德想到，这大概是因为这种草太柔软了。所以，他对实验方案进行了完善，在草料中增加了一些可能会刮伤口腔的植物。他认为这样的做法能帮助病菌侵入绵羊体内。很快，绵羊的食槽里就装满了带着尖刺的草料、茎叶和麦粒。这样一来，实验大获成功。巴斯德由此得出结论：牲口只要吃了可能刮伤口腔的带菌草料，就会染上这种疾病。

　　巴斯德的这项研究并未就此止步。虽说他通过证明细菌芽孢对土壤的污染而建立了乡村生态学的一些原则，并破除了牧场中邪的谣言，但他还没有解决所有的问题。这位学者觉得，导致这种疾病传播的条件还没有完全搞清楚。一个未能解答的问题一直萦绕在他的心头：既然病死牲口的尸体已经被深埋于地下，那么病菌又是如何回到牧场的地表的呢？有一天，他再一次来到了那些被炭疽病感染的地方，他告诉埃米尔·鲁自己有一种奇妙的直觉。在一片牧场上，他看到有一处土壤似乎被翻动过，他注意到那里就是掩埋因炭疽病而死亡的绵羊尸体的位置。他还发现了许多土壤颗粒组成的小土堆，那是蚯蚓在土壤中钻洞时堆到地面上的粪便。通过观察，巴斯德终于找到了炭疽病菌传播链条中缺失的那个环节。原来是蚯蚓在运送细菌芽孢。蚯蚓在地下钻洞时，挖到了掩埋病死牲口尸体的土坑，沾到了被深埋于地下的细菌，并把它们运回了地面。

尽管这一猜想显得非常合理，但巴斯德并不满足。他必须通过实验来加以证明。他从埋葬病死动物的土坑的地表捉了几只蚯蚓，带回实验室进行解剖。他发现这些蚯蚓的肠道内确有炭疽芽孢存在。所以这些蚯蚓就是病菌的中间宿主，就是把炭疽杆菌带到蓟草和苜蓿表面的媒介。就是它们轻而易举地加剧了炭疽病的传播。由此，巴斯德证明了健康个体所携带的微生物有可能对其他物种造成感染，他也成为第一个通过实验证实中间宿主作用的人。中间宿主虽然被病菌感染，但自己不会生病，而是成为传播疾病的因子。对微生物来说，只要能帮助自身传播，它们什么方法都愿意尝试。它们会老老实实地寄生在中间宿主身上，直到来到一片新的天地。把病死动物深埋地下的做法诚然能为土壤提供丰富的养分，但如果掩埋处的环境有利于传播媒介的迅速繁殖，那么就会造成致命的后果。"所以，只要有可能，"巴斯德写道，"就一定要选择沙质或是石灰质土地来掩埋病死牲口的尸体，因为这样的土地既贫瘠又不利于蚯蚓存活。"[18]

夏特尔牧场实验为病菌研究开辟了一片新的领域，那就是对作为病菌媒介的动物的研究，这是一条通往传染病学新概念的必经之路。后来，人们终究认识到了这些中间宿主对于许多致病原体的出现何其关键。但在当时，人们对传染性疾病的认知完全取决于巴斯德的试管和他的肉汤培养基。而人们对疾病传播的认知同样取决于巴斯德的研究：正是因为他发现了这些作为病菌媒介的动物，才引导人们找到了预防传染病的新方法。

从吃草死到叮咬死

从草料与蚯蚓到飞舞着的昆虫，本来很容易就能联想到蚊子在传染性疾病传播中所起的作用。但这种联想依旧等到多年以后才得到证实。与之相关的第一项证据，来自英国人帕特里克·曼森（Patrick Manson，1844—1922）的开拓性研究。1877年，在中国进行淋巴丝虫病研究的曼森在医学史上第一次引入了昆虫学研究，并有了一些发现[19]。淋巴丝虫病会导致腿部红肿疼痛、乳糜尿以及阴囊象皮肿等症状，是由丝虫阻塞淋巴管引起的。这样一来，问题又回到虫子身上了，不过，这些丝虫是否是由蚊子传播的？蚊子在传染性疾病传播中起到了什么样的作用？这些都有待证明。曼森解决了丝虫的遗传周期问题，开辟了热带病理学研究的新领域。首先，他发现这些丝虫胚胎并不是在成虫所在的同一宿主身上进行发育的。基于这一观察，他想到，这些胚胎应该是和患者的血液一起被某种吸血的动物吸走，并在后者体内进行发育。于是，他仔细检查了生活于这种寄生虫病分布区的各种昆虫，排除了跳蚤、臭虫和水蛭的嫌疑，而把注意力集中到了丝虫病高发区最常见的一种蚊子——库蚊[20]（Culex mosquito）身上。1879年，他证实了自己的假设：丝虫幼虫早已适应了蚊子的夜间活动习性。在自然进化选择的出色指挥下，丝虫胚胎侵入血液循环都发生于夜间，这样的现象到了白天就消失了，直到下一个夜晚再次出现。这些观察结果证实了曼森所选择的库蚊就是丝虫病的中间宿主。那么，成虫又是通过什么途径进入到最终宿主的淋巴系统中的呢？曼森想到的答案是水。蚊子会在产卵两三天后死亡，而丝虫就会吃掉蚊子的身体组织，开始在水中独立生活："丝虫钻出蚊子的尸体，进入水中……被吃掉的蚊子通过丝虫的消化道走向了最终的安息之地[21]。"

为研究丝虫病而开启的这场漫长的探索研究，最终还证明了蚊子也是人类所遭受的最普遍的瘟疫之一——疟疾的传播媒介。发现疟疾病原体血原虫的，是阿方斯·拉韦朗（Alphonse Laveran，1845—1925）。他在医生父亲的影响下从军，在巴黎圣宠谷军医院当上了军医。1878年，他在阿尔及利亚被任命为伯纳医院的二级军医。他去那里并不是为了和人打仗，而是为了和蚊子斗争，因为他一直在致力于寻找一种被当时的人们称为"打摆子"的疾病的致病因[22]。受巴斯德掀起的医学革命的影响，当时的人们认为导致这种传染性疾病的，可能是细菌、真菌，甚至是藻类。虽然并无证据，但许多人都支持这种假设。而拉韦朗却有另一种直觉。他没有像他的许多前辈那样，到水中或沼泽中去搜寻疟疾的致病因，而是运用起了在圣宠谷军医院学到的病理解剖学知识。他想到了应该去检验一下患者的血液以及尸体的组织。很快，他就观察到了一种色素，即"疟色素"，并在白细胞旁边发现了一种球状色素沉着体，其中有一些在起伏律动着，还有一些则呈月牙状，看上去有些僵硬。其实早在拉韦朗之前，已经有人曾经通过显微镜观察到了这个现象，但他们都以为自己看到的是变质坏死的白细胞。而拉韦朗却提出它们可能是一种有生命的机体组织。他从恶性疟疾发作死亡的患者血液中，从正在发烧的、体温在第三档或第四档的普通感染者以及慢性感染者的血液中都发现了这种微生物，他认为那是一种单细胞生物。同时，拉韦朗把它们放到红细胞附近。这些物体就会黏附到红细胞的细胞壁上，看上去似乎在生产疟色素。这样一种色素沉着的微粒，他早在圣宠谷就观察到过。而且他并不是第一个描述它们的人。在他之前，海因里希·梅克尔（Heinrich Meckel，1827—1881）和尤利乌斯·普兰纳（Julius Planer，1808—1833）曾分别在 1847 年和 1854 年发现过它们。美国路易斯安那州的普通医生约瑟夫·乔斯（Joseph Joss）也宣称是自己建立了仅凭这类细胞单元的存在即可确诊疟疾的诊断方法 [23]。

　　所有这些前人都把这类微粒和色素沉积的存在视作疟疾的结果，而没有把它们看作疟疾的原因。他们当中没有任何人、没有任何研究报告提出过这类微粒就是疟疾致病因素的假设。而这愈发烘托出了拉韦朗的天才直觉和坚持不懈。不久之后的一件事给了他一个坐实自己推断的机会。1880 年 11 月 6 日是拉韦朗的幸运日：他不厌其烦地对一位间歇发热患者的鲜血再次进行了检测。这位学者沉默寡言，当他陷入思考中时尤其如此。就算在确定自己通过那台质量粗劣的显微镜所观察到的一切与自己的直觉完全相符时，他也没有喜形于色。他看到了什么？在球状色素沉着体周围活跃运动着的很多丝状物。拉韦朗立即意识到自己成功了。他对众人观点的反对是对的：就在那一刻，他终于解决了传染性疾病历史上最重要的一个谜团 [24]。

其实，虽然拉韦朗本人把这项发现视作自己通过执着努力而获得的回报，但其中运气的成分居多。因为他所观察到的，是一个雄配子体转化为雄配子的过程，而这一现象通常只在蚊子的胃里发生。要想在未固定且未经染色的新鲜血液中观察到它，对谁来说都是一个偶然事件。但不管怎么说，拉韦朗就是做到了。而且他的观察结果在几个月后还得到了另一位军医的证实。后者应上级要求在菲利普维尔医院对拉韦朗的说法进行核验。而这位新的参与者还进一步证实了这些寄生虫生活在红细胞中。拉韦朗的发现违背了当时普遍的认知，因而受到了极大的质疑。那时的科学界认为疟疾是由黑便芽孢杆菌（Bacillus melena）引起的，甚至有两位学者声称从沼泽的水和淤泥中分离出了这种细菌。但拉韦朗依然坚持自己的观点，并于1880年11月23日通过医学科学院署名发表了一份研究记录。他在那篇长达八页的文章中对"在许多疟疾患者血液中发现的新的寄生虫"进行了描述，并根据这种传染性病原体的阿米巴样运动将其命名为"黑颤虫"（*Oscillaria melaniae*）。尽管拉韦朗对这种微生物做出了如此明确的描述，但还是没有人相信。尤为关键的是在当时极具影响力的巴斯德不相信，更何况做出这项研究的人和巴斯德一样是法国人。

此外，意大利人也掺和进了这件事。一开始，意大利科学家埃托尔·马尔基亚法瓦（Ettore Marchiafava，1847—1935）和他的合作者们都不承认拉韦朗的发现，而一门心思地想要证明自己所相信的细菌导致疟疾的假说。而且因为他们使用的是亚甲蓝染色固定涂片，所以看不到拉韦朗所说的最基本证据：活动着的鞭毛状物体。1884年，多位学者的实验消除了这些质疑：他们从一些疟疾患者的血液中发现了被拉韦朗称为"黑颤虫"的寄生虫，并将这些血液注射进健康志愿者的体内，成功地使志愿者感染了疟疾；这项实验反复进行了五次都取得了成功。还好，通过奎宁的治疗，这些人类小白鼠都得以康复。如果抛开病原体的分离与培养不谈，这些结果完全满足了雅各布·亨勒提出且被科赫当作公设据为己有的那些原则。此外，一年后，随着一种放大率提升了两倍的显微镜的问世，马尔基亚法瓦和他的学生们认识到是自己错了，并承认了拉韦朗的发现[25]。

这个意大利学派想要争夺话语权，于是创造出"疟原虫"（*Plasmodium*）一词来描述这些存在于在疟疾患者新鲜血液中的、以裂殖方式进行繁殖的非染色小体。他们承认了是拉韦朗最先发现的黑颤虫，但坚称疟原虫的说法更合适。至于色素的问题，意大利人将其归因于血红蛋白降解。他们甚至提出了一项假设，说只有繁殖形态中的小体才能侵入红细胞。

与此同时，在法国，埃米尔·鲁说服巴斯德相信了这一发现的正确性。他这样写道："巴斯德对这项研究非常着迷，当他从拉韦朗准备的制剂中亲眼看到那些蠕动着的寄生虫时，激动万分。"拉韦朗终于获得了认可，他在巴黎晋升为卫生及法医学教授。虽然事务缠身，但拉韦朗并没有荒废他的疟疾研究。他在 1903 年发表的著作中将按蚊与疟疾联系在了一起，依据是在外部环境中不可能发现疟疾的致病因。这是他第一次正式提出蚊子传播疟疾的假说，而早在他于 1884 年发表的关于"疟疾发热"的论文中，已经提出过这种论断。在两年后的布达佩斯卫生大会上，他再次介绍了这一猜想。不过他一直没有证据来加以证明。由于新职务的牵绊，拉韦朗无法再在这项研究上投入更多的时间和精力。这样一来，罗纳德·罗斯（Ronald Ross，1857—1932）后来居上了。罗斯因发现了疟疾寄生虫的传播方式而先被授予了诺贝尔奖。拉韦朗在退休后到巴斯德研究所从事志愿研究员的工作，成了同事们眼中的一个老古板。他一直等到自己在疟疾研究领域取得发现的 27 年之后，才成为诺贝尔生理学或医学奖历史上的第五位获奖者。心胸宽广的罗斯也为他的获奖提供了帮助。不过，诺贝尔奖表彰拉韦朗的并非他在疟疾研究领域的发现，而是他对原生动物研究领域所做的整体贡献。毕竟，他的功劳可不仅限于发现疟原虫，他还发现过一种新的寄生锥虫。

拉韦朗之所以等了那么久才拿到属于他的奖项，是因为要证明疟疾是由蚊子传播的，需要进行长期而深入的调查[26]。自古以来，大多数亚洲人都知道蚊子就是传播疟疾的罪魁祸首。而凡事讲求科学依据的西方人却拒绝承认这一点。他们觉得，亚洲人的这种说法只是一种原始的迷信。在反对这种说法的人中，有一位为印度医疗部门服务的年轻医生，就是当时正在东方讲学的罗纳德·罗斯。那时的罗斯还是拉韦朗的一位批评者。1893 年，他在《印度医学公报》这样一份影响力局限于印度当地的学术期刊上发表了一篇论文，声称疟疾是细菌引起的肠道感染，只能使用具有轻泻作用的甘汞或氯化汞才能治愈。若不是第二年他在伦敦见到了帕特里克·曼森，他可能会像许多固执己见的科学家们一样，继续坚持自己的错误。而我们在前文中提到过的帕特里克·曼森对蚊子在疟疾传播中的重要作用深信不疑，并将这个观点分享给了罗斯。11 月 1 日，罗斯在他的笔记本中写道："我去曼森家时，他正准备前往海军医院……我陪他一起去了。我记得很清楚，当时是下午两点半，我们正在牛津街散步，他对我说：'你知道吗，我开始认为蚊子可能不只是传播丝虫病的媒介，而且也是传播疟疾的媒介[27]。'我回答他，拉韦朗已经在一本书中提出过这种观点了。"

　　但在曼森看来，蚊子在疟疾传播中发挥作用的方式与拉韦朗的假设不同。他觉得和丝虫病以及通过水来传染的伤寒类似，感染疟疾的人也是因为喝了被蚊子尸体污染了的井水才患病的[28]。罗斯没有费多大劲就放弃了自己之前的假设，投向了曼森的阵营，和他一起展开了新的研究。他的第一步就是买了一台显微镜带回了印度。不过，罗斯并不满足于仅仅进行观察。他认为自己应该是这项事业的积极参与者，所以先后两次喝下了被蚊子尸体污染的水，"水中含有 1500~2000 个黑颤虫精子，但（罗斯）并没有因此而生病"。出于自身的热忱和严谨的科学精神，他甚至是空腹喝下那些水的，因为远程参与这项实验的曼森曾写信告诉他胃液可能会杀死病原体。虽然这次初步的实验没有获得成功，但罗斯并没有改变立场。整整好几年，他都在研究疟疾到底是通过水还是空气传播的，甚至不惜冒着自己染上疟疾的风险也要找到新的实验方法。

　　根据罗斯笔记的记载：1897 年 8 月 16 日，他的一个侍从给他送来了一个装着按蚊的罐子。他一手拿着他的软木盔，另一只手拿着这个罐子，匆匆忙忙地把这些抓到的蚊子带到了附近的一家医院。那里有一个可怜的当地人患了疟疾卧床不起。他掀开床单，把罐子倒扣在疟疾患者身上，几分钟后罐子里的按蚊就吸饱了这位临时志愿者的血液。一回到实验室，精打细算的罗斯就先杀死了两只蚊子并对它们进行了解剖。结果什么都没有发现。他聪明地选择了暂时不取另外八只蚊子的性命，而是等待一段时间再说。24 小时后，他再次进行了相同的实验，但这次的两只蚊子也没有表现出疟疾感染的任何迹象。又过了一段时间，在罗斯解剖他最后的几只蚊子时，注意到蚊子胃壁外侧出现了一个微小的圆形囊肿。"这可真是命运对我的垂怜。"[29] 他在笔记本上写道。他可不像拉韦朗那样古板：那天，面对着自己的这个奇妙的发现，他欢欣雀跃。虽然，和他所写的那样，他证明了疟原虫可以从人传到按蚊身上，但他并没有解释这种传播是如何发生的。他还没有意识到：这种寄生虫要在蚊子体内繁殖是需要一段时间的。

虽然对这项研究兴趣浓厚，但罗斯首先还是一名军医，所以必须服从命令。后来他被派到印度的一个既没有蚊子也没有疟疾患者的沙漠地区。尽管如此，他还是想方设法利用生活在那个干旱地区的机会继续他的研究。他满腔热情地投了对另一种疟疾的研究，那就是鸟类疟疾。起初，要获得做实验用的鸟并不比招募人体实验者轻松。罗斯接连给曼森写了几封信，不断地抱怨麻雀多么难抓。他写道："我都快要累瞎了！"[30] 做实验的过程也非常辛苦。他的那间充当实验室的房间闷热无比，但为了避免将别在解剖板上的蚊子器官吹跑，他又必须关掉用来降温的风扇。他的执着获得了回报：与几个月前他所做的人与蚊子之间的实验对照，这次在鸟类与按蚊之间进行的实验证明：吸饱了染病麻雀血液的蚊子会把这种寄生虫吐出来。更绝的是，他观察到了这些寄生虫首先是出现在蚊子的胃中，然后会到达蚊子的胸部，接着到达蚊子的唾液腺，随后便能借由蚊子的叮咬而被注射到另一个受害者的体内。通过实验成功地证明一个假说，是科学研究中最快乐的时刻[31]。罗斯毫无保留地把自己内心隐秘的感受倾吐在他那本忠实的笔记本上："每一代人当中，只有一两个人能品尝到这样的时刻。我所感受到的快乐远比那些演说家、政治家或军事家在获得胜利时得到的快乐大得多[32]。"尽管如此，仅凭罗斯的热情以及他在鸟类实验中取得的证据，尚不能令人心悦诚服。要想让人信服，就必须要通过人体实验来加以证明。

突破最后一道屏障的，是意大利科学家乔瓦尼·巴蒂斯塔·格拉西（Giovanni Battista Grassi, 1854—1925）[33]。这位热情的比较生态学教授在罗马把一位自愿参与实验的病人关进了一个房间，房间里满是携带着疟疾病原体的饥饿的蚊子。于是病人就被感染了。这样一来，这个意大利人就为这项研究画上了句号。罗斯对此怒火中烧。他觉得自己的发现被人窃取了："有人认为这类血液寄生动物在人类体内的发育周期与在鸟类体内的发育周期存在着实质性差异，这样的看法根本是毫无道理的。"难道不是罗斯证明了疟疾病原体在蚊子体内发生了变化？这才是这项发现的关键所在。曼森再次介入进来。他提出有必要补充进行一些之前实验中所缺少的对照组实验。首先，必须要排除空气传播疟疾病原体的可能性。他在意大利奥斯提附近的疟疾重灾区招募到了几位志愿者，把他们关在一幢房子里过夜。那幢房子防护严密，志愿者们不会被蚊子叮咬。结果这些志愿者的确没有感染上疟疾。这样的结果令曼森对上述推论充满信心，但他还是不满足。因为还剩下一种可能性需要排除，就是要证明意大利人感染疟疾不是他们的人种特性造成的，而是那里的蚊子造成的。于是曼森花钱把那里的一些蚊子带回了家，让它们去叮咬自己当时正在学医的儿子。曼森的一名助手觉得"如此宝贵的实验动物，浪费了太可惜"，也自告奋勇地让这些蚊子叮咬自己。于是两个人都病倒了。还好，在采用奎宁治疗后，他们都痊愈了。他们将自己的冒险经历告诉一些记者。这个消息一经报道便引起了轰动，并最终击垮了对于蚊子传播疟疾的一切怀疑。九个月后，曼森的儿子复发疟疾，成为首例实验性疟疾复发的病例。曼森的儿子真可谓是一个不怕牺牲且充满激情的实验科学家，后来也是他在猴子体内发现了疟疾病原体增殖的肝期。

　　曼森凭着自己所提出的这些假设，也成为发现蚊子传播黄热病的先驱。因为对疟疾研究行之有效的方法放到黄热病研究中也同样有效。不过，这又引起了另一场论战，一场古巴医学地位对美国医学霸权发出的挑战：在黄热病的研究中，到底是古巴的卡洛斯·芬莱（Carlos Finlay，1833—1915）提出了奠基性的思想，还是美国的沃尔特·里德（Walter Reed，1851—1902）做出了出色的论证？他们两位都得到了各自国家的政府与民间的坚决支持。

稀里糊涂沦为美帝帮凶的库蚊

　　古巴医生芬莱曾经留学法国，所以深受巴斯德理论的影响。他在19世纪80年代末提出了一项假说，并在1881年1月的华盛顿研讨会上对其进行了论证[34]。他确认库蚊会多次吸血。从受孕起，雌蚊会多次吸血，并在死前产卵三次[35]。多次吸血就可能造成疾病的传播，而这就是蚊子传播疾病的关键所在。对于蚊子，芬莱比同时代的大多数人更加了解。到底是什么令芬莱对蚊子充满兴趣，是西班牙征服者科尔特斯（Cortés）率领远征军踏足美洲大陆后遭受磨难的历史，还是亚里士多德（Aristoteles）、普林尼（Plinius）等古代作家当初对蚊子口器的描绘？或许都有吧。但他在一开始就偏离了方向，那是因为他也受到了曼森假说的影响。他也认为是蚊子在产卵时污染了水而造成了疾病的传播。不过有一点他看得很准，那就是对不同蚊子的辨识。要找出哪一种蚊子是能够多次产卵、多次吸血而造成疾病传播的祸首，是需要极好的洞察力的。通过筛查，芬莱发现库蚊符合这些条件。而且，芬莱在进行推论时，将动物学与流行病学相结合，发现黄热病高发区与这种昆虫的生活区域在地理上是重合的[36]。每当天气寒冷时，蚊子就会销声匿迹，而到了有利于产卵孵化的夏天又会再度出现[37]。蚊子虽然并不善于长途旅行，但它会躲在各种角落里过冬，所以常常随着行李箱或车辆轻轻松松地去往四面八方。对黄热病和疟疾进行类比研究，是符合科学思想发展的逻辑的。任何一位对比较病理学稍有经验的医生都本应能够发现这一点。事实却是直到20年后美国人沃尔特·里德率领的专家小组抵达古巴后才对此做出了结论。因为当时占领古巴的美军部队中黄热病流行，所以里德受命到哈瓦那调查黄热病传播的原因。1900年夏天，在哈瓦那到底发生了什么？芬莱和美国团队至少见过一次面。前者把自己的设想告诉了后者，而后者处心积虑地想要把前者的研究成果据为己有。画家埃斯特班·瓦尔德拉马（Esteban Valderrama，1892—1964）把这一历史场景永恒地凝固在画作之中：芬莱在他位于哈瓦那老城区定居点的住所中，把一个装着传播黄热病的蚊子的瓷杯交给了他的美国同行们[38]。尽管美国历史总想拙劣地掩盖里德得以找到正确研究路线的原因，但里德在那年夏天所做的事情显然是有预谋的。

不过，美国人一开始的实验并没有得出结论。而且，调查组还有一名成员不幸被蚊子叮咬，染上了黄热病而死。但美国团队还是做出了一些重要的初步观察。比如：蚊子在叮咬过处于疾病初期的患者后，就会具有传染性[39]。在撰写这份初步调查记录时，里德不可能无视罗斯的研究，由此他认识到蚊子不仅是寄生虫的媒介，还可以成为寄生虫发育的中间阶段[40]。里德从罗斯的研究中找到了理论支持，得以在志愿者身上进行实验性感染的人体实验。说到底，罗斯通过与曼森的合作而受益，而里德则利用了芬莱的支持[41]。是曼森找到了这条以蚊子作为对象的研究道路，既为罗斯，也为芬莱，指明了方向。然而曼森和芬莱得到的回报却少得可怜。他们所得到的，不过是企图抹杀他们贡献的种种诋毁和诽谤。罗斯到死都坚称曼森对疟原虫的入侵方式及其鞭毛现象一无所知。而里德更是逢人就说：芬莱说自己是黄热病研究的奠基者，就是为了贬低里德的研究[42]。而美国政府偏听偏信，采信了里德的说法。其实，无论是罗斯还是里德的研究，承续的都是传统寄生虫学研究的逻辑，都是以不同宿主不同寄生虫为具体课题展开的研究。美国人之所以竭力抬高里德而贬损芬莱，就是为了突出美国在医学上对于一个受其统治的国家的胜利。而古巴人抬出芬莱来对抗里德，则是为了彰显古巴对美帝国主义的反抗[43]。在 20 世纪初，双方的这些立场一直是不可调和的。这场关于黄热病的论战演变成了两国人民的争执。里德不再只是某种新型传染性疾病的终结者，还象征着美国总统西奥多·罗斯福（Theodore Roosevelt）的那种要把古巴变成美国保护国的野心[44]。而芬莱也不再只是一位默默无闻的、对蚊子的生活研究领域提出了革命性理论的研究者，还成了一个被压迫的民族的代言人。当然，蚊子也不再只是传播死亡疾病种子的媒介，而是借由两国研究人员之间的斗争，成为美国卫生外交和古巴抵抗运动的绝佳代言人。需要指出的是：在历史上，对传染性疾病的研究常常被人利用来进行科学以外的其他斗争；这些研究除了促进了知识的进步，也可能服务于一些不那么光彩的目的。

病原体的诸类媒介

"虱子是一种脆弱的生物。它的腿尤其纤细。稍稍用力的触碰就能致其粉身碎骨，揉揉衣服挠挠头就能令它腿脚尽断。虱子受伤后，伤口会流出难以察觉的极细小的一滴无色的血，沾在长虱子的人的皮肤上。虱子的叮咬会令人觉得瘙痒。人就会去抓挠。人的手指、指甲就会沾上虱子的血及其中携带的螺旋体。而抓挠的动作又会把这些螺旋体带到被叮咬处周边的皮肤上。同样，如果人接着揉眼睛的话，他的手指就会把这种病毒带到眼睛里；所以，在非洲等地，结膜炎非常常见，就是因为那些地方的人们经常揉眼睛。螺旋体非常凶猛，能够穿透健康的眼结膜……所以，虱子能够广泛传播斑疹伤寒，并不一定是通过叮咬（虽然它的叮咬也足以导致这样的后果），而可能是由于人接触了虱子有毒的体液完成的。"1933年，夏尔·尼科勒（Charles Nicolle，1866—1936）在其出版的《感染性疾病的命运》[45]一书中这样写道。尼科勒因轻度耳聋而无法使用听诊器。幸好，他会使用显微镜。他在担任助教时曾在楼梯间里与巴斯德打过照面，但他更经常遇到的是博学的诗人埃利·梅契尼柯夫（Elie Metchnikoff，1845—1916）。在离开巴斯德研究所回到鲁昂之后，尼科勒受到了埃米尔·鲁的赏识，创办了第一家疗养院。尼科勒的人生转折点出现在1902年。那年，在巴斯德的外甥阿德里安·卢瓦尔（Adrien Loir，1862—1941）返回澳大利亚之后，尼科勒被任命为由巴斯德创建的突尼斯巴斯德研究所所长。就在那里，他取得了自己职业生涯中至为关键的一项发现：斑疹伤寒的传播媒介。在那个时期，斑疹伤寒猖獗肆虐。尼科勒每一次去突尼斯的医院时，都不得不从蜷缩在院外等待收治的病人身上跨过去。可是，尽管这种疾病传染性极强，但它的传播总是止步于医院的大门之外。没有任何医生或护士染上这种疾病。从这个事实出发，尼科勒得出结论：在斑疹伤寒的传染与病人们穿的脏衣服之间存在着某种关联。尼科勒说："我常常思考这样一个问题：从医院大门外到患者病房之间都发生了什么？无非是这些事：斑疹伤寒患者脱掉了原来穿的外衣和内衣、理了发、洗了澡。所以这种传染病的致病因一定是附着在病人皮肤或衣物上的某种东西，是用水和肥皂就能清除掉的东西。那就只可能是虱子了，就是虱子！"尼科勒在 43 岁这一年的这项发现让他后来在 1928 年荣膺诺贝尔生理学或医学奖。而突尼斯用了三年时间就消灭了斑疹伤寒和虱子。

这支通过叮咬来传播疾病的动物大军，并不只有蚊子和虱子这两种成员。还有跳蚤。躲在大鼠背上四处溜达的跳蚤能够传播鼠疫。亚历山大·耶尔森（Alexandre Yersin，1863—1943）也是出自巴斯德的门下，他抓住一次鼠疫流行的机会取得了两项发现，一是发现了导致这种疾病的杆菌，二是发现了大鼠在传播鼠疫中的作用。耶尔森对在杜托街巴斯德研究所中的生活感到厌烦，渴望投身于殖民运动，到世界各地去闯荡一番。他的全部行李，就是一把枪、一台显微镜、一个钱伯兰过滤器和一些用于储存的罐子。1894 年 3 月，正当耶尔森准备前往越南东京（河内）以北的山地探险时，有人请他去调查当时在香港暴发的鼠疫。他赶到了香港，在那里建起了一个小实验室。他并没有得到香港当局的帮助，因为后者更愿意委托一支日本团队来展开调查研究。香港当局拒绝了他对死者进行检查的请求，耶尔森就收买了负责运输尸体的英国船夫，秘密地展开研究。他就这样从尸体上提取到了淋巴结炎脓，从中发现了后来以他的名字命名的鼠疫耶尔森菌（Yersinia pestis）。与此同时，城市里随处可见的尸体引起了耶尔森的注意，他怀疑是大鼠在扩散这场疫情。很快，他就从大鼠身上分离出了他之前在人体上发现的那种杆菌。这样一来，他就证明了这种啮齿动物就是导致鼠疫的罪魁祸首。但他并没有查清楚从大鼠到人类之间的传播机制。他认为，由于这种细菌同样存在于土壤之中，在很多人走路不穿鞋的东方，光脚走路时踩到人类或大鼠的粪便都可能感染这种疾病。还有一些人则认为这种致病的细菌会通过大气传播，污染人体黏膜组织。

　　成功证明跳蚤应该为传播鼠疫负责，这一功劳并不属于耶尔森，而属于身处孟买的保罗－路易·西蒙德（Paul-Louis Simond，1858—1947）。西蒙德在孟买通过细致的研究、大量的观察以及一项精确的调查，对人与大鼠之间的接触与疾病的关系进行了考察。"经过反复多次的观察，我不得不承认，接触或靠近刚刚死于鼠疫的大鼠尸体是极度危险的；但在大鼠死亡几小时之后或者第二天，再去接触它们的尸体就没有危险了。"西蒙德反对光脚走路可能染上鼠疫的说法，坚定不移地把大鼠作为鼠疫研究的对象。1897年6月，出于直觉，他感到有一项观察很重要："在发病的第一天，在发病的最初几小时，病人的身体上都会出现一种小水疱，它比别针的针头还要小，有时周围还环绕着小小的一圈红晕。"这个症状早就为人所知，起码在对这种疾病最早的描述中对此已有相关记载，但西蒙德是第一个意识到其重要性的人。它出现于病发初期、它与淋巴结炎之间存在的关系，以及它之后的发育都使西蒙德确信：它就是鼠疫病菌入侵身体的门户，更何况这种水疱取样检测的结果对鼠疫耶尔森菌始终呈阳性。他注意到这种损伤在外观上很像跳蚤叮咬在皮肤上留下的痕迹。自此，他只关心一件事，就是证明自己对跳蚤的怀疑。1898 年，他在卡拉奇（前称Kurrachee，现作 Karachi，今属巴基斯坦）进行了证明实验。他把一只患病的大鼠装进了一个玻璃广口瓶。那只患病的大鼠是从一个罹患鼠疫的人家捉到的，它身上还携带着寄生的跳蚤。然后他又把第二只大鼠放了进去，为了使其不与第一只接触到，它是被关在小笼子里放到瓶中去的。西蒙德还往瓶子里放了几只猫蚤，后来证明猫蚤并不能传播鼠疫。不出所料，患病的大鼠死后，原本寄生在它身上的跳蚤就抛弃了旧主的尸体，跳到了健康大鼠身上，使后者染上了鼠疫并在六天后发病而亡。西蒙德写道："那一天，一想到我刚刚窥破了鼠疫在世界上出现以来一直令人类焦虑不安的秘密，我就激动得无以言表。"耶尔森和许多同时代的人们，尤其是西蒙德，还有印度委员会以及印度鼠疫委员会的研究者们，通过各自从实验研究中取得的不谋而合的结果，打消了世人在鼠疫传播方式上存有的疑问。所以，传播这种可怕瘟疫的主要媒介就是大鼠身上的两种跳蚤：一种是在炎热或温暖环境中活动的印鼠客蚤（*Xenopsylla cheopis*），另一种是在温暖或寒冷环境中活动的具带病蚤（*Nosopsyllus fasciatus*）。而寄生在人类身上的致痒蚤（*Pulex irritans*）对于鼠疫的传播并无多大责任。

至此，所有的研究都表明跳蚤和大鼠是传播鼠疫的罪魁祸首，但鼠疫病菌的传播方式仍然是一个未解之谜。是通过跳蚤的吻管进行的机械式传播吗？这种方式显然是不可能的，因为这种脆弱的杆菌无法长时间存活于吻管之中。而且，从人类鼠疫患者的情况来看，他们所发生的败血症状基本上都不是细菌性的，也就是说这种病原体在宿主血液中的含量极少，这说明跳蚤吻管中携带的病菌很少。直到 1907年，人们才搞清楚了这到底是怎么一回事。鼠疫病菌的增殖会在跳蚤体内形成一个堵塞物，堵住了跳蚤吸食血液进入前胃的正常通道。饥饿的跳蚤无法咽下吸食到的血液，只能将其反吐出来。而它吸进去的血液在接触到堵塞物时就被鼠疫病菌感染了，在被它吐出来后就把病菌带到了被它吸血的对象的伤口中。这个过程非常高效，一两只跳蚤就足以完成这种疾病的传播。鼠疫就是这样发生的，结论其实很简单。是跳蚤和大鼠搭档，共同完成了这一不光彩的事业。接下来要搞清楚的，就是鼠疫病菌为什么本事这么大：既能生活在大鼠体内，又能在跳蚤体内增殖、形成堵塞，还能适应人体的环境？细菌学和分子生物学联手，最终解开了这个难题。鼠疫病菌来自在啮齿类动物身上非常常见的一种能够通过口腔传染的细菌——假结核耶尔森氏菌（Yersinia pseudotuberculosis）。这种细菌在 2000 年前到 1500 年前进化成了鼠疫耶尔森菌[46]。鼠疫耶尔森菌能够通过消化道、直接接触或污染的食物等方式感染人类。这种病菌之所以能够感染人类并通过血液途径传播，是自然进化选择进程的结果：为了防止自己被饥饿的宿主消化掉，这种细菌选择把自己的菌株从动物的消化道转移到血液之中，因为那里的环境更有利于它们的生存。而这种细菌随着血液被跳蚤吸食到体内后，会产生出一种能够在跳蚤的前胃中增殖的病菌，这又是一种自然进化选择的结果。最后一个步骤实现于 2000 年前：这种细菌与另一种微生物，伤寒病原体，进行了基因交换，从而获得了适应人体环境的能力。由此可见，鼠疫杆菌的出现是某种肠内细菌进化的结果：它通过对环境的适应，先后掌握了在啮齿类动物和人类血液中增殖的能力，而后又获得了使其能够在跳蚤体内生存和发育的遗传信息。而无论是家猫野猫、家犬、野狗身上的跳蚤，还是小鼠、家禽、燕雀或兔子身上的跳蚤，都不具备作为鼠疫病菌媒介的能力。看起来，直到

20 世纪来临，人类才总算完全揭开了鼠疫的神秘面纱。

　　回顾这些发现的历史，可以看到，人们对病原体的媒介和中间宿主的作用以及对寄生病原体复杂的生命周期的理解，始于 19 世纪末，至今仍然在继续。总的来说，人们获得这些知识的时间虽然并不长，但它们使人们初步理解了：哪些是可能引发新发传染病的风险因素？哪些是造成新发传染病的关键环境因素？病原体是通过什么方式来适应其来源宿主、中间宿主和偶然宿主的？在前人从宏观层面和细胞层面所做的研究基础上，20 世纪的科学家们则深入到分子层面继续展开对病原体的研究，继续探索这类生命体的适应策略和组合策略。

夹在达尔文与拉马克之间的微生物基因组可塑性

　　微生物学研究的一个基础，就是细菌在其培养环境中进行适应、生长和增殖的能力。任何生命，总是不断地对自身进行着塑造和丰富。为了更好地融入生物圈，细菌也一直在努力地征服新的空间；而当它们来到人体环境中时，就要对自身进行发展了。这是一种建立在基因调控基础之上的漫长的适应过程。不论是对于大肠杆菌那样的微生物，还是对于大象那样的庞然大物，这个道理都是一样的。如何理解这一现象的意义？如何解释这一现象的发生？这就有赖于调控基因的发现[47]，即雅克·莫诺（Jacques Monod, 1910—1976）和弗朗索瓦·雅各布（François Jacob, 1920—2013）所提出并证明的操纵子系统。1895 年，巴斯德在去世时留下了一个没有答案的问题：为什么细菌会在肉汤培养基中增殖？为什么葡萄糖与果糖会对微生物的生长产生不

同的作用？巴斯德发现分子在空间中是具有形态的，为立体化学的创
立奠定了基础，还初步解开了生命的一个秘密：生命是不对称的。与
矿物相反，生物是由没有对称轴的分子组成的。巴斯德发现了生命的
这种物理化学性质，得以证明生命源于分子的不对称性，但他并没有
能够发现是什么在调控着生物体。而生物学发展到 19 世纪和 20 世纪
初，得以明确了生命的定义，但对于生命的调控仍然一无所知。

　　为了尝试解答这些问题，雅克·莫诺先是拿起了巴斯德留在架子
上的烧瓶，用现代技术的新眼光对其进行观察。他观察到不同的糖会
被不同的酶分解[48]，并以此作为出发点，开始致力于对酶以及细菌增
长曲线的研究。正所谓一把钥匙开一把锁，不同的酶会选择各自的伙
伴，即特定的底物，来加速化学反应。因此，葡萄糖、蔗糖或半乳糖
都是由各具特异性的酶来分解的。这种类似于钥匙和锁的配合关系，
是新陈代谢反应领域的一个特性，因而也是生物领域的一个特性。了
解糖的使用导致细菌增殖的原因，研究存在于糖与细菌酶之间、调控
着细菌生长的反应关系，就是雅克·莫诺要完成的第一项真正的科学
使命。这位科学家并没有花费多少想象力，就设计出了一个实验：在
培养基中先加一次糖，然后再加一次糖，再对两次加糖对细胞增殖产
生的附加效应或系列效应进行对比。这一实验的结果给了莫诺第一个
惊喜，甚至可以说这也是他第一次体验到如此巨大的喜悦。因为他发
现了一个奇怪的现象。细菌增殖在第一次加糖导致的增长期结束之后，
到第二次加糖之前会出现一段潜伏期，在此期间细菌增殖会变弱甚至
消失[49]。那么为什么第二次加糖会抵消第一次加糖的作用呢？可以想
象到的答案就是：加糖造成的环境对负责分解糖的酶的生产产生了影
响。研究这一现象，就是为了理解酶的抑制与诱发，理解蛋白质的

抑制与诱发。其中的关键问题就在于要搞清楚含有营养底物的环境是如何对酶的合成进行调控的[50]。而自从 20 世纪 30 年代中期以来，这方面的理论一直是建立在乔治·威尔斯·比德尔（George Wells Beadle，1903—1989）提出的"一个基因一个酶"的假说基础之上的。这种观点具有两个层面的意义：一方面，每一种基因都会导致一种酶的产生；而另一方面，每一种特定的酶都是专属于它自己的底物的。

莫诺在战后结识了弗朗索瓦·雅各布。他们相识的契机是一次搬家，雅各布的实验室从巴斯德研究所的阁楼搬到了莫诺的实验室附近。两人在安德烈·利沃夫（André Lwoff，1902—1994）的实验室共事。直到几年后，两人才开始合作，携手解决上述问题[51]。莫诺的目的，如前所述，是为了证明糖在细菌增殖的培养环境中会导致某种特定的酶的合成。而雅各布的目的，则是为了检验他所研究的一种模型，即噬菌体的模型。噬菌体是什么？雅各布在 1950 年 9 月来到安德烈·利沃夫的实验室，在其指导下开展对这类微生物的研究。噬菌体以细菌为食，是一种特别的病毒，会以极其可怕的方式对细菌等微生物发起攻击。它们会侵入细菌内部，在内里不断增殖，将细菌摧毁。细菌爆裂释放出的噬菌体微小粒子又会侵入邻近的细菌。按照噬菌体病毒释放的节奏，其增长期与平稳期大约每小时交替一次；这种现象不能不使人联想到细菌的增长曲线以及著名的酶适应现象。酶适应现象是马克斯·德尔布吕克（Max Delbrück，1906—1981）致力研究的对象。德尔布吕克是一位德国物理学家，移民到美国后转向了遗传学研究。他对这些问题非常感兴趣，而且擅长把物理学原理和遗传学原理联系结合起来解决问题，依靠这种方法，他赢得了 1960 年的诺贝尔生理学或医学奖。关于噬菌体的这些研究确实极其重要，因为它们使德尔布吕克及其合作者萨尔瓦多·卢瑞亚（Salvador Luria, 1912—1991）得以证明许多细菌菌株突变体的来源是随机的，或者说，突变是随机发生的而不是环境影响造成的。他们的实验总算证实了，微生物机体也是遵守达尔文进化论定律的。细菌在增殖过程中会获得不同的特性，某些细菌菌株会对糖的作用产生耐受抗性，还有一些则会对糖的作用变得极其敏感。到底哪些细菌会获得哪些特性，这是无法预料的。

1945 年，年仅 19 岁的约书亚·莱德伯格（Joshua Lederberg, 1925—2008）还是纽约哥伦比亚大学的学生，就决定要正面迎击这个令人兴奋的问题。他对自己要探索的这个实验领域有着独到的视角。在德尔布吕克与卢瑞亚研究的启发下，他以这一原理作为自己研究的出发点：如果说遗传信息可以从一个细菌传递到另一个细菌，那么所转移的就是一种单分子物质，也就是 DNA。是不是只有在 19 岁的青春年华，人才会联想到细菌之间的交换是以性形式为基础的？莱德伯格证明了细菌的确能够获得使其增殖能力得到增强的新特性，他由此想象到细菌之间是通过交配将某种遗传信息从一个细菌传递给了另一个。经过几年的研究，他终于能够庆祝自己当初提出了"细菌属于有性生物世界"这一观点，并由此证明了它们有进行分子交换的能力。自此，生命的世界在繁殖方面实现了天下一统。其实，后来人们在他的基础上继续进行研究，证明了细菌的分子交换的确属于性传递，也就是说两个细胞通过融合而把各自的基因融在一起，正如精子和卵子所做的那样。几年后，爱尔兰人威廉·海耶斯（William Hayes, 1918—1994）证实，这种性行为中的伙伴是有着各自明确分工的：有一些细菌恰同雄性一样负责传递信息，而另一些就像雌性一样专门接收信息。就是从这项发现以及利沃夫对于噬菌体所做的研究出发，雅各布在其第三位合作者艾利·沃尔曼（Élie Wollmann，1917—2008）的协助下，努力地探索基因在噬菌体指数表达中发挥的作用。雅各布和沃尔曼在研究这一现象时，把具有雄性和雌性特征的细菌混在一起，以此证明雄性染色体可以进入雌性细菌中，诱发噬菌体成长，并摧毁产生了噬菌体的细菌。他们所做的，可不只是对这个一开始被命名为"性欲诱发"的现象、对细菌的这首性爱之歌，进行一番描述，他们还证明了细菌的这种互相结合有其特别之处。他们通过一系列实验厘清了这样一个事实：雄性细菌传给雌性细菌的各种遗传标记是以逐渐递进的方式表达出来的。其原因是，基因是根据自己在染色体上的位置一个接一个地进入雌性细菌的。基于这一事实，想要把处于不同结合阶段的细菌分离开来以获得不同类型的重组体，从理论上说就是可行的了。

这时，莫诺就介入了进来。他对这个问题进行了重新调整，把它和他正在思考的酶的调控问题联系了起来，因为当时的他对于如何解释糖的存在会导致细菌增长曲线发生变化百思不得其解。由于出现了特定的酶，底物就能促进细菌这种微生物的增殖，这就是细菌的增长方式。1957年底，莫诺与雅各布在巴斯德研究所正式开始进行科学合作。虽然莫诺思考的是酶，而雅各布关心的是噬菌体，但两人共用了同一个细菌模型。他们对于诱导现象也有着同样的执念。为他们牵线搭桥的，是利沃夫。可以说，他们是在正确的时间和正确的地点相遇了，然后一起进行了那些重要的实验，最后双双荣获诺贝尔奖。雅各布和沃尔曼成功地对细菌染色体上的基因进行了辨别和定位。他们最终发现，在被结合重组的细菌中存在着三种成分：一种是宿主的雌性染色体，它是完整的；另一种是雄性染色体，它是不完整的，因为它被切成了长度不一的片段；还有就是细菌的细胞质。细胞质里本来包含的是雌性染色体的产物，之后便渐渐增加了雄性染色体的产物。而莫诺则搞清楚了是酶的表达在控制着细菌对乳糖的吸收。他并没有满足于这一观察，他还辨识出了一种似乎能够对酶的作用进行调节的系统。添加乳糖会导致负责分解乳糖的酶被诱发。1957 年 12 月 3 日，莫诺挑选了一些菌株，进行了第一次实验，以研究它们对乳糖的应答。由此开启的多项"PyJaMa"[1]实验最终证实酶的产生与一系列基因密切相关。有一些基因负责构造酶的结构，有一些负责构造酶的特异性，而另一些基因则负责酶的调节——调控酶的诱导反应。前者决定着酶的性质，而后者控制着酶的产生。这些结果都是染色体转移造成的，所以它们确实属于基因。此外，莫诺还发现，一个基因能对另一个基因的表达进行控制。更深入的实验揭示，这种控制是借助阻遏物实现的。如果乳糖导致了酶的出现，那是因为阻遏物解除了抑制，从而激发了酶的合成。因此，酶的产生是对抑制物加以抑制的结果。这便是莫诺所说的"双重遏阻理论"[52]。他所提出的操纵子模型描述了一种有序的调控，对生命的适应与进化能力做出了解释。我们仍旧以一把钥匙一把锁的比喻来说明吧。抑制蛋白（钥匙）对操纵基因（锁）产生作用，令其解锁开启或上锁阻止结构基因的表达。莫诺与雅各布的研究结果证明存在着两类基因：一类基因决定着蛋白质的

---

[1] 这些实验本来被人们称为"PaJaMo"实验，这一名称来源于三位共同进行实验的科学家的姓氏的缩写。他们分别是：亚瑟·帕迪（Arthur Pardee）、弗朗索瓦·雅各布（François Jacob）以及雅克·莫诺（Jacques Monod）。因其英文发音近似于"pyjamas"一词而变成了"PyJaMa"实验。参见莫朗日（Morange M.）著《分子生物学史》（*Histoire de la biologie moléculaire*），巴黎，发现出版社（La Découverte），1994 年，第 201 页。

结构，而另一类基因操控着第一类基因并决定是否允许它们进行表达。继发现了特征会遗传的孟德尔（Mendel，1822—1884）和确定了染色体位置的摩尔根（Morgan，1866—1945）之后，莫诺和雅各布也在一定程度上为结束达尔文（Darwin）和拉马克（Lamarck）之间关于生物进化的争论做出了贡献。因为有了他们所提出的调节的概念，人们才得以进一步夯实进化论的基础，构筑起一幢全新的理论大厦。

正如巴斯德的母鸡实验以及莫诺的培养基实验所表明的那样，环境对微生物特性起到的作用让人们隐约看到了传染病研究的新前景。环境所影响的，是基因的表达，而不是基因本身。事实上，操纵子模型已经证明了，由于调节基因的存在，具有同一遗传潜能的微生物能够在人体、动物体乃至土壤中做出不同的应答，以使自己更好地生存于不同的环境之中。调节基因会根据环境改变基因的表达，但并不改变它的 DNA 序列。这样一来，就证明了生物的适应进程是受到环境所导致的基因调节的支配的。同时，这也证明了，基因突变，作为对结构基因和调节基因均产生作用的基因组结构改变，是受到自然选择进程支配的。到此，我们已经集齐了所有的科学信息，这些信息告诉我们的是：未来总会有各种各样的传染病出现。然而，事实往往不足以改变人们的观念。在许多人都以为传染病已然一去不复返的时候，想要在微生物学研究领域引入或重申达尔文的进化论，并非易事。从古至今，人类在遭受新疾病的折磨时，都是那么无可奈何。正因为我们始终面临着新的传染病暴发的压力，所以才有必要对那些盲目的观念进行质疑，对我们通过实验获得的经验和知识及达尔文理论的概念加以综合，进而提出新发传染病这一概念。

从新疾病到新发现的疾病

"发现"有两种类型。一种是发明型发现，就是制造出在自然界的本来状态中不存在的一种现象或一种新材料。从这个意义上说，阿尔伯特·爱因斯坦（Albert Einstein，1879—1955）于1917年提出激光的原理，就是人类第一次发现激光；而50年后，一些研究团队设计出了能够产生这种单色光束的机器，则是人类对激光的第二次发现。不过，更经常的情况下，"发现"这个词所指的是描述型发现：也就是第一次对隐藏在自然中的某种现象或对象进行描述。我们说克里斯托弗·哥伦布（Christophe Colomb，1451—1506）发现了美洲，这并不是说美洲大陆在他到达之前不存在。在他登陆之前，那些土地当然早就存在了。尽管他当时以为自己到达的是印度的海岸，但在他之前没有任何一个欧洲人曾经去过那里，所以我们才会说哥伦布发现了新大陆。设想一下，要是克里斯托弗·哥伦布坚持自己的错误而且没有能够再次找到那条通向美洲的路线，那么那条路线就可能会被无限期地再次关闭，那么哥伦布的发现就没有意义了，甚至是无效的了。因为光是发现美洲还不够。要使自己的发现有效成立，还需要去理解自己所发现的事物，需要对其加以描述并为其命名。这位航海家面对客人们向他提出的如何才能令鸡蛋站立的问题时，诙谐地回答道："心诚则灵呀。"是呀，心诚则灵。当克洛德·贝尔纳（Claude Bernard，1813—1878）宣称"发现的意义，并不在于认识了什么新的事物，而在于那种执着于要认识新事物的心意"[53]的时候，他所表达的其实也是同样的意思。作为科学家，不能像小孩子一样，看到空中飞人就只知道啧啧称奇，仅仅满足于对出乎其意料之外的事物进行一番观赏，因为只是看见并没有意义，进行思考才有意义。科学家应该超越感官感觉和情感感受的层面，去对事物进行探问，将事物转化成知识的形式，这样才有意义。所以，发现的真正意义，蕴藏在对所观察事物进行的记录之中，蕴藏在对所观察事物进行描述、进行命名以及按照某种因果连贯起来进行排列的方式之中。从这个意义上说，即使"新发流行病"这一概念所指称的是一种已经颇为古老的事实，但仍然算得上是一种发现。

有一些新疾病虽然像是凭空冒出来的，却是真正的大麻烦！长久以来，人类付出了巨大的代价才认识到了这一点。每当未知的瘟疫横行之时，这条几乎被人遗忘的真理就会浮现出来。公元前428年，一场瘟疫在雅典肆虐，它也是我们如今可知的历史上最早的一场瘟疫——这一点，多亏了古希腊历史学家修昔底德（Thucydides，前460—前400）的忠实描述。从他的记载可知，那场瘟疫达到了雅典城邦居民前所未见的程度，在古人留下的记录中也没有任何一场灾难能与之相比。那么，这些新疾病是从哪里来的？它们是什么原因造成的？罗马帝国时期的希腊哲人普卢塔克（Plutarch，约46—120）在其《席间闲谈》一书中，专门用了整整一个章节来探讨这个同传染病一样古老的问题[1]。那场讨论是在他与两位宾客之间展开的，一位是医生费隆（Philon），另一位则是名叫蒂亚吉纳尼奥斯（Diagenanios）

----

[1] 转引自穆格勒（Mugler C.）著《德谟克利特与宇宙辐射的危险》（*Démocrite et les dangers de l'irradiation cosmique*），载于《科学及其应用历史杂志》（*Revue d'histoire des sciences et de leurs applications*），第20期，第221—223页；普卢塔克著《席间闲谈》（*Quaestiones convivales*），第八卷，第九章。普卢塔克的这段文字之所以令哲学家们感兴趣，不仅是因为其对新疾病的思考，还因为普卢塔克及其对话者们宣称，提出了新疾病源于宇宙这一观点的是德谟克利特。

的思想家。这三人都想弄清楚，这些疾病到底真的是新出现的，抑或是早就出现过但没有被医生发现而已。他们都智慧地选择了相信第二种假设，因为他们觉得这种假设看上去更加合乎"人性"，而且他们认为大自然在这类现象中"比在任何其他领域都更不可能进行任何创新"。而当时的民众才不会像这些哲学家们那样去审慎地展开推论，他们更愿意把瘟疫视作某种神圣或魔幻力量的表现。在 14 世纪，受到猖獗的黑死病威胁的普通人根本无心去探究它到底是原来就有但未被发现的疾病还是新近突然冒出来的疾病。或许在他们看来，身边发生的一幕幕惨状就预兆着上帝最后的审判吧。或许他们觉得，在这场比起平日里威胁着他们的战争和饥荒还为致命的瘟疫背后，是愤怒的上帝正在挥动着武器，要把怒火化作一场祭祀，要让大逆不道的人类赎清罪孽。在人们的记忆中，从未有过如此毁灭性的灾难席卷整个世界：这场瘟疫的死神不问等级、不问性别、不问年龄，也不问信仰，不管是垂垂老媪还是青葱少女，不管是神职教士还是接骨医生，不管是低贱农奴还是高门大户，反正所有人的性命，它统统要取走。那是一种奇特可怖而前所未知的全新疾病，向人们展露着上帝狰狞可怕的一面。

除了神灵发怒说之外，还有一种说法也流行了几百年。依照那种传说，一旦天上的星辰与地球排列成特定的形状，地球上就会暴发传染病。这种宣称天地排列出的不祥阵型会引发瘟疫的说法比鬼神之说还要玄奥，它一方面起源于古代的人们对于天体星辰的信仰，另一方面也是最早的医生们的医学观念走向歧途而造成的流弊。希波克拉底（Hippocratis，约前 460—前 370）的门徒们在游走四方行医治病的过程中产生了这样一种信念：如果不了解人所处的环境，就无法治好他们的疾病。希波克拉底最著名的论著之一《空气、水和地域》就详细地论述了地理气候因素乃至文化、政治因素都会对民众的健康产生影响。希波克拉底及其追随者们拒绝用神意来解释疾病，他们反对鬼神之说，而是把疾病看作一个动态的过程。生病是多重因素相互作用的结果，是属于某一个过程的，而人出现症状也不是被某种固有的实体附体了。游方医生之所以每新到一处就要细细观察当地的环境，并不是像那些剖开母羊肚腹的神棍术士一样为了寻找什么超自然的迹象，而是为了了解当地人的脾性气质以对他们可能罹患的疾病做出预判。在希波克拉底学派的医生们看来，疾病发生的地点、时间的影响足以解释未知疾病的出现："当然会有新的疾病出现，旧的疾病消失。催生疾病的，既有地理上的因素，也有时间上的因素。"[54] 这样一来，他们那种本来颇具现代性的环境影响健康的观点就走向了歧途，变成了一种对土地精气的迷信，相信大地与星辰协同就能释放出玄奥的力量。这一理论既充满了神话色彩，又兼容于医学经典，所以才能够被上自博闻多识的学者下至蒙昧迷信的小民共同接受。以至于在今天病毒学的词汇中还能寻到它留下的痕迹，比如流感病毒的学名"*influenza*"一词就能令人回想起，在那遥远的古代，人们是何等敬畏"天上星辰的影响"（拉丁文：*influentia astrorum*）。

　　新鲜、突然、无法理解，这些都是新发传染病常见的特点。那么，医生和微生物学家们如何提出"新发"这一概念，用以概括那些曾经被视作超自然的特性呢？一方面，这当然是来自大量观察积累的大量事实；另一方面，这一概念的提出，也得益于他们突破了原有的"疾病不变论"在认识论上造成的重大障碍[1]。发现一种疾病跟发现美洲大陆根本不是一回事。要发现一种新的疾病，需要把最常见的症状、最典型的组织病变、最有参考意义的放射影像等信息收集起来，然后定义出这种疾病的病理框架，这样才能通过其表征来发现它。需要注意的是，这里所说的"表征"并不是对疾病的真实构成因素进行的描述，而是用疾病分类学的方法进行的一种抽象，以使医生可以对患者展开合理的治疗。然而，长期以来，人们一直认为每一种疾病都是一种不会发生变化的实体，是一种永远保持不变的自然产物，所以只有找到它的那些永恒不变的特征才是有意义的。在病理学上，"新鲜"就意味着"罕见"；而对于那种碰巧临时扰乱了事物秩序的异常情况、偶发事件，根本不值得人们加以关注。只要人们还把"变化"视作自然本性的"异变"，就不可能对新发传染病这门关于生物变态的学科展开真正的思考。直到 19 世纪，随着各种新传染病的暴发，随着医学进入更科学的时代，医学上对于生物物种的各种刻板成见才开始被一一破除。从 1831 年起，之前从未在西方发生的霍乱数度席卷了欧洲大陆。霍乱疫情激活了欧洲人对以往瘟疫的黑暗记忆，也催促着医生们去重新思考有关这些新疾病的问题。1869 年，夏尔·安格拉达[55]（Charles Anglada，1806—？）为此专门写了一本书。在书中，他就以欧洲的那场"霍乱大疫"作为鲜明的例证，对那种"疾病病理不变"的论调进行了驳斥，对他自己的"理论"做出了证明。安格拉达的一大功劳，就是敦促人们去把疾病当作一种有其自身历史过程的、可能会发生改

---

[1]"认识论障碍"这一概念是由加斯东·巴舍拉尔（Gaston Bachelard）提出的，主要见于他的《科学精神的形成》（*La Formation de l'esprit scientifique*）一书，巴黎，弗林出版社，1971 年。

变和进化的对象来加以认识。在那个时代，能有这种认知的人真是凤毛麟角[56]。然而，虽然安格拉达描述了霍乱弧菌从恒河三角洲传到欧洲的路线，但他又宣称自己通过研究已经证实了"一种普遍规律，那就是在大规模瘟疫和宇宙及精神的紊乱之间似乎存在着联系"[57]。其实，早在20多年前，约翰·斯诺（John Snow，1813—1858）就已经证明了霍乱是通过水传播的；其实，在他那个时代，人们对传染性疾病的原有认知即将被新建立的微生物学彻底颠覆。由此可见，正如费尔南·布罗代尔（Fernand Braudel，1902—1985）所说的那样，人的许多思维定式其实都是禁锢思想的"长期监狱"。[58]

巴斯德本人也思考过突然出现新的微生物疾病的可能性。他按照自己的习惯，用实验论证来回答这些问题。他发现，在实验室里可以做到对一些细菌的毒性进行控制。这就为他提供了一个模型，可以模拟自然界中可能产生的突发情况。他指出："通过这种方法，可以创造出新的毒性和新的传染性。由此，我不得不认为，历史上的天花、梅毒、鼠疫、黄热病等疾病就是这样出现的，而且，这类现象同样会在未来的某些时候导致一些大规模的瘟疫发生。"在巴斯德想来，微生物会受到所处环境的影响而发生改变，从而改变自己的危害力和传播力。不过，虽然巴斯德承认环境能够改变某种细菌的特性，但他从来不认为有可能出现新的病原体。或许是出于自己的宗教信仰，巴斯德没有把生物学上的另一项伟大的革命性理论"进化论"纳入自己的思考范围。

出现于19世纪中期的达尔文进化论是一门全新的学科：它聚焦于研究生物在代际更替的过程中发生的变化，甚至断言所谓的"恒久不变"不过是人们的幻想。夏尔·尼科勒率先把进化论原理应用于微生物学研究，他思考了传染病的自然历史，分析了它们的过去，并对它们的未来进行了预测。尼科勒曾在埃利·梅契尼柯夫的实验室短暂工作过一段时间，就是在那里，他接触并接受了从 19 世纪末开始便在这里流行的"微生物的进化论"[59]。他的最出名的一本著作是《传染性疾病的出生、成长与死亡》（*Naissance, vie et mort des maladies infectieuses*）[60]，其中用寥寥数语对自己在 1893—1936 年建立的传染性疾病一般理论进行了归纳："我们可能永远无法确定一场传染病是怎么开始的。每当新的传染病出现，我们都要等到有大量病例无可辩驳地证明它是一种新的疾病之后，才会注意到它的存在。而到了那时，此类疾病暴发之初的情况已然消逝，对它进行溯源调查的难度并不亚于对一种已经存在了上千年的疾病进行溯源调查。"[61] 夏尔·尼科勒的观点都是建立在流行病学实验数据之上的，但他也从不忽视对历史的分析，还以历史上暴发过的传染病为主题写过多部著作。夏尔·尼科勒之所以出名，一方面是因为他证明了虱子是传播斑疹伤寒的媒介，另一方面还因为他强调了隐性感染在传染病的发生与传播中起着重要作用。他凭借着自己的创新研究和创新理论，成为新发传染病领域的一位早期思想家；也是他划定了新发传染病的范围，创建了最早的研究分析工具。

如同我们在前文中所述，夏尔·尼科勒查明了斑疹伤寒的传染链，为一段长达 20 年的研究历程画上了句号。那个漫长的历程证实了某些节肢动物在斑疹伤寒、丝虫病、疟疾以及黄热病等多种疾病中起着媒介的作用。不久之后，也就是 20 世纪 30 年代末，保罗·穆勒（Paul Müller，1899—1965）证明双对氯苯基三氯乙烷（俗称 DDT）对消灭虱子及其他昆虫非常有效。他的发现使人类在第二次世界大战期间，尤其是在 1943—1944 年的那不勒斯，避免了几次斑疹伤寒疫情的暴发。要知道，几百年来，这种疾病一直如影随形地纠缠着战场上的部队。战争刺激了科学研究能力和工业生产能力。1928 年，亚历山大·弗莱明（Alexander Fleming, 1881—1955）发现了青霉素；两年后，第一批磺胺类药物合成，由此开启了抵抗这种危险传染病的新篇章。1941 年，青霉素首次在人体上进行试验。试验结果相当令人振奋，于是全美国的制药工业都开足了马力来批量生产青霉素。1944 年 6 月 6 日，辉瑞（Pfizer）和默克（Merck）这两家医药实验室已经有能力为参加诺曼底登陆的所有部队供应青霉素[62]。战争结束后，各种新的抗生素不断面市，以疫苗预防为基础的公共卫生政策得到实施，人民的生活条件得到改善；这些都使传染性疾病在发达国家出现了消退之势。人们于是开始憧憬在这场针对微生物的战争中取得最终胜利。美国时任卫生部部长威廉·斯图尔特（William Stewart）就是这种乐观情绪的代言人，他在 1967 年 12 月宣布："在我们的历史上，传染病这一章已经翻过去了。"[63] 在此之前的几百年间，人们抵抗疫情的有效办法一直只有逃跑和隔离；而在战后短短几十年间，人类就已经建立起了如此强大的"医药兵工厂"，已经有能力在与各种病原体的战争中取得辉煌的胜利。在人们的心中，夏尔·尼科勒的时代好像变得和希波克拉底的时代一样遥远了。20 世纪 70 年代末，世界卫生组织（WHO）宣布人类已经消灭了天花。这个大好的消息振奋人心，仿佛是在向人们保证彻底摆脱各种传染病的时代即将到来。不过，正当抗生素节节获胜、微生物进化论被渐渐淡忘之时，晴朗的天空中又飘来了几片阴云。

新发传染病的突然袭击

是弗莱明自己发现了这一点：细菌找到了逃避青霉素的方法[1]。20世纪 70 年代初的医生们不得不面对这样的事实：亚历山大爵士是对的，虽然抗生素家族在不断壮大，但连金色葡萄球菌（*Staphylococcus aureus*）这类普通细菌都越来越多地出现了耐药性。这种细菌虽是皮肤和鼻腔的常客，但也可能引发严重的皮肤炎症、肺部或消化系统疾病，乃至败血症。青霉素的使用大幅度降低了严重葡萄球菌感染的死亡率。但在 1942 年，即青霉素大范围投入使用仅两年后，一些医院就已经首次分离出了这种细菌的抗药菌株 64：在那些医院里，虚弱患者密集，抗生素被大量使用，使强毒株受到了强大的进化选择压力。到了 20 世纪 60 年代末，在从医院或普通人群中提取的葡萄球菌中，80% 以上已经变得对青霉素不敏感了。作为补救措施，医生们从 60 年代初就开始使用一种新的抗生素甲氧西林。该来的总会来：不到一年，英国就报告了首批耐甲氧西林的病例 65。1981 年，在底特律，一些从未入院治疗的静脉注射吸毒者身上出现了新型葡萄球菌；1997 年，在明尼苏达州，这种新型葡萄球菌导致 4 个孩子死亡。类似的情况在各大洲先后出现，规模或大或小。在世界各地，抗生素造成的进化选择压力的增长导致了细菌的耐药性不断升级。2002 年，人们证实，有一些葡萄球菌菌株已经开始对万古霉素产生耐药性 66，而万古霉素是人类用以对抗这种病原体的最后一根救命稻草。这样一来，在这些具有多重耐药性的微生物面前，医生也变得束手无策了。这是微生物向

---

[1] 亚历山大·弗莱明从 1929 年就已开始研究抗生素的耐药性。关于这个主题，请参见大英图书馆汇编的一系列详尽的图书资料：http://www.bl.uk/reshelp/pdfs/fleming.pdf.

人们发出的第一个警告，警告人们在细菌耐药性问题上要提高警惕，在抗生素使用上要保持克制。但没有人听得进去。医生们还是照旧拼命给病人开抗生素药物，饲养员还是继续给禽畜喂食含抗生素的饲料以达到类似于蛋白合成激素促进动物肌肉组织生长的效果。细菌普遍出现耐药性，证明了在与各种病原体的斗争中，人类的用药策略并没能获得胜利，反而演变成了一场人与细菌之间的军备竞赛。而在这场竞赛中，人类未必有把握能跑得比病原体更快。至此，一些原本预期病原体很快就会向人类缴械投降的人们，也开始正视人与病原体之间进入了冷战式平衡的现实。然而，另一个事件的发生即将向世界各国卫生部门敲响警钟。

1976 年初夏，美国正准备庆祝《独立宣言》发表 200 周年。费城一下子成为万众瞩目的焦点，因为 200 年前托马斯·杰斐逊（Thomas Jefferson）就是在这里宣告了美国的独立，而且还有 4000 名二战老兵携带家属来到这里准备参加即将于 7 月 21 日召开的第 58 届美国退伍老兵大会。在这样的前提下，公共卫生方面只要稍有差池，都可能引发巨大的轰动。所以，那一年从 1 月份开始，美国疾病控制与预防中心（CDC）就进入了高度戒备的状态。在新泽西州迪克斯堡，有一位年轻军人死于流感，激起了美国人对 1918 年大流感的可怕记忆。美国疾控中心的病毒学家们从新泽西州提取的样本中检出了一些甲型流感病毒的常见株，还检出了一些源自猪身上的、可以人传人的病毒。另外还有两个因素令专家们感到担忧：一是当年的流感发生得特别早，这一点和 1918 年的情况是一样的；二是他们坚信，对应流感病毒产生全新毒株的周期，每十年左右就可能暴发一次大的流感疫情，而上两次就出现于 1957 年和 1968 年。

虽然时代不同、地方不同，但人们在面对危险时的反应都是相似的：美国的疾控中心、食品药品监督管理局（FDA）、军队以及国家卫生研究院（相当于我们的卫生部）建立起了联动机制，打响了接种疫苗的战役，以期阻断这场"猪流感"传播的路径。3月，福特总统向参议院申请了1.35亿美元的预算用于资助这个行动。就是在这样一种传染病疫情阴云笼罩的氛围中，美国独立200周年庆典活动在费城拉开了帷幕[67]。

老兵大会开幕后第二天，入住斯特拉特福德美景酒店的一些老兵开始感觉身体不适。7月27日，他们当中有好几人因发烧、咳嗽和呼吸困难入院治疗，而宾夕法尼亚州赛尔市一家医院报告了第一例死亡病例，是一位空军老兵。接下来的几个星期里，这些曾经从残酷战争中活下来的老兵接二连三地倒下了，死亡原因都是双肺发生急性暴发式弥散感染。参加活动的老兵中共有182人入院治疗，其中29人死亡，而且大多数人的病情是在返乡之后发作的。疾控中心的调查人员匆忙与各地方卫生机构联手，发起了一场大规模的流行病学调查。虽然仓促，但他们还是迅速地排除了猪流感的嫌疑，并相信这场疫情来自一种常见的感染源，也就是细菌。然而整整六个月，调查进行得毫无头绪。到了10月初，开始大规模接种猪流感疫苗时，疾控中心被迫承认调查并未取得任何实质性线索。这种袭击了老兵们的奇怪疾病到底是什么？依然是个谜。事情发展到这样的地步，谣言四起也就是必然的了。就算专家们纷纷出镜，也没能提升民众的信心。于是，当11月底12月初有报告称疫苗接种导致了几例吉兰－巴雷综合征病例后，这场猪流感疫苗接种战役就草草收场了[1]。

　　在包裹着这一谜团的所有疑云中，有一个问题出现了，就是医生用从患者身上采集的提取物无法使实验小白鼠发生感染，而且这种病菌也无法在常规的培养基里进行繁殖。这种未知的病原体既不能在模型机体中增殖，又不能在适合于大部分细菌的培养环境中繁殖，想要把它分离出来实在非常困难。不过这一说法并不确切。还是有一种动物，这种病菌会在其身上疯长，乃至将其杀死，那就是豚鼠。是谁灵光一闪想到了采用这种啮齿类动物来做实验的？答案可能会令人觉得时光错乱，是夏尔·尼科勒，这是因为在当时美国疾控中心的调查程序中还包括了一个项目，就是按照突尼斯巴斯德研究所的行之有效的老办法对斑疹伤寒进行了一次系统的调查。正是这样一种机缘巧合，使尼科勒这位用进化论的动态视角改造了微生物学的思想家"参与"了这种嗜肺军团菌（*Legionella pneumophila*）的分离试验。在美国独立 200 周年时引发恐慌的，就是这种细菌；而促使传染病学家们抛弃了新疾病的概念而提出了新发传染病的概念的，也是这种细菌。话说回来，在豚鼠英勇捐躯之后，要想揭露这个罪魁祸首的真面目，还有许多工作要做。通常的方法就是把患病动物的脾悬液注射到一枚受精的鸡蛋之中，但是为了避免发生实验室细菌感染，这些动物事先都要接受抗生素治疗。立克次体[2]（斑疹伤寒杆菌家族）专家约瑟夫·麦克戴德（Joseph McDade）一板一眼地恪守着这些规矩来做实验，结

---

[1] 吉兰—巴雷综合征是一种触及周围神经的炎症性自身免疫疾病。该病强度变化巨大，轻则表现为一般的刺痛感，重则可导致全身瘫痪。这种疾病在经过发病期和高峰期后会自行消退。通常在发生病毒感染后发病，部分病例自述发生于接种疫苗之后，尤其是在接种了抗流感病毒疫苗之后。

[2] 立克次体是一种只能在细胞内部发育的细菌，在这一点上它们和病毒有些相似。

果却失望地发现没有培养出任何细菌，而且鸡蛋里小鸡胚胎的生长也没有受到任何干扰。他虽然得以排除了那种病菌属于斑疹伤寒病菌的可能性，但也没有能检测到那种致命的病菌。直到两个月后，在圣诞节到元旦之间的那个星期，他产生了跳过事先的抗生素治疗步骤直接重新进行实验的想法。他隐约回想起在几个月前的第一次实验中，曾经在涂片上看到过极少的几处细菌菌落，但当时没有引起他的注意。这一次，当他把感染了那种病菌的蛋黄注射到几只健康的豚鼠体内之后，它们就发生了那种典型的肺部疾病进而死亡。到此，主要的道路已经打通。而且，多亏了麦克戴德的发现，人们研究开发出了相应的诊断试剂以及恰当的抗生素疗法。不过，还有几个问题依然没有得到解决。首先就是感染源的问题。

第一个意外，就是发现了这种嗜肺军团菌其实是一种早已为人所知的细菌，只不过以前从来没有人研究过它的毒性。随后，人们揭开了它的面纱，了解到它的一些令人惊讶的特性。除了对营养条件有着特殊的要求之外，它表现出的在高温下增殖的能力也明显高于其他大多数病原体。它具有合成生物膜的能力，让人联想到能在极端条件下形成生物膜的嗜热细菌，比如黄石公园的一些炎热的岩壁上就附生着这样的生物膜。其实，在美国的许多温泉中和核电站的冷却水中都曾分离出这种嗜肺军团菌。当然，它还藏身于斯特拉特福德美景酒店的空调系统中，并通过空调的雾化变成了百万病菌大军，突袭了那些前来参加 200 周年庆典的无忧无虑的老兵。简而言之，那种疾病是新的，但致病的细菌却不新。并不是基因突变导致它充满了攻击性，而是空调的普及为这种细菌的繁荣创造了理想的生态栖息条件。美国疾控中心的专家们仔细查阅了档案，发现历史上发生的一些地方性疫情也应该是嗜肺军团菌造成的。这样看来，虽然这种疾病在 1976 年以其残酷和悲剧性的临床表现给人留下了深刻的印象，但这种疾病其实也并不比这种细菌新。老兵们的这一系列遭遇令美国紧张了六个多月，也充分证明了传染性疾病并未成为过去，人类在思考未来时必须把它们考虑进去。与此同时，一种共识得以形成："新疾病"的概念过于模糊，已经不再适合用来表述这种变化中的千姿百态的现实，迫切需要用新的概念来取而代之，因为就在那时，另外一些不为人知或已被遗忘的疾病出现了，其中就有莱姆病。

莱姆病是一种由螺旋体科的伯氏疏螺旋体（*Borrelia burgdorferi*）细菌引起的疾病，于 1976 年在美国康涅狄格州一个叫作老莱姆的小镇上被首次发现[68]。引起医生们警觉的，是当地儿童关节炎发病率畸高。这种病原体是由寄生在黄鹿与森林小鼠身上的蜱虫传播的。在 18~19 世纪，大规模的森林砍伐导致许多食肉动物（如狼、狐狸等）绝迹，也致使森林中的鹿类种群数量锐减。但鹿类并未完全灭绝，仍一直生活在零散的林区里。到了 20 世纪初，新英格兰以及东北部城市郊区的一些农场被废弃，这些荒地重新恢复了森林植被，引来了白尾鹿的回归[69]。在森林边缘建造的舒适房屋深受美国中产阶级推崇，而这就增加了居民与病原体媒介的接触，拉近了这种病原体与人类之间的距离。偶尔来到大自然中嬉戏和奔跑的儿童就成为这种新疾病猎取的理想目标。其实，这种疾病也并不新，因为早在 20 世纪初欧洲就有过类似疾病的记录，并且它很可能早就存在于被欧洲人殖民之前的北美大陆。对昆虫标本的研究证明，在 20 世纪 50 年代以前，长岛一直存在着蜱虫以及寄生在它身上的细菌。在康涅狄格州，由于人类和动物之间生态栖息地的平衡被打破，这种疾病的发病率增加了。儿童膝盖生的病，就是人类向大自然支付的代价。嗜肺军团病和莱姆病都反映出了人类活动及自然平衡的破坏对传染病暴发所产生的影响。它们还和细菌出现耐药性一样，证明了抗生素并没有消灭传染病的发生风险，而且传染病的威胁并不局限于赤道以南。但由于这些事件的后果有限，只引起了少数专家的注意，而他们的力量尚不足以对政治决策者发出警示，尚不足以敦促后者对公共卫生政策做出调整。大部分医生都沉醉在对无菌世界的梦想之中，他们没有意识到这些在局部时空发生的传染病疫情其实是一种警告信号。它们不过就像雷达屏幕上突然出现又突然消失的光点一样。而 1981 年 6 月 5 日美国亚特兰大疾控中心发布的每周通讯即将彻底改变这种局面。

艾滋病的起源问题

这份通讯每个星期都向医疗业内人士提供美国人口死亡率和疾病发病率方面值得关注的重要数据。而在那一期划时代的通讯里，美国疾控中心披露了从 1980 年 10 月至 1981 年 5 月，在洛杉矶三所医院接受治疗的同性恋患者中，有 5 例发生了卡氏肺孢菌（Pneumocystis carinii）引发的肺部感染。没有经验的新手可能意识不到这个现象的重要性，但疾控中心的报告就此提出了两个重大问题：为什么青春健壮的年轻人会发生如此严重的肺部感染？而且，他们为什么会受到这种通常只攻击重症患者或免疫缺陷患者的病原体的侵害？一个月后，这份通讯又报道了纽约和加州同性恋者中新出现的几例非典型肺部疾病病例，以及另一些偶发的感染病，还有几例卡波西氏肉瘤。卡波西氏肉瘤是一种由 HHV8 型疱疹病毒造成的皮肤癌，当时常见于一些亚裔或地中海裔老年人群体，而且通常为良性肿瘤。然而在疾控中心报告的病例中，情况却恰恰相反，这种疾病发展却呈现恶性，发展迅猛。结合这两份通讯披露的信息，国际医学界意识到，一种能够导致免疫缺失的新疾病已经出现在美国土地上了。不久之后，在欧洲也诊断出了相同的病例。尽管如此，当时善良的人们还是以为这只是一种"同性恋的癌症"，与自己无关。然而，世界卫生组织随即就将其定义为"人类历史上最大的健康灾难"。还是让数据自己来说话吧：30 年间，这种人类免疫缺失病毒（HIV）已经感染了全球约 6000 万人，导致了 3000 多万人死亡。虽然不时有人发表一些过分乐观的看法，但是这场传染病的终结依然遥遥无期。

在 20 世纪 90 年代初，随着 HIV 病毒被鉴别出来及其传播方式得到明确，人们对这场灾难的危害性已不再有任何怀疑。这一次，微生物学家们查遍了档案，也没能找到过去任何一种传染病有过类似的症状或病灶。看来，这一回他们面对的，真的是一种未知的疾病。这场全新的祸害到底从何而来？这个谜团困扰着医学界，也使得关于新疾病的问题在 20 世纪末被再度提了出来。但这一次，与以往不同的是，无论是医生，还是各国卫生当局，再也不会对这个问题漠然视之了。许多生物学家，包括斯蒂芬·莫尔斯（Stephen Morse）和约书亚·莱德伯格，以及历史学家，包括米尔科·格尔梅克（Mirko D. Grmek, 1924—2000）和费尔南·布罗代尔，发起了一场非正式的连线[70]，推动采用"新发传染病"这一概念来定义那些初次或再次出现的传染性疾病。1989 年 5 月，福加蒂基金会、美国国家过敏性和传染性疾病研究所以及洛克菲勒基金会联合主办了一场关于新发病毒的研讨会[71]。在那一天的会议中，与会者们凝练出了一些关键的共识，为构建这一概念创造了基础。这场研讨会的一大目标，就是要确定"新发传染病"出现的条件。斯蒂芬·莫尔斯一上来就强调人为因素的重要性。他在研讨会的开幕环节中指出："每一个人都是微生物循环的工程师。"除了探讨了人类活动的影响之外，"微生物进化论"也在这次会议上强势回归。传染病的发生来自人与病原体或其载体之间偶然的、有限的相遇和接触。而一种传染病得以长期存在甚至蔓延开来，则是由微生物机体从其环境条件中或者从其寄生的新宿主身上获取了进化优势所致。巴斯德学派的亨利·莫拉雷（Henri Mollaret，1923—2008）在发言中介绍了自己对夏尔·尼科勒理论的继承，并确信传染病的发生是"两种截然不同的关键机制共同造成的结果：一种机制决定了传染性病原体的传播方式，而另一种机制决定了某种传染病是否具有长期存在的可能性"。在方法论和实践层面，研讨会提出了两个重要的方向：一是建立监测系统，对传染病的发生进行预警；二是针对新发传染病的复杂病程，必须要开展跨学科协同研究。历史学家们参与此次研讨会，体现的则是在实验科学与人文科学之间架设相互沟通桥梁的愿望。亨利·莫拉雷在演讲台上还进一步发出倡议，呼吁民族学、社会学和历史学的研究者们也加入到对传染性疾病的研究中来。

1992 年，美国医学研究所（Institute of Medicine）发表报告，在美国范围内认可了"新发传染病"的概念[72]。在那份报告中，因细菌遗传学研究成果获得 1958 年诺贝尔生理学或医学奖的约书亚·莱德伯格，从进化、环境、社会及政治的角度对传染性疾病做出了阐述，由此肯定了三年前那场研讨会确定的方向。自此，人们认识到，导致此类疾病发生的，是一种复杂而变幻的动态进程，而这一进程不仅与病原体的适应性密切相关，还与人类社会活动直接引起的生态、人口、科技以及社会经济方面的变化密切相关。所以说，新发传染病的出现，取决于一系列性质各异而错综复杂的因素的共同作用，其中既有生物学方面的因素，也有地球气候以及政治方面的因素。1995年，美国疾控中心创办了一本名为《新发传染病》（*Emerging Infectious Diseases*）的期刊，从而确立了"新发传染病"的概念，使其得到了体制的承认并将其纳入到美国公共卫生部门的工作任务之中。同年，以其首字母缩略词JAMA而为读者熟知的《美国医学会杂志》（*Journal of American Medical Association*）向全世界78家医学期刊发出倡议，提请它们各自为"新发传染病"出一期专刊或一个专栏。有31家期刊做出了积极的响应，为新发传染病这一概念在国际上的普及出了一份力。在这种背景下发生的两件事对公众产生了更为直接的触动。首先是电影《极度恐慌》恰逢其时的公映，唤醒了公众对已然淡忘的恐慌事件的记忆。更重要的是，在这部科幻电影上映仅仅几周后的1995年5月6日，真实的埃博拉疫情令人惊骇地在扎伊尔（Zaïre，今名刚果民主共和国）的基奎特（Kikwit）再次暴发了。

当时，美国疾控中心备受资金短缺困扰。而位于亚特兰大近郊，距离疾控中心所在的克里夫顿路不远的美国有线电视新闻网（CNN）创始人特德·特纳（Ted Turner），抢到了关于扎伊尔这一新发传染病的报道权。通过CNN的大肆报道，美国"生物安全战士"的形象被传播到了世界各地的电视屏幕上。他们其实是美国疾控中心的流行病学专家，被派到扎伊尔向世界卫生组织的同行提供支援。这种奇异而致命的埃博拉病毒就好像是从那部电影中逃逸了出来一样，真真实实地降临到了非洲中部的一个村庄里，并引发了公众的巨大关切，以至于美国国会全票通过了旨在支持针对该病毒研究的特别预算案。美国疾控中心在特殊病原体领域的领导地位也由此得到恢复：要知道，在当时，特殊病原体研究所需要的设备不仅稀缺而且昂贵。在大西洋对岸的法国，虽然新发传染病的概念比在美国晚了几年才得到承认，但仅仅几个月之后，法国就决定兴建一间顶级安全的实验室，也就是让·梅里埃 P4 实验室，来对这些高度危险的病原体展开诊断和研究。1999 年，法国总统雅克·希拉克（Jacques Chirac）在里昂为这间实验室揭幕。随后，欧洲其他地方也纷纷效仿，编织起了一张由各国顶级安全实验室组成的国际网络。短短几年的时间，新发传染病的概念就得到了最终确立。不过，虽然这个概念在各种因缘际会之下取得了辉煌的成功，但其涵盖的现实却千差万别，有待厘清。

新发传染病究竟是什么

为了明确什么是新发传染病，人们提出了多种或严格或宽泛的定义和分类，但迄今都还没有任何一种获得国际公认。这些定义都承认新发传染病具有多因性的特点，但对于如何界定"新"、如何界定发病率的增加以及地域扩散等方面存在着分歧。在法国，其参考标准是科学研究部在 2006 年主持确立的 [73]："新发传染病指的是一种对人、对动物或同时对此两者具有传染性（或疑似具有传染性）的意外现象（'意外'指的是超出了它本来固有的特性或超出了人们对其生理的现有认知）。"这个定义强调了此类疾病的突发性，但完全没有给出清晰的量化标准。那么，那种发病率没有变化乃至被人忽略的罕见疾病算不算新发传染病？为了消除这种模糊性，莱德伯格等专家于 1992 年 [74] 提出的一个文本中首先把病例数量的增加作为参照指标，并指出新发传染病是"人类病例数量在过去 20 年中增加了或在不久的将来可能会增加的具有传染性质的疾病"。这一文本随即被美国疾控中心采用。莱德伯格的这一定义不仅把动物病例排除在外，还制造了另一个困惑：该不该把有可能成为新发传染病的疾病视作新发传染病？该不该对"新发"风险和新发传染病本身做出明确区分？对于这个问题，人们的回答又各不相同。贝尔纳·托马（Bernard Toma）和埃蒂安·蒂里（Étienne Thiry）提出的定义[75]与莱德伯格的定义在本质上是相同的，但更为彻底。他们明确地指出："一种疾病，当其在特定地区特定群体中的病例数量相对于其现状显著增加，就成为新发传染病。"托马和蒂里所考虑的，只是病例的数量是否真正增加了。至于这种疾病是不是新的，是不是传染造成的，他们都一概不问。这样一来，他们实际上就把那些不具传染性的疾病也纳入到了新发传染病的范畴中。还有一些定义出于实际操作性的考虑而把多种新发的情况混淆在一起。比如英国从 2005 年起就将新发传染病定义为"在特定地方或特定人群中发病率有所增加的、新近确认了传染源的临床实体或者已知的传染性疾病"。也就是说，英国人把那种传播地域有所扩大的已知疾病也视作新发传染病。在这个问题上，人们的观点再度产生分歧。

有人试图通过更加透彻细致的分类对这些种类繁多的疾病进行整理。米尔科·格尔梅克（Mirko D. Grmek）非常关注新发传染病这一概念。他于 1989 年出版了一本《艾滋病史》，在书中阐述了自己对这场传染病起源的见解。这也为他创造了一个契机，使他得以借鉴历史上的传染病疫情，对所谓新疾病产生的几种不同情况展开了思考。在 1993 年发表的一篇论文中[76]，格尔梅克列出了至少五种不同情况：

一、疾病曾经存在过，但还没有来得及被鉴定出来就因为发病率太低等原因从医生们的眼皮底下溜走了；

二、疾病曾经存在过，但其表现在性质或数量上发生了变化；

三、疾病曾经存在于世界上的某个地区，后来传到了另一个地区；

四、疾病原本只在动物间传播，并没有传染给人类；

五、最后一种可能性，就是它确实是一种全新的疾病，其病原体是以前不曾有过的。即便在这种情况下，这种新疾病与过去也是存在联系的，因为新的病原体也是由以前存在的某种微生物机体突变而来的，或者是由以前的几种微生物重组产生的。还有一些学者受到了格尔梅克这种分类法的启发[77]，进一步提出了"再发"的概念，用来指称那些可能以某种更加严峻的不同形式重新出现或发病率突然提高的已知疾病。为了说明某种病原体在以前曾经存在过甚或某些疾病在先前曾经发生过，人们便开始使用"新发与再发"疾病的说法。

另外还有一些可资参考的分类法，每一种都从各自独特的角度对新发传染病进行了研究。有的把源自动物的疾病（亦称动物流行病）与其他疾病做了区分。有的把通过媒介（通常为节肢动物）传播且传播链复杂而特殊的疾病专门归为一类，比如莱姆病、斑疹伤寒和疟疾。也可以根据病原体的类型来进行分类，将疾病区分为细菌性、病毒性和寄生虫性等类别。还有一种可能是根据地域来进行分类，比如，发达国家发生新发传染病的因素与热带地区发生此类疾病的因素是有所不同的。不过，必须承认，这些标准在判定新发传染病源头的问题上，就像手表表芯里转动着的众多齿轮、擒纵结构以及振动系统一样，是相互协同、互不排斥的。所以许多学者[78]都以导致新发传染病发生的各种要素作为主要的参考标准，通过鉴别这些要素就能确定一种疾病的风险区域。这些要素包括：微生物病原体的适应力、生态剧变、人口变化、医源性因素、技术与工业，乃至洲际旅游。这份清单虽不完整，但是反映出要对新发传染病开展研究、监测和预警，就必须发挥众多领域、众多方面的共同作用。

第二章

寄生与被寄生

VIE
ET MORT
DES
ÉPIDÉMIES

　　微生物学的先驱们并不只是向世人展现了那一大群桀骜不驯的微生物群体的存在，他们还给后继者留下了一套工具，可以用来探索那个种类繁多的世界。在载玻片和盖玻片之间，那个原本看不见的世界在显微镜的目镜下渐渐显现原形，仿佛从画家笔端流淌出来的光与影。空白的画布已然绷装于画框上，摆上了画架，等待着画家去涂抹色彩、尽情创作。同样，新发传染病的概念也撑起了一个画框，等待着研究者去挥洒丹青；而研究者的"颜料"则是他们通过传统的移液吸管和皮氏培养皿以及如今的基因测序和生物信息学分析等方法采集到的数据。要想描绘出传染病的故事，研究者需要先把这个故事的主角们摆到这张画布上依然空白的空间之中。若要使形象鲜活生动、角色有血有肉、令人信服，就要对自己的模特有细致入微的了解。既要清醒地认识到人类自身的脆弱性，也不能忽视传染性微生物体的多变性。

　　在认识那些在瘟疫的史诗中不断冲突着的各个角色之前，首先有必要说明的是：除了传染性病原体以外，还存在着其他一些致病原。

有一些化学性致病原（包括农药、食品防腐剂、农业用激素残留等），还有一些物理性致病原（比如辐射、石棉、二氧化硅、锰等），都能导致一些新型疾病（如深度麻醉病、切尔诺贝利式大剂量辐射病、法国卡尔马格或印度喀拉拉邦的"放射性沙土"造成的轻度慢性辐射病等）。无论是在自然环境中，比如在发生气候灾害或地质灾害时，还是在人为因素造成的恶劣环境中，比如在大城市备受污染的空气中，人都可能接触到各种有生命或无生命的致病原。人也可能出于故意或出于疏失而主动陷自身于风险之中，比如有人因为给死于埃博拉出血热的患者整理遗容而染上疾病，这就属于一种事故了。危险的发生有时是不由自主的，是因为人没有意识到某些现象中可能暗藏着不可预测乃至未知的危险，比如卡特里娜飓风摧垮了密西西比河的防洪堤，使许多居民长时间处于海水及其携带的各种致病原的包围之中。

就新发传染病而言，当然应该把注意力聚焦在各种寄生的微生物体之上。这些传染性病原体到底是什么？它们是从哪里来的？它们是只以人类作为伤害的对象，还是也会对其他动物造成伤害，甚至会和其他微生物体互相伤害？这些问题及其他许多相关问题的答案，都藏在虽肉眼常不可见但又极其丰富繁盛的世界的犄角旮旯里。在包括了所有动植物及与之相关的有机废物的地球生物总量之中，人们对细菌的认识还非常不够。据估计，地球上共有 5×10^9 个细菌细胞，相当于人们在宇宙中观测到的恒星数量的 50 万亿倍，也就是地球上人类数量的 15000 亿倍[1]。[1]

---

[1] 原文如此，疑有误。——编者注

从寄生生物的源起到生命的起源[2]

从病毒到细菌，从立克次体到线虫，还包括各种原生动物和体外寄生物，传染性病原体的出现始于进化的起点，而其寄生的范围遍及整个生物界。直到近年，对于许多最简单的病毒、类病毒以及那些缺乏遗传物质的奇怪的传染性蛋白微粒，人们都还未能找到它们在生物系统发育树上的位置。目前，这个难题还在解决之中。而不管对于它们的源起有着什么样的假说，人们如今知道，早在地质时代，这些实体就和它们那属于远古生物界的宿主们一起存在于这个世界了[3]。从被许多人视为简单的生化粒子的病毒，到身为多细胞生命体的后生生物寄生虫，其在生物系统发育树上跨过的步幅堪称巨大，而且人们已经感觉到，这些不同的病原体之间存在着巨大的时间间隔、巨大的进化鸿沟。还是让那些令人瞠目的数字自己来说话吧[4]。最早的生化分子是在约 40 亿年前出现的，而最早的后生动物应该是在 400 万到 300 万年前出现的。推定出来的这些年代说明，地球上的生命进化发生了加速。从最早的生化分子到第一批细菌的出现，花费了 15 亿年时间；再经过 5 亿年，阿米巴变形虫或其祖先才出现在地球上；之后再过了 4 亿年，海洋里才产生了最早的多细胞机体。在生命向前发展的过程中，太阳开始穿透那依然云层密布的大气层，陆地浮出了水面，最早的脊椎动物离开了它们原生的大海。那时，是距今天 5 亿 4000 万年的寒武纪，地球上迎来了生命的大爆发。在 2 亿 5000 万年前，地球上出现了恐龙。它们身上不光寄生着 1 厘米多长的大跳蚤（这些大跳蚤本身可能就是一些传染性微生物体的媒介），还寄生着一些肠虫，可能还寄生着一些细菌和病毒，但这一点并未留下化石痕迹。过了 1 亿 4000 万年，恐龙消失了，可能是因为遭受到毁灭性的大瘟疫而灭绝了，也可能是因为某颗陨星的坠落令地球长达数年不见天日。反正恐龙灭绝后，它们身上的寄生虫就不得不开始寻找新的宿主。

在微生物学和进化论的领域中，细菌和病毒共享荣光，因为它们都为几种最为可信的生命起源假说提供了依据。多种理论思潮在这个问题上的交锋和争论由来已久，并且随着科学的进步而不断深入。最令人信服的假说，要么把病毒排在细菌之前，要么把细菌排在病毒之前。还有第三种思路，即地外生物学的思路，则认为生命所必需的一些化学元素来自地球之外[1]。迄今为止，最新也是争议最大的一种理论将病毒纳入了生物三大域的整体进化之中，与古细菌[2]、细菌以及真核生物并列，从而实现了生物世界的统一⁵。在拟菌病毒被发现之后，由于其体积巨大，且具有其他一些介乎细菌和病毒之间的特征，一些人建议干脆在生命系统发育树上再增加一个域，即严格意义上的寄生生物域。其实，每个"品种"的病毒都有各自专门的基因组，都有各自的生存策略，特别是从分子层面来看，它们的生存策略与所有生物的生存策略是相似的。另外，人们业已证明，在高等生物的基因库中，隐藏并整合了来自病毒基因组的转座子序列，尤其是逆转录病毒的转座子序列。人们已经知道，在人类的细胞中，也带有一些古老的与细菌共生的痕迹。在二三十亿年前，一种无法利用氧气的原始细胞

---

[1] 核酸是否来自太空？如果是，来自哪里？怎么来的？是不是它们和地球表面及海洋中既有的化学元素发生反应才导致地球上出现了最早的有机生物体？这些都是地外生物学所探讨的问题。

[2] 古细菌（Archaea）是一种原核单细胞微生物，它们不同于细菌，正如细菌不同于真核生物一样。所以古细菌代表了生命的第三大领域。它们似乎并不是寄生虫，但可以与真核生物共栖，比如人类肠道内的产甲烷古细菌就参与了人类的消化活动。

将一些 α-变形菌吸纳到自己的细胞质中，形成了线粒体，这种貌似管风琴的结构对于细胞的呼吸和能量的生产发挥着基础作用。原始细胞可能就是通过向这种细菌提供食宿的方式换取了呼吸的能力[6]。更令人意想不到的是，这种外来的 DNA 片段就存在于我们的基因组内部。1980 年，曾经与弗朗西斯·克里克（Francis Crick）合作并致力于核酸起源研究的英国生物化学家莱斯利·奥格尔（Leslie E. Orgel，1927—2007）发表了一篇文章，证明在人类基因组中有可能存在着一些寄生的序列。尽管如此，当两支互相竞争的研究团队于 2001 年 2 月揭示出这些寄生序列的构成时，还是让人们备感意外。由此推论，真核细胞可能是由源于原核和真核的核酸混合而成的遗传嵌合体。人类的功能基因总共只有 2 万个，这个数量相对来说还是比较少的。而对人类基因库进行检查，就展现出了一个重要而有趣的事实。那就是，我们所认为的使我们能够成为人的那个部分，也就是被翻译成蛋白质的那个部分，只占到我们 DNA 总量的 1.5%；而在我们的 DNA 中，还包含了其他的因子，其中就有转座子和逆转录病毒；这两种因子的存在，就说明有寄生生物渗入了人类的基因组。

20 世纪四五十年代，玉米遗传学研究先锋、后来获得诺贝尔奖的芭芭拉·麦克林托克（Barbara McClintock，1902—1992）发现了转座子。转座子是一种可以从一个染色体移动到另一个染色体上的跳动着的基因。这是人类第一次证明有一些可移动的遗传基因能够在基因组的正常分区之外的位置上进行自我复制。毫无疑问，它们属于入侵因子。这种"跳动着的基因"在生命树的所有枝条上都能找到。这种基因在灵长类动物进化早期非常活跃；到了 3700 万年前，随着它们从我们的类人猿祖先身上大规模消失，它们就停止了活动。在人类基因组中，还发现了另外两种转座子因子。它们是借助一种能把 RNA 转变成 DNA 的酶来进行自我复制的，因而得名"逆转录转座子"；它们的这种自我复制方式表明它们与某些逆转录病毒对早期灵长类动物基因组的定殖有关。逆转录病毒在今天很有名，不幸的是它的名气主要来自艾滋病。但其实它们并不是在对人类基因组的研究中被发现的，而是在 20 世纪 60 年代末 70 年代初对致使鸡和小鼠罹患白血病的病毒进行的研究中被发现的。由于存在于健康个体身上的逆转录病毒也始终具有突然增殖而诱发癌症的可能，所以当人们发现这种病毒基因早已混入了人类的基因组并且会按照孟德尔遗传规律遗传给后代时，不免感到有些难以接受[7]。不过，我们还是必须面对这个现实：逆转录病毒早已定殖于哺乳动物的基因之中。有许多逆转录病毒可能是采取了如今艾滋病的传播路径才最终融入了我们的基因组。在从 HIV 病毒中发现了这类逆转录病毒特有的 DNA 序列之后，这样一种假设变得愈发可信了。这样一来，还需要搞清楚的，就是这样一种内共生在进化上有什么影响。1996 年，罗伊·布里顿（Roy J. Britten，1919—2012）证明了角蛋白、免疫力以及甲状旁腺激素的表达都可能受到那些依然保有致病能力的逆转录病毒序列的调节[8]。

所以说，人是许多寄生虫寄生的对象，同时也是它们攻击的标靶。有一部分寄生虫已然融入我们的细胞或我们的器官之中，与我们共生着，并且通过传染或遗传的方式从一个人传播到另一个人身上。还有一些寄生虫可能会造成可怕的传染病，或者会利用携带者个体免疫防御力低下等时机而在其身上表达出来。如果把雅各布与莫诺研究过的细菌的性行为归纳为遗传物质的交换，那么这种性行为应该是普遍存在于全体生物之中的[9]。在动物的基因组中存在着完整的或片段化的病毒基因组，这有力地说明了病毒或原始病毒颗粒的存在先于RNA（一种不仅具有自我复制能力，还拥有催化能力的分子）。而且这些病毒基因组很可能继而促进了DNA病毒、细菌以及真核生物的出现[10]。只要这种发生于细胞内部的"内共生"与所有生物共有的属性相结合，就能制造出一种全新的、将某些病毒植根于系统发育树基础位置的系统发育学。因此，如今有人认为，病毒并不是从细胞基因组中逃逸出来并在经历了遗传物质的退化之后才变成了寄生体的，反而是具有其自身潜在的原始起源的[11]。它们的另一个特性为这种假设提供了有力的支持：那就是病毒保持了多种转录能力，可以从RNA转录为RNA，可以从RNA转录为DNA，也可以从DNA转录为RNA，再通过逆转录变成DNA，所有这些程序都是病毒赖以进行复制和生存的基础。这样看来，RNA病毒就可能是DNA病毒的起源，而DNA病毒又先后催生了原核生物和真核生物。那么，那被人们视为系统发育树上的第一次生命律动的、被盖格鲁－撒克逊人称为"露卡"（LUCA, Last Universal Common Ancestor, "所有生物物种的共同祖先"）的，可能就是由几种核苷酸混合在一起而产生的一种RNA实体。这样一来，就可以描绘出一个由RNA构造的原初世界，在那个世界里处于生命起源地位的，就是那些核酸。而古细菌、细菌以及真核生物都是由RNA细胞和大型DNA病毒融合形成的[12]。且以福泰尔（Forterre）的一段话来证明把病毒列入生物进化这一"整体进程"的合理性吧。他写道："病毒工厂显得非常有生命力，它们能调动宿主的蛋白合成机制来补充它们自己的蛋白质组，并制造出一种高效的'自我'复制机制。病毒是一种无细胞的微生物体，和古细菌、细菌以及真核生物一样，是地球上的一种生命形式。"[13]

　　接下来要搞清楚的，就是这些RNA是从哪里来的。在40亿年前，海洋里充满了丰富的矿物质和有机质。在一开始，原始大气的化学成分是还原性的，因为它是由甲烷和二氧化碳构成的；而氧分子的形成则使它的化学成分发生了改变，并使它获得了生化反应所必需的氧化特性。倾泻在地球表面的太阳辐射也积极地参与了这些原始的生化反应。这些有利环境都促进了基本化学反应的发生，从而导致了最早的核酸（RNA）的出现。而几百万年之后，这些原始核酸中有许多种都消逝于一场宇宙辐射的洪流之中，它们被时而冰冷时而过热的酸性气体环境的扰动卷走了，被固态矿物或熔融矿物的碰撞粉碎了，被无边的黑夜吞没了。不过，也有一些原始核酸喜欢这种环境，得以在这种环境中进行绵延不绝的增殖，乃至占据了整个地球[1]。这些从恶劣的地球环境中诞生出来的原始核酸和DNA恰恰相反，它们拥有氧原子；也正是它们凭借着自己的可塑性和自我复制的特性为生命提供了不可或缺的基本要素。在这种充满了各种分子的环境中，这些原始核酸和一些基本氨基酸不期而遇，并且结合在一起，催生出了各种蛋白质成分，而这些蛋白质成分都具备记忆信息和自我复制能力的细胞机制。再到后来，也就是大约36亿年前，细菌这种原始的原核生物就形成了。在RNA世界理论提出之前，细菌一直被人们视作地球上已知的最古老的生命痕迹。那时的细菌类似于现在的蓝藻，也就是一些蓝色或绿色的微藻，其基本特征是能够通过光合作用产生氧气。完全有理由相

---

[1] 按照于贝尔·雷弗（Hubert Reeves）的解释，所有的分子都是由宇宙的原子组成的，而在纷繁多样的化学构造过程中，消失的分子会把自己的原子提供给正在发展形成的分子。（雷弗：《星辰的尘埃》，*Poussière d'étoiles*，巴黎，瑟伊出版社，1984年。）

信，在当时的那些细菌身上，就已经寄生着一些病毒或诸如游离核酸序列之类的类似实体。也就是说，宿主—寄生虫组合——在这种情况下是细菌—病毒，已在这种原始模式下就位。

寄生之道

在这个问题上，也有两种随着认知不断发展的假说。那是两种对立的理论：其中一种理论认为，寄生虫原本是有机体宿主身上的一部分，它们从宿主身上独立或分离出来，进入环境中，变成了寄生虫；另一种理论则认为，在生物的发展史中，早就有寄生虫的存在了，早在生命起源之时、早在上文所说的 RNA 世界中，就已经出现了寄生虫了。如此说来，寄生性大概也是一种生命动力的源泉吧？有一些病毒基因组的整体或部分都与原核生物的基因组融为一体，还有一些噬菌体会寄生在某些病毒中。基于这些现象，人们完全有理由得出"寄生性是一种生命动力源泉"的观点。不论这样的组合是充满冲突的还是和平相处的，它都符合生命的逻辑[14]。

所以，在许多专家看来，生物的进化从一开始就是与不同生物的共同进化密切相关的[15]。生命大爆发形成了众多各不相同的物种，它们共同存在、互相组合或彼此斗争。生命最常见的模式，就是这种寄生模式。这种模式将人或动植物的机体与包括病毒、细菌及其他原生生物、真菌或后生动物在内的寄生虫联系在了一起，由宿主为寄生虫提供生活的空间和养分，有的宿主还要帮助寄生虫进行传播。这种组合常常是不对等的，也就是说主要是寄生虫利用宿主；但随着进化的发展，也出现了相反的情况，即宿主在资源利用方面向寄生虫提出了互惠互利的要求。这样一来，就从单方面的寄生状态演进到了一种双方互助的状态，这大概可以算是共同进化最彻底的形式了。当然，在这两种极端的组合模式之间，还存在着各种中间模式，比如有一方表型参加到另一方表型中去的信息交叉模式，乃至双方之间进行信息交换或基因组融合的模式。许多寄生虫与宿主的共生情节堪与佩罗（Perrault）的童话或左拉（Zola）的小说中的故事情节相媲美。许多物种都有共生的倾向，它们之间的组合就是达尔文进化论中自然选择的产物。还存在着一些极致的共生关系，处于其中的不同物种互为补充、相互依存到了不分彼此的程度。1868 年，也就是查尔斯·达尔文（Charles Darwin）出版《物种起源》的九年后，瑞士植物学家西蒙德·施文德奈尔（Simon Schwendener, 1829—1919）有了一项奇特的发现：地衣是一种真菌和一种绿藻的共生体[16]。这就提供了第一项佐证，证明共同进化发展到最后，宿主和寄生虫可能融为一体。它们之间的关系可以亲密到这样的程度：如果一方死去（比如因为某种突发传染病），另一方也会立刻消殒。它们形成的整体，通过长期的互动，经过自然选择的筛选，成为一种可以代代相传的单一实体。无论是在真菌还是藻类中产生的突变都要经过双方共生体的选择，来确定这种突变是否有利于双方的共生关系。这种合作关系无论对真菌还是藻类来说，都是一只会下金蛋的鸡，所以其中的任何一方都不会做出杀鸡取卵的选择。

　　许多动物物种由此完美地吸纳了它们的共生伙伴的特性。比如，在大约 5000 万年前，一些蚂蚁就发明了农业，这比现代智人（*Homo sapiens*）学会种菜园子早得多。蚂蚁会"放牧"蚜虫，这是众所周知的。除此之外，有些蚂蚁还发展出了种植霉菌和真菌的技术，为的是从霉菌和真菌身上获得可以帮助它们消化植物纤维素的酶[17]。而在深邃的海底世界，生活着各种奇特的海洋生物，其中有一些周身长满巨大的骨针。有一些鱼类能在那暗无天日的海底深处为自己制造光明。这种有生命的光源，或称"生物荧光"，是某些物种自体释放光子产生的，是五种基因发挥作用的结果。当然，并不是所有的深海鱼类都能产生这种光。一些深海鱼类能够在黑暗的环境中看得见，多亏了寄生在它们下眼睑里并在那里增殖的共生细菌。这些鱼儿在睡觉时，上眼睑会遮盖住下眼睑，就不会有光线释放出来。当它们醒来睁开眼睛时，下眼睑露出来，躲在其中的微生物放出的荧光就会透射出来。另外还有一些鱼类会把这种细菌储存在一盏皮质的小灯笼里，用它们发出的光来吸引猎物。正因如此，在海洋的深处常常上演这种奇特的夜光舞会：其中，有一些鱼儿发光是因为被细菌感染，还有一些鱼儿则干脆把这些细菌的基因纳入了自己的基因组以使自己获得发光的能力。正是细菌的存在为这些鱼类打开了进化的大门。这些鱼因为被细菌感染而获得了它们原本已经丧失的视觉。这些细菌是通过不断进化适应而被它们的宿主选中的，那五种发光基因也不是经过一次进化就能获得的。这无疑是经过了多次细菌的基因突变，而后由鱼自身做出筛选的结果。这两个物种是互相补充、相互依存的，因为鱼如果无法穿透深海的黑暗就会死亡，而细菌如果找不到为它们提供营养的组织也会消殒。深海还为其他一些物种的基因转移提供了适宜的环境，比如有一种狮子鱼就擅长和一种海藻进行交换[18]。狮子鱼在消化海藻时，会对海藻中的叶绿体网开一面。叶绿体是植物细胞内负责进行光合作用的微小的细胞器。狮子鱼的一些肠道细胞会吸收叶绿体，并维持叶绿体的功能，从而使狮子鱼得以利用这种源自植物的能量源。不过，狮子鱼之所以能够获取叶绿体，是因为它们拥有海藻的核基因，它们已经将这些核基因融入自己的基因组中。这就意味着海藻把自己的基因转移到了狮子鱼身上[19]。而在这两者的基因组之间牵线搭桥的，是一种逆转录病毒。

寄生的，被寄生的，以及寄生在寄生虫身上的

传染病病原体都是一些微生物，巴斯德那个时代的人们把它们都叫作"细菌"。它们寄生于脊椎动物（鱼、哺乳动物等）或无脊椎动物（原生动物、环节动物以及节肢动物）等宿主身上，而它们本身也会受到一些病原体感染。导致传染病暴发的微生物都是有传染性和致病性的。它们当中，既有严格意义上的寄生虫，即由单个细胞构成的原生型寄生虫，也叫作"单细胞寄生虫"，比如酵母、阿米巴变形虫以及引起昏睡病的锥虫；也有一些后生动物，即多细胞生物体，比如蠕虫、蛔虫和绦虫等环节动物；还有真菌、蜱和螨。同时，也有人把在生物系统发育分类上地位尚存争议的一些细菌、立克次体、病毒、传染性蛋白微粒以及类病毒都归入寄生虫的范畴。所有这些微生物机体各具特性，也导致了传染机制上的千差万别。正所谓"出来混总要还的"，广义上的寄生虫自己也可能被寄生。所以，有一些病毒会感染一些原生动物，比如利什曼病的病原体；还有一些病毒能够感染其他病毒，比如噬病毒体，它寄生在病毒身上，就像被寄生病毒的卫星核酸一样[20]。同样，斯普特尼克病毒能够感染体型巨大的拟菌病毒以及另一种体型巨大的妈妈病毒（*Mamavirus*），而拟菌病毒和妈妈病毒又可寄生在水中的阿米巴变形虫身上。这一巨型病毒科到底包括哪些成员，还有待探明。对它们的研究还非常少，但随着太平洋中智利巨型病毒（*Megavirus chiliensis*）被发现，人们预感到这一科病毒种类众多。智利巨型病毒的个头相当于别针针头的四亿分之一，堪称海洋病毒中的巨无霸[21]。另外还有许许多多各种各样的病毒，只要给它们一滴海水或淡水，它们就能百万倍地迅速增殖；这一点，通过对从瑞士勒曼湖提取的水样进行的检测分析已经得到证明[22]。它们能够感染水中的浮游生物，也能感染阿米巴变形虫和细菌等多种单细胞生物。可以确定，病毒有能力寄生在包括动物、植物、细菌等在内的大多数生物身上。

如今，人们通常把寄生分成三种大的类型：体外寄生，指的是寄生虫像虱子或跳蚤那样寄生于宿主的体表；腔道寄生，指的是寄生虫占据宿主体内的消化道、生殖道或呼吸道等天然空腔；最后一类就是体内寄生，指的是寄生虫感染宿主体内封闭着的有腔微生物群落生境，就像本书中提及的众多微生物机体和病原体（包括寄生在肠道菌群中的各种细菌、寄生在胆小管里的肝片形吸虫、寄生在血液里的丝虫、寄生在肌肉组织里的旋毛形线虫，还包括疟原虫、利什曼原虫以及各种病毒，它们都具有在细胞内发育的阶段）所做的那样。可见，细菌是有可能感染宿主而不损害宿主健康的。如果寄生虫和宿主都能从中获利，我们就说它们之间是"共生"关系；如果双方都不能从中获利，但也不互相伤害，我们就说它们之间是互相"独立"的关系。在这两种情况下，寄生虫都不被视为病原体。人体本身就是与肠道菌群中的多种细菌密切相关的，其中有许多对于人体是不可或缺的，还有一些则不那么重要。在我们的消化道中，细菌的数量比人体细胞的数量更多。多亏了这些细菌，人体才得以拥有了人类基因组没有编码的几百种酶。不过，共生关系是很难判定的，因为那需要对被感染的宿主的一生进行观察，以确定寄生虫是否在其中某个时间对宿主造成了某种伤害。况且，有的损害可能表现得非常不显著。比如，如果某种寄生虫会使宿主的寿命受到缩减，这就很难在对个体的研究中发现，而需要针对群体展开研究；再如，如果某种寄生虫对宿主的损害表现为致使后者生育力下降，而该宿主的妊娠期很长（如大象），或该宿主的生育强度和频率很高（如啮齿类动物），那么这种损害也会难以察觉。

　　一般来说，这些感染性病原体都能在一定程度上改变宿主的某些生命功能。不过还是存在着一个重要的例外：在某些条件下，这些病原体不表现出来，而是保持"静默"。这时，我们就把它们的宿主称作"健康携带者"或"无症状感染者"。这种状况在疾病传播中起到极为关键的作用。无症状感染者其实构成了"寄生虫的仓库"，其发作只是一个时间期限的问题。正如巴斯德向科兰证明的那样，正如尼科勒所指出的那样，人们对于静默感染的影响的了解还很不充分。全世界共有 1.7 亿丙型肝炎患者，丙肝的病程几乎统统都会经过一个或长或短的无症状期，而在此期间的宿主是具有传染性的。同样，在每年 5000 万例登革热患者中，有一半以上都是无症状患者，但蚊子从这种看上去健康的人身上吸血后就可能被感染。总之，当寄生虫感染了宿主，感染了它的"天然仓库"，而没有引发明显的损害时，我们就说这是一种"慢性感染"。比如汉坦病毒（Hantavirus）和沙粒病毒（Arenavirus）就会一直感染某种特定的啮齿类动物而不对宿主造成显著的损害。由此看来，寄生虫与宿主之间关系的表现丰富多样，有独立型、共生型，还有无症状静默感染型、亚临床综合征型，乃至明显发病型，形成了一张"感染性系列图谱"。

从这个意义上说，寄生并不是一种状态，而是一种策略。只要能实现代代相传，过程多么复杂都不要紧。主导着寄生虫向宿主传播的机制何其复杂，从几个例子中便可见一斑。许多细菌的生命周期里，都会经历一个自由地生存于外部环境中的阶段，在寄生到新的宿主身上之前，它们要自己抵抗外部环境的侵袭。那些有能力形成芽孢的细菌便是如此，血吸虫病原体在其水生幼体阶段也是如此。还有一些寄生虫在发育过程中可能要依靠中间宿主的传播和保护，比如蚊子在传播疟疾、黄热病或登革热的寄生虫时就承担了这样的使命。微生物机体成为寄生虫时，必须对其选中的宿主进行适应，并采取相应的发育策略。从独立实体转化到寄生状态，通常会对自己的生理构造成分上加以简化，以充分利用宿主提供的生理构造成分。除了这种一般性的策略之外，还存在着其他各种各样的感染策略，它们都要求病原体具备较大的可塑性，并具备针对不同感染情况的特定适应能力。由此，可以归纳出两种大的传染模式。一种是直接传染的模式，也就是病原体从宿主到宿主的传播模式，中间可能经过也可能不经过环境的传播。另一种则是间接传染的模式，也就是病原体借助中间媒介进行传播。其媒介有可能是积极活跃的，比如蚊子或其他吸血的节肢动物，它们从一个宿主身上把寄生虫吸取出来，再积极地将它传播给另一个宿主。另外一种情况，携带病原体的媒介是消极而不活跃的，比如流感病毒会藏身在打喷嚏时喷出的飞沫微粒之中。还有一种情况，是一种寄生虫在其周期内可能会经历多个宿主，这种可能性就要求寄生虫具备极大的可塑性以适应几种不同的生物机体。有一种尾蚴[1]就属于

----

[1]尾蚴是某种寄生线虫的幼体，寄生线虫是一个包括蛔虫等圆虫在内的大家族。

这种情况，它能感染蜗牛，也能感染蚂蚁。这种寄生虫会落脚在这些昆虫的神经节上，改变它们的行为方式。这样一来，迷失了方向感的蚂蚁就会爬到草叶的上面，随着草叶一起被绵羊吃掉，然后绵羊就被感染了[23]。在这些情况中，可以看到，有的宿主是某种寄生虫的储蓄宿主，它们被该寄生虫感染是自然的；有的则是中间宿主，它们被该寄生虫感染也是常见的；还有的是偶然宿主，它们可能被该寄生虫感染，但这对该寄生虫的生命周期来说并不一定是必需的。在传染链上，这些宿主与媒介是不同的。媒介是一种特别适宜病原体复制的生物机体，而且能够对病原体进行积极的传播。最为常见的媒介都是蚊子、蜱或舌蝇等一些吸血的节肢动物，但也包括某些啮齿动物（鼠科动物）和蝙蝠（翼手类动物）等脊椎动物。在人与寄生虫的关系中，存在着两道连续的过滤机制，第一道就是人与寄生虫接触的概率，而第二道则与人体的免疫防御力相关。在这方面，登革热病毒在北美索诺拉沙漠中的生命周期就很能说明问题。人们一直有一个疑问：在那样一片温度常常在 0℃ 到 60℃ 剧烈变化的恶劣的沙漠环境中，这种病原体是如何抓住机会寄生到偶然路过的零星路人身上的呢？这种病毒的媒介是埃及伊蚊（*Aedes aegypti*）。这种蚊子能够传播登革热病毒，并能将它传给自己的后代。埃及伊蚊很害怕旱季的干燥。它会躲到沙漠中因酷热阳光暴晒而龟裂形成的地缝深处去产卵，因为那里依然保持着足够的温度和湿度。等到第一场雨水降临的时候，含有病毒微粒的蚊子卵就会孵化出来；再在雨水中完成几段水生幼虫的生命周期后，这些蚊子就长成成虫飞了出来。它们到处寻找吸血的对象，这时要是正好有人敞开车窗经过或者停下车来吃些点心，就会不幸被它们叮咬到。所以，在那片不管对蚊子、病毒还是人类来说都算不上友好的地区，每年总会出现几例登革热的病例。只要各种条件齐备，短短几天甚至几小时就足以实现这样一场悲惨的相遇，就足以保障这种病毒得到延续。关于接触过滤，还有一个典型的例子，就是微丝蚴感染[24]。微丝蚴存在于被寄生的人或动物的血液中。为了生存下去，丝虫必须使自己被能够叮咬到皮下血管的吸血昆虫吸出去。然而成年丝虫并不生活在宿主的血管之中，而是存在于其淋巴管中。在交配后，雌丝虫会生出一些非常微小的幼虫，即微丝蚴。微丝蚴自己也没有任何能够从宿主体内钻出去的本事，不过它们能从宿主的淋巴转移到其血液之中。在被蚊子吸进体内后，这些微丝蚴能够逃过被蚊子消化，并在蚊子体内增殖，再经由蚊子的口器被注射到新的健康宿主体内。这个过程的高妙之处在于，虽然丝虫的基因并未进化出能使其直接穿透宿主外皮的功能，但通过进化选择为丝虫被蚊子吸走创造了便利条件。为了实现这场相遇，自然选择在空间和时间上做出了双重安排。从空间上来说，因为蚊子只能吸取到皮下血管的血液，所以丝虫进化出了使其微丝蚴到达皮下层的策略。从时间上来说，蚊子是夜行动物，一般只会在夜晚叮咬丝虫的宿主，而微丝蚴也就是在那个时间段来到宿主的皮下层。也就是说，每天夜里，微丝蚴们就会聚集在皮下血管中，等待着这种夜行吸血昆虫带着它们突破宿主皮肤这道边界，并把它们转运到另一个生物机体中去进行增殖。

而从进入宿主体内的那一刻开始，寄生虫就必须要避开宿主免疫系统的攻击，躲过其通过发炎反应和过敏反应构筑的非特异性防线。这便是寄生虫与宿主关系中的第二道过滤机制。微生物机体费尽心机，就是为了在宿主体内进行增殖。根据传染性和内在毒性的不同，有些寄生虫会立即展开大规模的自我复制以尽快感染尽可能多的新宿主，还有些寄生虫则会保持低调，放慢自己的进程、限制自己的致病性，以期尽可能长时间地生存于少数宿主个体身上。艾滋病病毒所采用的就是这后一种发展模式，它一般会在宿主体内安安静静地待上十几年，然后才会出现发病的初始症状。为了骗过宿主的防御系统，病原体有可能会躲到机体的某个远离免疫系统的角落里。比如疱疹病毒（herpes virus）就会躲到神经元的神经末梢中，并暂时中止自身遗传物质的复制，而不侵入到宿主的基因组中。但它随时都能突然重新发作，导致带状疱疹的发病。还有一些寄生虫为了逃脱宿主的防御反应，会藏身于宿主的眼球之中。寄生虫的另一个策略，是进行分子拟态。也就是说，有些寄生虫会制造出与宿主分子相似的分子，以骗过免疫细胞的鉴别。病原体也可能会拥有一些分子受体，能够吸引或吸收一些属于宿主的分子，从而使自己看上去就像是宿主自身的因子一样。病原体还有一个大招，就是能够持续地改变自己的表面抗原以躲避免疫识别。病原体的这种多态性，或者说其抗原变化多端，使它总能领先一步地逃脱宿主的抗体反应和细胞毒性反应。

从这个角度上说，艾滋病就是宿主与寄生虫之间进行互相选择的典型案例。宿主凭借自身基因的多样性和 HLA 复合体的多态性不断调整自己对这种变化多端的病毒做出相应的免疫反应。但在这场军备竞赛中，艾滋病病毒总能取得胜利，这是因为它们能够持续地产生新的突变，使它们逃脱宿主体内杀手细胞和抗体的追杀。通过在相互压力下不断发生变异，经过自然选择，同一个宿主个体身上就出现了多种不同的病毒株。就像准种（quasi species）理论所阐述的那样[25]，同一病毒物种的众多亚群可以共存于同一宿主身上。也就是说，从某一患者血液中分离出来的 HIV 毒株和同一时间从同一人的其他分泌物中分离出来的毒株可能是不同的。而宿主的免疫系统针对病毒的每种新表达进行的适应调整往往是滞后的。同时，HIV病毒还有一种特性，那就是它能够融入CD4淋巴细胞特有的受体，而CD4淋巴细胞是人体免疫系统这支乐队的指挥。而且这种病毒在害人方面的才华并不仅限于此。它还能扭转自然杀伤细胞（NK）的行动方向，令它们掉头攻击人体健康的淋巴细胞，并通过一种复杂的机制对储存着病毒粒子的被感染细胞进行保护。这就好比在面对着一座无法攻下的堡垒而无计可施之时，这种病毒竟然能够煽动敌军士兵倒戈，对敌军首领发起攻击，同时还能不断地改变位置和形态以逃过受其攻击的宿主的反击。

寄生虫为了逃避免疫系统的防御，采取了数不胜数甚至超乎想象的办法。有的时候，病原体并不满足于对宿主的防御进行规避或挑战。在某些情况下，它还可能对其加以利用。比如，在血吸虫感染中，这种寄生虫会利用宿主的免疫反应来帮助自己产卵，从而间接地促进自己的繁殖。另外还存在着其他多种机制，能够帮助寄生虫实现自身或物种的存续。比如细菌的芽孢繁殖机制[1]。再比如，病毒具有在每次进入新宿主体内后就发生进化和变化的能力。这样一来，从长远来说，病毒就有能力和自己的天然宿主展开共同进化；而就短期而言，病毒能够借助自身基因的多变性来对自身做出迅速的调整并且获得新的基因序列。按照准种理论，当宿主被一种非常不稳定的病毒感染时，这种病毒会产生出众多病毒亚群，其中最能适应被感染机体的那一种亚群就将会取得优势地位。决定临床表现的，也正是那一种亚群。当这

---

[1] 炭疽杆菌芽孢在重新感染新的宿主之前，可以在土壤中存活数十年。

些亚群被传给新的宿主时，新的宿主会筛选出适合自己的病毒克隆而感染上相应的症状。所以说，病毒是在持续进化着的，当然大多数突变都是静悄悄地发生的，不会对被寄生的机体产生影响。然而，一旦这些突变表达出来，就可能形成一种新型的疾病、一种新发传染病。因此，当某种源于动物的野生病毒株偶然地传染给了人类，并且获得了人际传播的能力，我们就说它实现了"人源化"。这样一来，就会产生发生传染病疫情的风险。

红桃皇后在奔跑

微生物还有许多法宝可以感染人类。高等生物进行基因重排的机会，主要在于生殖细胞形成和互相接触时发生的减数分裂；而微生物的突变过程与此不同。病毒和细菌的一个世代比人类要短得多，所以它们发生突变的机会就要多得多。一个人的生命大约相当于细菌的150万代。看一看人科与猩猩科分支的时间，就会知道，灵长目迄今只更替了20万代。从进化潜能的角度来说，细菌在自然选择压力下做出的调整适应比起人类要迅速得多，也频繁得多。突变率本身也有着非常大的差异：病毒和细菌的突变率比起真核生物要高得多，因为原核生物拥有一些能在响应压力时显著提升突变率的基因。所以，人和微生物在改变各自基因组的能力上是非常不平等的。而基因组修饰是进化的一大关键。直到《物种起源》出版将近一个世纪后，达尔文的进化论、孟德尔的遗传学和荷兰植物学家雨果·德弗里斯（Hugo De Vries，1848—1935）发现的基因突变才结合在一起形成了一门综合理论。不过，到底有哪些自然选择的压力会对基因组产生影响，仍有待厘清。显然，地球环境发生的剧变，如火山爆发、气候剧变或大陆漂移等，都在其中发挥了作用。环境保护者们也一直在强调这一点。虽然许多生物学家也愿意为这一论调背书，但仅凭环境剧变这一点，并不足以解释生物的复杂性。进化应该是，并且可能首先是各种生命体共同进化的结果。

1973 年，美国进化论学者利·范·瓦伦（Leigh Van Valen，1935—2010）支持了这种观点，同时他借用刘易斯·卡罗尔（Lewis Carroll，1832—1898）笔下的"红桃皇后"作为比喻，提出了共同进化的理论[26]。在《爱丽丝漫游奇境记》里，女主人公爱丽丝遇到了形形色色的幻想人物，其中包括一副纸牌里的红桃皇后。当两人牵着手奔跑起来时，爱丽丝惊愕地发现周边的景色都没有移动。"在我们的国度，一般来说，在快速奔跑一段时间后，就能到达别的地方了。"她气喘吁吁地说道。"在我们这儿则恰恰相反，只有努力奔跑才能留在原地。"红桃皇后答道[27]。范·瓦伦借用这个比喻想要说明的是，由于共存着的所有物种都在进化，所以任一物种都必须通过进化来维持自己的生存能力。他的理论是以这项公设为前提的，即地质时代生物群的膨胀概率是恒定的。他以包括原生生物、植物和动物在内的 50 余种生物群的生存曲线为基础提出，某一物种发生膨胀的概率与其已经存在了多长时间并无关系，而是取决于它与其他物种的共同进化。也就是说，当速度最快的捕猎者通过了进化的筛选得以生存下来之时，身手最敏捷的猎物也通过了自然的选择。所以，两者之间的力量对比依然维持不变。这就像在红桃皇后的故事里一样，各种生物都在向前进，但画面中的背景却没有改变，也就是各种生物之间的相对力量保持平衡。这种红桃皇后理论揭示出了生物进化的吊诡之处，非常好地反映了不同物种对彼此的影响。在大自然中，存在着多种共同进化的模型，比如传粉动物与植物的共同进化模型。最著名的一个例子，就是蜂鸟[28]。为了适应花朵的结构，它们的喙通过进化变长了，以使自己的舌头能够触到花冠底部的花蜜。与此同时，花朵为了适应蜂鸟的喙也进行了进化适应。还有一种蜂鸟，为了适应与之搭档植物的花管形状而使自己的喙进化成弯弯的，就像一把弯刀。它们各自对自身形态进行诸般调整，就是为了优化提升彼此合作的和谐度：这样一来，正当鸟儿低头吮吸美味的花蜜时，花朵的雄蕊就能趁机把自己的花粉撒到它的额头上[29]。

在人与寄生虫的关系中，也是同样的动力在支配着两者的共同进化，而双方的进化适应也反映了人对微生物进行斗争以及微生物暴发的历史[30]。进化论的理论家们习惯用 20 世纪国际社会的紧张局势，尤其是美国和苏联之间的冷战来比喻人与寄生虫的关系，将其比作一场军备竞赛[31]。竞争双方的策略都是不断用自己的进化来应对对方的进化，彼此见招拆招，结果双双卷入了一个无休无止的旋涡。通过目前的人类基因组测序技术，我们发现了人有许多基因是在病原体的压力下筛选出来的。其中首屈一指的，就是 HLA 复合体。它能够通过进化选择的筛选，是因为它的多态性能有效地应对各种病原体，并能有效应对人口的迁徙。还有一些能够导致遗传疾病的基因也成功地通过了进化的筛选，就是因为它们在应对某些传染性疾病方面具有优势。血红蛋白突变基因 HbS 就属于这种情况。这种基因在纯合子状态下，会造成一种严重的遗传性贫血，镰状细胞性贫血；但在杂合子状态下，它就能保护人体不受恶性疟疾的侵袭。中世纪发生的多次鼠疫导致了一种名为 CCR5 的人体基因开始发生突变扩散，而这种基因恰恰是

HIV 病毒的一个共同受体。在欧洲，由于该基因突变频率不断增加，得以保护其纯合子个体不受艾滋病侵害。拥有这种基因的个体，大多都能以预期的方式做出免疫应答。

宿主—寄生虫之间相互作用的结果可以通过其致病率及寄生虫的毒性来衡量。"毒性"是一个通用于病毒、细菌、原生生物、真菌以及后生动物的概念，其取决于入侵生物机体对宿主生物机体的繁殖产生的影响[32]。也可以通过寄生虫减少宿主生存期的能力来衡量其毒性：如果它导致宿主在实现繁殖之前就死去，那么我们就说它的毒性极大[33]。由于寄生虫的毒性会对宿主的世代交替产生影响，所以从进化的角度来看，毒性是非常重要的。其实，宿主能够繁殖成功对寄生虫来说也可能是有利的，所以最优毒性并不一定是最大毒性。因为如果病原体的传播不被宿主的死亡阻断的话，毒性反而能够得到更充分的发挥。在有些情况下，特别是当微生物必须对某种脆弱的环境加以利用时，它就必须温和节制地对待自己所感染的生物机体。而如果宿主的免疫效率很高，或者病原体与宿主接触的概率低，寄生虫就会在进化选择的压力下想方设法增加接触的频率或促使自己暴发。那么它的毒性就会随着世代交替而增强。相反，如果寄生虫与宿主接触频繁，而宿主的免疫应答又比较弱，那么宿主在自然选择的压力下就会增强自己的防御力。而寄生虫的毒性就会随着时间过去而不断减小。许多新发传染病在开始的时候非常凶险，而它们的病原体的毒性常常会随着时间的推进而渐次降低，就是这个道理。中世纪发生的多次鼠疫也证明了这一点。

如果承认人与寄生虫之间长期互相作用的核心就是一场军备竞赛的话，那么人的多样性和寄生虫的多样性就都既是促使红桃皇后奔跑的原因，也是红桃皇后奔跑造成的结果 [34]。事实上，宿主中相同基因型的积累，就会给寄生虫留下机会，使它能够适应这种基因型并发挥出自己的致病性和毒性。所以，人的防御模式的多样化和病原体的抵抗机制的多样化一样，对于双方分别借助生物多样化来维持各自在这场军备竞赛中的地位都至关重要。所以，宿主与寄生虫之间的冲突压力越大，基因多样化越有必要。许多参与抵抗寄生虫的基因都具有多态性，就是遵循了这一规律。有性繁殖也促进了这种多样化。实际上，在减数分裂时发生的基因重组以及各种配子之间的接触都是促进多态性的重要因素。从这个意义上说，性行为可以算是抵抗寄生虫的一种方式。而微生物的性行为，比如细菌之间的结合，同样也能使它们获得适应性优势。性行为能够催生出新的表型来对抗自然选择的同质化影响，从而促进了物种的存续。制造多样性是物种得以永续的一个关键，而性行为则是放大多样性的一种手段。而且，既然所有的性行为都始于一场相遇，这就造成被寄生虫寄生的个体处于弱势地位。在许多动物物种中，身患传染病的雄性个体被雌性选中进行交配的机会确实要小得多。因为感染疾病会使个体失去风采，令其羽毛丧失光华。这样看来，寄生虫还能对交配造成间接的影响。更绝的是，HLA 复合体的多态性在病原体的压力下会得到提升，而这也会对男女性之间的约会产生影响。这种遗传复合体是一种重要的元素，因为它能够通过一种双重机制（性行为和基因编码库）来提升免疫应答的多样性，从而限制病原体通过施加选择压力而造成的后果，并控制病原体的暴发。

　　不过，这种进化诚然受到了宿主与寄生虫双方基因遗产之间相互作用的主宰，但仅从人类的角度来说，它也是人类文化的产物。医学的发展与发现、疫苗和抗生素的研制，都为红桃皇后赐予我们的装备库充实了新的武器。我们人类早已超越了我们那些只会捉虱子的灵长类表亲，我们在与传染性疾病斗争时，首先依靠的是我们的智慧而不是我们的基因。而且，人类在不知不觉中，其实也利用了某些寄生虫的特性。

驯服病原体

早在公元 1 世纪，人们就已经从一些植物身上观察到了病毒感染的现象。泽兰是一种被人们用作装饰的鲜花植物，如果它的叶子上出现黄色斑纹，就是因为它受到病毒感染而产生的变化。这些斑纹相当鲜艳美丽，日本的孝谦女天皇（Koken，718—770）曾作和歌叹道"夏野尔，吾见之草波[35]"，大意是"在夏天的山野里，我看到的花草已经披上了秋天的颜色"。直到今天，这种植物疾病依然存在，而人们也已经鉴别出了它的病原体。那是一种双生病毒科（geminivirus）的病毒，被人们命名为"泽兰黄脉病毒"。后来，人们还发现，荷兰的一些郁金香之所以会有美丽而斑斓的色彩，其实是另一种植物病原病毒——马铃薯 Y 病毒属的一种病毒造成的。英语里就把它叫作"Rembrandt tulip breaking virus"（伦勃朗郁金香碎色病毒）[36]。从 16 世纪起，这些产生了艳丽斑纹的鲜花成就了一门利润丰厚的生意。换言之，荷兰人在不知不觉中驯化了这种病毒，还把郁金香对它的防御反应变成了一个卖点。到了 19 世纪末，人们在实践中证明了病毒的存在。那时的微生物学家们发现存在着一种看不见的滤过性因子，它们与细菌不同，能够穿过陶瓷过滤器。虽然从来没有看见过病毒的实体，但巴斯德已经着手研究专门用来对付某些病毒（尤其是狂犬病毒）的武器。直到 1939 年，考什（Kaushe）及其同事通过使用透射电子显微镜，终于看到了烟草花叶病毒[1]的真面目 [37]。

要和各种传染性病原体以及它们导致的疾病进行斗争，就必须能够追踪、捕获并培养它们。短短 30 多年以来，分子生物学取得了巨大的进步 [38]，我们能够通过核酸聚合酶链式反应（PCR）的方法来检查宿主身上是否存在寄生虫的部分遗传物质，从而检测到寄生虫的存在。虽然这种技术已经大大地方便了对寄生虫的追踪，但更重要的是要对寄生虫进行透彻的了解，对它的完整基因组进行解码，对它的蛋白质进行鉴定，以评估它的风险并开发与之抗衡的武器。针对不同的寄生虫，需要采用不同的分离和培养方法。对于原生动物（如阿米巴变形虫和寄生在血液中的血生动物）、细菌和病毒等不同类型的寄生虫，需要分别采取专门的策略才能走好驯服它们的每一步。病毒和立克次体都是严格意义上的寄生虫，为了研究它们就需要采用包括细胞培养和实验动物在内的一种宽松的生命模型，使这些病原体能在其中进行增殖。这样才能获得足够多的材料，才能开发出相应的诊断工具、药物或疫苗。同样，在捕获到细菌后，也要把它们放到营养丰富的培养基中去进行培养；有肉汤培养基，也有琼脂培养基，它们都含有为每种细菌专门调配的营养成分。蠕虫类寄生虫、血生动物类寄生虫和

---

[1] 烟草花叶病毒是第一种被鉴别和表征的病毒。1883 年，阿道夫·梅耶（Adolf Mayer）首先描述了烟草植物的一种疾病会使其叶子出现斑纹和变色。后来，在 1892 年，迪米特里·伊万诺夫斯基（Dimitri Ivanovski）证明这种传染病原体能够穿过细菌无法穿过的陶瓷过滤器。到了 1898 年，马丁乌斯·贝杰林克（Martinus Beijerinck）证实这种病原体在经过过滤后仍具有传染性，并首次使用"病毒"一词来描述它。斯坦利（W. Stanley）则在 1935 年提纯并结晶了这种病毒，最终考什及其团队在 1939 年通过电子显微镜获得了这种病毒的第一张图像。

原生动物类寄生虫的生命周期复杂多样，都需要采用专门的、不同的方法。最后还有传染性蛋白微粒[1]和类病毒[2]，它们是一些非常特殊的传染性病原体，难以进行培养，人们对它们的认识依然极其有限，但毫无疑问，它们对于理解生命、对于病原体的进化和出现都极其重要。通过传染性蛋白微粒，人们依稀看到了一个没有基因的世界，在那里，蛋白质自己就拥有某种内在记忆。直到目前，这还是人们所无法解释也无法理解的。而类病毒则被人们视为植物界的寄生虫，它们的结构和功能都非常简单，可能代表着向寄生状态进化的完成阶段。

做寄生虫难，做病原体更难，要想不被免疫防御抓到更是难上加难。透过纷繁的表象，我们可以看到：寄生是一种普遍的策略，在物种的存续和进化中发挥着重要的作用。从哲学角度来看，它仿佛一个尚未完成的进化阶段，它最终通向的应该是宿主与寄生虫的共栖共生，双方在其中实现互惠互利。然而大自然并不是这样想的。依据红桃皇后法则，被寄生的一方要保护自己、要做出调整适应，而双方都要在这样一种持续突变着的环境中保住自己的位置。如果说，当群体实现免疫时，疫情就会停止，那其实是大量的无症状感染者保障了病原体在群体层面上得到了存续，从而进入了一种稳定的流行期。这样一种表面的稳定对寄生虫、宿主以及它们所处的环境都提出了特殊的条件要求。一旦这些条件发生改变，病原体就会重新发动攻击，并导致疾病再发。传染性病原体何其丰富多样，有能力寄生于整个生物界，甚至能够寄生在其他寄生虫身上。寄生现象是无处不在、无时不在的。

[1] 传染性蛋白微粒是一种没有核酸（DNA 或 RNA）的蛋白质性质的病原体。
[2] 类病毒是寄生在植物身上的亚病毒感染因子，它只有一条由几百个核苷酸构成的环状非编码 RNA，既没有衣壳也没有包膜。它能在植物的细胞核或叶绿体中复制。

由于它是生命世界的一项规律，每一种生物都参与到了其中。再者说来，虽然我们在体形上比微生物大了许多，但对地球来说，我们人类不就是一种恶劣的寄生虫吗？我们开采着地球的资源，乃至将其耗竭……看到人类今天不可一世的样子，有谁会想到，在那遥远的远古，我们的祖先曾经孱弱不堪时，就已经要去应付那些比他们更早出现在地球上的寄生虫了？

人类的步伐

我们已经看到，目前在石灰质礁石沉积中发现的最古老的细菌化石距今35亿年，而我们人类的史前祖先最早的痕迹距今仅有700万年。如果把地球的历史浓缩在12小时刻度的钟面上，那么细菌就是在2时45分出现的，从9时15分开始它们就占据了地球的历史舞台。而人类直到正午钟声敲响前一秒钟才出现于这个世界上。从那时起，细菌和人类就不断相逢、共同进化。确切地说，那是一种三角关系，因为在微生物和人类之间，还有动物，而且由于动物的参与，还出现了人畜共患病的风险。人类的历史是和他所邂逅的动物及微生物的历史交织在一起的，好也好，歹也罢，它们都与他一路相随。当然也不应忘记植物，毕竟智人（*Homo sapiens*）后来主要是因为学会了种植植物才满足了自己对食物的需求，但他可能没有料想到，作为食物来源的植物也可能对他的健康带来灾难性的后果。达尔文写过一本名为《人类的由来及性选择》（*The descent of man and selection in relation to sex*）的书[39]，它的法文版翻译得很糟糕，让人以为人类是猿猴生的。不过，虽然很多人希望人类能有一个更加高大上的出身，但事实还是要让他们失望了，本着实事求是的文化传统，我们必须承认人类就是猿中之猿[40]。至少根据基因对比的结论，人类的位置，就位于一些大猩猩和两种黑猩猩的旁边，距离猕猴、狒狒以及长尾猴也并不遥远。把我们与黑猩猩区分开来的，不过是基因组中区区 1.2 % 的差异和短短 600 万年的时间。说实话，如果把时间因素考虑进去，人类起源这个问题从生物学角度来看并没有多大意义。当人类的谱系在非洲开始从其他猿猴中分化出来之时，就遭遇到了所有灵长目动物共同面对的一些微生物。早在那时，就有一些疟疾寄生虫以及一些病毒，或者说它们的祖先，在感染着远古的灵长目动物。史前的人类可能已经罹患过疟原虫导致的发热症、乳头状瘤病毒造成的寻常疣、肛门生殖器湿疣或宫颈癌等疾病[41]。这些微生物一直与人类如影随形，因而也适应了人类在进化中发生的基因和形态改变，同样也适应了人类生活习惯的发展。

在南方古猿的时代，我们的这些远祖并非强悍的猎手，反而时常成为其他动物的猎物。而感染患病的猿人个体更容易被大型捕食性动物捉住吃掉，所以那时候传染病的流行往往会戛然而止。学会两足直立行走，终于使我们的猿人远祖迎来了向野兽展开报复的重大转机[42]。这种两足直立行走并非像猴子那样偶然为之，其在猿人生活中所占据的地位，即便不能说是排他性的，至少也是主导性的。诚然，作为肩负人类命运的大明星，露西还长着猴子的面孔，走起路来还步履摇晃蹒跚。但专家们认为，在地球气候变化的影响下，主要是在距今 1000 余万年前的中新世中期气候变冷变干的影响下，南方古猿渐渐发生了变化。气候变化使原先大片分布的森林退化，变成了稀疏的树林、稀树草原和狭长的林地。我们的这些史前远祖必须要适应这些新的环境，而不能再依靠在树枝间跳来跳去的方式来移动自己的位置了。而要想从一个树丛走到另一个树丛，两足直立行走比起四足爬行更具选择优势，尤其在非洲更是如此。而猿人从进化之初到将近 200 万年前，一直都是生活在非洲的。直立状态还有利于猿人机体的热调节，尤其是在树荫变得越来越稀少之时，直立状态有利于他们那容量渐渐增大的大脑的热调节。不管阳光多么酷热，对直立起来的猿人来说，只要颅顶上长一丛浓密的毛发就能应付过去了。猿人的身体还形成了专门的出汗和血液循环机制以降低身体温度。皮肤下面的动脉和静脉血管不仅为神经元节省了能量，而且由于易于触及，所以我们的猿人远祖也一直在用自己的鲜血喂养史前的蚊子。随着猿人的食谱从原先树栖生活时以植物为主，转向富含脂肪和蛋白质的肉食方向，用于咀嚼植物纤维的臼齿和前臼齿渐渐退化缩小，而门牙和犬牙进化了起来[43]。肠道是一种可膨胀的组织，它负责满足机体对能量的需求；为了更好地消化吸收更高热量的食物，肠道也渐渐缩短了。而喉结也偏离了其在大型猿猴雄性个体身上本来的位置，挪到了更低的位置上，这样就能更好地发出声音；而发出声音首先是为了吸引雌性，其次也为语言的形成创造了条件。

微生物适应着猿人身体的这些变化，而且它们可能还参与了猿人身体的进化选择。不过，由于当时的南方古猿都是以彼此隔绝的小群体形式生活的，所以传染病对我们这些居无定所的远祖的打击常常局限在小群落范围内。病原体的交换还是很罕见的，而且主要发生于猿人与周遭的动物之间。比较容易受到病原体感染的，主要是那些跑到森林里去打猎的成年猿人，他们会和猎物发生接触[44]。所以，我们现在还可以在人体内发现那些原本寄生于非洲大型肉食动物体内的绦虫[45]。在那至为久远的古老时期，我们的猿人远祖还很不擅长打猎，常常会以大型猛兽吃剩的腐肉为食。另外由于他们比较擅长奔跑，所以当他们看到半空之中有秃鹫盘旋时，就会朝着那个方向跑去，经常能比野兽先赶到死亡动物的尸体边。猿人和猛兽的接触并不频繁，但病原体的传播是双向进行的。狮子、猎豹和老虎吞食过我们的一些因寄生细菌感染而患上了慢性胃病的远祖，并且为此付出了代价。遗传学研究已经证明，这些大型猫科动物体内存在着一种"大猫幽门螺杆菌"（Helicobacter acinonychis），这种细菌比起在非人灵长目动物体内发现的螺杆菌（Helicobacter），更接近于那种感染人类并引发溃疡的幽门螺杆菌（Helicobacter pylori）。大猫们大约是在20万年前吃了被这种微生物污染的大餐，而被它给缠上了[46]。

280万年到250万年前，地球气温下降，终结了南方古猿的繁荣。他们渐渐被人科的两大种属取代，其中之一就是我们所属的真人属（Homo），并成为后来仅存的种属[47]。古人类学家们认为真人属是最早学会使用石器工具的人类。能人（Homo habilis）出现于220万年前，曾经和南方古猿并存。他们发明了像鹅卵石这种打制石器[48]。直立人（Homo erectus）则进一步完善了打制石器，他们能打制石器的两面。他们还发明了取火的方法。他们比之前的南方古猿更机灵活跃，不再躲在树林里，而是生活在稀树草原和干草原上。他们的躯干变得更短，胸廓向下变宽，鼻孔朝地而不像大猩猩那样朝前，这些都使他们的外貌更加接近今天的人类。他们不再单纯依靠采摘的食物，而是变成了熟练的捕猎者，能够在自己熟悉的环境中长距离奔徙。他们不再以腐肉为食，而能用自己制作的粗糙的武器杀死猎物。最早走出非洲，走向世界的，也是他们[49]。有人说，他们走出非洲，主要原因可能并不是受到了新天地的吸引而产生了探索未知世界的向往，而是为了逃离疟疾，尤其是逃离那种直接侵袭神经中枢的至为凶险的神经型疟疾。这些史上最早的殖民者带着自己的原始工具奔向了地球的各个大陆。他们来到了亚洲，并经由巴尔干进入了欧洲；他们穿过了白令海峡到达了美洲。把遗传学、古生物学和考古学研究综合起来得到的信息表明，15 万年前出现在非洲的人类在 5 万到 6 万年前离开了那片大陆。当然，成功走出了非洲的人数是很少的。据估计，当时总共走出来了大约 15000 个人类个体，而今天全世界 70 多亿人统统都是他们的后代。相较之下，非洲黑猩猩在遭遇最近的物种衰退之前，个体总数最多也只达到了 30 万只，却具有比人类更加丰富的遗传变异性；究其原因，可能就是因为它们祖先个体数量高达 4 万到 7 万只吧。

这些人来到了欧洲的土地上，催生出了尼安德特智人（*Homo sapiens neandertalensis*）和另一个也已灭绝的欧洲人种克罗马农人（*Cro-Magnon*），后者曾经创造过西欧最古老的一种旧石器时代文化。这些人也是现代智人（*Homo sapiens sapiens*）的祖先，而现代智人是唯一现存的人种，因为尼安德特人虽然身体强壮并且非常适应第四纪的冰川期，但却在 3 万年前消失了，而且没有留下多少文化痕迹。现代智人在欧洲出现于 3.5 万年前，成为唯一存续至今的人种。他们的皮肤失去了原先生活在非洲时的保护色，那种肤色能够阻止机体合成维生素 D。和他们的祖先一样，现代智人也经受了地球始自 50 万年前的气候变化和温度起伏的考验。最后一次大冰川期在 2.1 万年前发展到了巅峰，而且是最为寒冷的一次。从 17.7 万年前到 3 万年前之间，只有一段特别炎热的时期：在那时，就在今天英国伦敦市特拉法尔加广场的附近，有许多河马在泰晤士河里嬉戏。从尼安德特人开始，出现了多人合葬的现象。这种偶然出现的集体合葬让人猜想，当时曾经发生过地区性的传染病，所以才会把病死者的尸体收集起来埋在一处。智人出现后，其在欧洲的数量几度遭受灾难性锐减，人口数量跌落到只剩下几千人。在旧石器时代，世界总的来说是人口稀少的，人丁兴旺的现象只是间或在某段时间、某个地区零星出现。有许多地区一连好几万年都没有一个人。而法国的西南部气候和生态条件宜人，因而成为原始人的庇护所。在法国的拉斯科洞穴里，还能看到史前人类把手贴在岩壁上留下的开心的手印，证明他们在那里生活得很幸福。从南方古猿到现代智人，在早期人类进化的这条道路上，人类曾经多次走进死胡同。许多人类品种都消失了，有的连一点痕迹都没有留下。整整 300 万年间，人类分布到了不同的地域上。可能也曾经有过几个人类品种一直并存到了距离今天相对较近的时期。现在，我们已经认识到，进化并不是物种朝着单一方向发展构成的线性链条，而是各个种群在各自所处的生态位展开的多样化发展。借用一个著名的比喻来说，物种的进化就是"一棵树，经常受到气候和地理变化的修剪，有时它被修剪得只剩下几根枝条。有的树非常独特，长着好几根壮实的树枝，但它们都并不是树干"[50]。那些消失了的人类品种之所以没能存续下来，是因为他们没能适应地球条件的变化吗？答案应该是肯定的。那么到底是气候变化还是微生物的影响导致了他们的绝迹？这就说不清了。目前我们只能断言的是，那些已然消失的人类品种都没能善始善终。而导致他们灭绝的原因，与人类文化的演化没有任何关系。

新石器时代：是革命还是灾难？

从这个时代开始，出现了最早的传染病疫情。人类历史进入了新的篇章，出现了定居社会，出现了农业和驯养动物，人类开始聚集到城市里生活，人口迁徙的现象也开始出现了。那时的人类正在向着一种全新的社会文化空间过渡，也在向着"传染病疫情的初始期"过渡，因为最早的传染病暴发都是与这种原始的人类社会生活密切相关的。1万年前，人类在"新石器革命"（姑且借用一下这个被神圣化了的概念吧）的激励下，急切地告别了最后一次冰川期[51]。原来的人类群体都是分散而彼此隔绝的，整日游荡在旧石器时代的森林里。而现在，他们开始定居下来。他们沿着河岸和海岸建立起窝棚和茅屋，这样就出现了最早的村落，再到后来就形成了城市。尼安德特人在法国西南部的一些岩洞里留下一些壁画之后，就失去了踪迹。他们的消失标志着史前第二个时代的开端。从此，深刻影响人类的社会文化交流活动在近东、远东以及一直领先的非洲发展起来了。旧石器时代的那种以猎人和采集者为主体构成的人类群体虽然还将继续存在，但它们的数量将相对稳定地保持在极其有限的水平上，换言之，时代已经为它们敲响了丧钟。在这些原始群体中，平均每个女性只生两个孩子，所以它们不可能壮大起来。这也难怪，毕竟如果孩子太多，母亲怀抱着他们就难以在稀树草原或森林中攀着树枝行动了。"新石器时代"（Neolithic）这个词来自古希腊语，前缀"neo"的意思是"新的"，而词根"lithos"指的是"石头"。我们使用这个名词来指称那个时代，为的是纪念发现了磨制石器的英国古生物学家约翰·卢伯克（John Lubbock，1834—1913）。至于澳大利亚考古学家戈登·柴尔德（Vere

Gordon Childe，1892—1957）建议使用的"革命时代"一词，还存在着很多争议。虽然大家都公认这个词更能够凸显"对农业和畜牧业的掌握催生出了一种全新人类"的意思，但"革命"这一概念仍然有待推敲。

首先，有的时候，畜牧业是先于农业出现的，特别是在非洲东部，那里畜牧业与农业出现的顺序与近东和欧洲正好相反。其次，"革命"一词本身含有"彻底而迅速的改变"之意。用在这里，指的是从猎获（捕猎、采集）经济向生产经济的转变。

然而，世界各地的人类进入新时代并不是一蹴而就的，方式也各不相同。本着尊重事实的精神，应该说新石器时代曾经与旧石器时代并存了很长一段时间。这样一种颠覆的过程完全不同于今天人们心目中那种迅猛的文化上的革命，也完全不同于工业革命中技术的飞跃发展。它是在空间和时间中渐次展开的。虽然它终将改变世界的面貌，但它始终是一个缓慢的进程，在世界六七个不同地区以不同方式发生：在美拉尼西亚，人类于1万年前进入了新石器时代；在撒哈拉以南的非洲，是在2500年前；在新月沃地[1]，则是在9000年前至7000年前。渐渐地，世界各地的人类都开始建立定居点、播种农作物，进行这场农业革命。想要理解这一深刻的转变，既要理解它造成的后果，也要理解它发生的原因。它造成的后果有好的方面，也有坏的方面，比如它带来了传染病的流行；而它发生的原因，则众说纷纭。有的人依据所谓的"绿洲"理论认为，是干旱迫使人类和动物聚集在池塘、湖泊和河流等水域周围，这样才能解决喝水的问题。所以人类和动物就在

---

[1] 即两河流域。——译者注

饮水点周遭相遇了。另一些人则认为，这场革命的原因是人类在心理和认识层面上发生了颠覆，他们集体意识到了农业生产在满足食物需求方面所具有的优势。而第三种理论则提及了旧石器时代某些大型哺乳动物的灭亡，认为这促使人们聚集到那些肥沃的土地上去生活。还有人从人口爆炸及财富分配的角度探究这场革命的原因。

　　农业造福了人类，其实也造福了一些植物。多亏了我们的祖先，一些植物才得以繁荣昌盛起来。欧洲人培植了普通小麦、二粒小麦和大麦，中国人培植了高粱和稻谷，印度和墨西哥的人培植了玉米和菜豆，新几内亚人培植了卡瓦胡椒。这些植物物种得以存续和扩大，都要归功于原始的人类文化。还有一些作物曾经一度被人类打入冷宫，比如黑麦，它先是被小亚细亚人抛弃，后来又被欧洲人视为有害的杂草，直到几千年后才被人们大规模种植。人类一步步地学会了储存、贮藏、灌溉、施肥、建仓库、挖地窖。当然，所有这些农业生产方面的成就都为微生物的传播提供了帮助，比如堆肥和水田直接促进了微生物的增殖，而人类通过农业生产和储存的粮食吸引了一些动物的到来，这也为微生物通过动物传播创造了便利条件。田地里有多少老鼠和跳蚤，水塘边有多少蚊子，有多少微生物的媒介动物和储蓄宿主都借助着人类伐木造田、兴建村镇的机会滋生兴旺起来了？伴随着农业发展起来的，还有畜牧业。而随着畜牧业的发展，又出现了一些新的传染形式。在旧石器时代，狗是唯一一种被人类驯化的动物。智人最早都以打猎为生，而狗是他们最好的伙伴。而当这些四处游荡的采集者和捕猎者转变成为定居的小规模粮食生产者时，就开始把从村落周边地带抓获的猎物带回来进行驯化。人类和动物的排泄物就开始混杂在一起了。人把这些动物关在离自己的住处很近的围栏里，根据它们的体型、脾性、食量以及它们可以提供的营养对它们进行筛选和分类。从 8500 年前到 1000 年前，人类一共驯化了 22 种动物。驯养牛羊是为了喝奶，驯养耕牛是为了劳作，驯养骆驼是为了运输，驯养猪和禽是为了吃肉 [52]。有时因为气候干旱，人类迁移到别处去建立新的村落，这些家禽家畜也跟着人类一起迁移。

美洲大陆上的新石器时代的文化和特征表现，与欧亚大陆存在着巨大的差异。在美洲，驯养的动物物种很少，仅限于美洲驼、羊驼和豚鼠 [53]。虽然豚鼠这种啮齿类动物携带着恰加斯病寄生虫 [54]，这是恰加斯病的传染源，但美洲大陆的人类与这种动物接触，基本都能安然无恙。美洲的人类驯化了这几种动物后，是以半自由的方式放养它们，从而避免了古代村落中常见的人畜杂处的现象。然而，这种习惯一方面保护了他们免受感染；另一方面又导致他们缺失了对相应病原体的免疫力，他们的后代之后将为此付出沉重的代价——因为这使得他们对于最早到达美洲的西班牙和葡萄牙征服者们带来的传染病毫无招架之力。发展农业和畜牧业，就意味着要进行艰苦辛勤的劳作。对我们的祖先来说，也是如此 [55]。史前人类的健康状况都很不好。从新石器时代留下的人类骨骸和牙齿上，古生物学家们解读出他们曾经遭受过许多次危机、饥荒和疾病 [56]。农业生产的确促进人类不仅在集体层面上取得进步，也在个体层面上获得发展，但这样的成绩是花费了漫长的时间才能达成的。有两大标志可以雄辩地证实这一时期史前人类生活的艰辛。首先是人的平均身高在这一时期从 1.78 米下降到了 1.60 米，此后花费了几千年时间才慢慢恢复。事实上，直到 20 世纪，人类的平均身高才得以恢复到新石器时代的水平。第二项证据，就是生育的数量。研究表明，旧石器时代，一个女人平均生育两到四个孩子；而到了新石器时代，一个女人平均生育七个孩子。而这种拼命生孩子的现象，常常是人类面临危机时的反映。很多危机应该是由传染病疫情造成的。随着畜牧业和农业的发展，环境持续被改变，微生物的生境也发生了改变。出现了一些新的媒介和新的储蓄动物。而人类在城市中聚居和糟糕的卫生状况进一步为病原体们提供了许多暴发的机会。病菌们正愁找不到突破物种藩篱的办法呢，结果这些驯养的动物，这些珍珠鸡、牛、绵羊、山羊、猪和狗，为它们开辟出了一条条接触人类的通道。把天花、麻风、结核、伤寒、沙门氏菌和绦虫传给人类的，是牛。把炭疽病传给我们的，是绵羊。把流感传给我们的，是猪和鸡。而把破伤风传给我们的，则是马。

麻风病与结核病

在新型疾病的宗庙中，有两块异常耀眼的牌位：结核病和麻风病。它们都是由分枝杆菌造成的，分别是结核分枝杆菌（*Mycobacterium tuberculosis*）和麻风分枝杆菌（*Mycobacterium leprae*）。它们代表了人类与病原体之间最要命的两次相逢，所以值得进行一番简要的回顾。结核分枝杆菌来自 300 万年前出现的一种病菌：假结核分枝杆菌（*Mycobacterium pseudo-tuberculosis*）。所以，结核病是所有已知传染性疾病中资格最老的。很多品种的牛、羊、马、骆驼和猫身上都有遭受过结核分枝杆菌或其亲属病菌损害的痕迹。相反，野生动物似乎都没有受过这些病菌的伤害。宿主动物与人类群体的接触，使这些病菌得以适应了人类，并反过来再度感染了动物。我们的史前祖先们站在养牛的棚圈前面，就不知不觉地被牛身上的这种细菌给俘虏了。基于遗传标志的统计模型证明，智人在离开非洲之时，就把这种病原体传播到了欧亚大陆。无须等到几个世纪后出现的人类聚居于城市的现象及贫困导致的糟糕卫生状况，结核病就已经形成了。新石器时代那种一两百个村民构成的村落就足以维持这种慢性疾病的存续。因为结核杆菌既可以通过气溶胶传播，也能够通过奶或古罗马人喜欢的乳酪传播，所以经过几次突变后，这种病菌就传播到了人类居住的整个世界。正是那几次突变成就了细菌之福、人类之灾。这种微生物学会了适应人类的机体，而且从新石器时代开始就再也没有放过人类的后代们。而人类一直不懈地与这种入侵的病菌抗争。首先就是通过自身的免疫防御来对它进行抵抗。然而这种抵抗却使人类自己付出了代价，因为造成这种疾病的，实际上就是被感染的宿主对这种入侵病菌所做出的强烈而失控的反应。人体的免疫应答不仅没能使其摆脱这种微生物，反而使自己的机体受到了伤害，导致了机体的炎症反应并进而转变成病变。

从有关这种疾病的描述来看，受到这种病菌伤害的，似乎主要是肺部。这是因为咳嗽咳出黄绿色带血的浓痰这样的画面颇为令人心惊。结核杆菌能够轻轻松松地进驻肺部，因为它在那里能够找到增殖所必需的氧气。它的繁殖以及它诱发的免疫防御会导致肺部和胸膜形成空洞并产生化脓。但科赫在 1882 年发现这种细菌感染的可不只是肺部。在许多器官中都发现了它的踪迹：肾脏、淋巴结……它还可在患者颈部造成瘰疬，以前常有一些可怜的病人会请求国王摸一摸自己的瘰疬，期望这样能够令自己奇迹般地痊愈。结核杆菌还会感染皮肤，造成狼疮或脑膜炎。和其他骨骼一样，脊椎骨也很容易被这种病菌侵入，以致发生塌陷，形成标志性的驼背。由于这种标志性损伤的存在，古生物学家们通过对发掘到的骨骸进行研究，就可以知道这种疾病什么时候在什么地区发生了传播。法国、比利时以及德国发掘出的许多新石器时代人类骨骸上都带有这种病菌感染的痕迹。其中最著名的一例，就是保罗·巴特尔斯（Paul Bartels，？—1930）于 1907 年在德国海德堡挖掘出的一具公元前 5000 年的骸骨[57]。对于其脊椎骨的描述符合结核杆菌导致损伤的特征，所以可以推断其生前罹患了著名的波特病[58]。埃及和努比亚考古发掘出的许多木乃伊同样带有这样一些损伤，说明他们都曾得过脊椎结核病。通过对埃及第二十一王朝一位年轻祭司的木乃伊进行检查，发现他的其他一些骨骸也受到过这种病菌的损害；而古埃及的许多小雕像（其中最古老的可以追溯到 4000 年前）也表现了一些驼背的人物形象[59]。不过，就这些木乃伊而言，很难将骨骼损伤与器官损伤进行对比，因为制作木乃伊时已经将内脏从尸体中取出并存放于白色瓦罐中，于是机体组织慢慢分解殆尽，而结核杆菌由于缺少营养底物也渐渐地消失了。然而事实上，以上这几个例子可能只是一些个别情况。按照医学史教授查尔斯·库里（Charles Coury，1913—1976）的说法，结核病在埃及一直是比较罕见的，因为"那里自古炎热而干燥，这种气候对于肺结核患者的康复非常有利"[60]。相形之下，肺结核在远东则是一种非常古老的疾病。公元前 1200 年的印度《摩奴法典》将这种疾病视作一种缺陷，这致使肺结核患者在印度长期遭到人们排斥。成书于公元前 1300 年的中国的《黄帝内经》也已经提到过这种疾病。在哥伦布到达之前，美洲是否存在着结核病，这一点尚未经证实。许多信息表明，在美洲各处古代遗址，包括加利福尼亚的索诺玛、新墨西哥的美丽村、秘鲁的纳斯卡以及亚利桑那，都发现过这种病菌存在过的痕迹[61]。在一万多年前，早在西班牙征服者到来之前，玛雅人和印加人就曾经使用专门的词汇来指称肺结核这种疾病。

基于骸骨检测取得的数字，古生物学家们得以建立起一些流行病学数据。本着谨慎的原则来加以解读，这些数据反映了各地区之间的差异：在他们研究过的法国新石器时代人类个体中，有 3.5% 感染了结核分枝杆菌；在公元前 6000 年到公元 600 年的埃及，结核杆菌的感染率为 0.22%；在公元前 6—前 2 世纪的加利福尼亚，这种病菌的感染率为 4.5%。虽然这些数字没有告诉我们结核病的总体患病率，但它们说明了地区之间存在着差别，而且还证明了这种疾病在史前时代已经传播到世界各地了。当然，之后由于城市人口的与日俱增、卫生状况的每况愈下以及从公元 4—6 世纪的蛮族入侵造成的人口改变，这种疾病获得了进一步的发展。从一开始，人类就在努力地抵抗结核病。人们曾经寻求神灵的帮助，他们向治愈之神阿斯克勒皮乌斯及其蛇杖祈祷，甚至前往埃皮达鲁斯举行祭祀，乞求他降下神迹。在庇护所里，人们同时采用巫术魔法、饮食调理以及气候疗法等各种手段来对结核病进行治疗。那时的医生给肺结核病患者的医嘱，常常是"航海远行，换换气候，到空气更厚实的地方去"[62]。埃及那种干燥的气候是备受推荐的。正是遵从了这项医嘱，小普林尼（Gaius Plinius Caecilius Secundus）才把他解放的那个身患肺结核的奴隶送到了埃及。当后者回到罗马后再次发病后，小普林尼就安排他住到奇维代尔山区[63]。在那时，这种气候疗法是抵抗结核病的最有效的手段。而且这种情形持续了很长时间。为了治疗结核病，人们几乎尝试过一切手段，而勇于尝试并没有错。比如人们尝试过喝奶治疗，最好是喝健康乳娘的人乳，也可以喝牛奶或羊奶，因为这些动物对这种疾病有抵抗力。乳香、没药、大蒜、奎宁、蜂蜜、苦杏仁、黑胡椒，还有黑麦的麦角，都曾经充当过治疗肺结核的药物。谁也说不清到底有多少患者接受过这样的饮食疗法。

结核病有一个表亲，就是麻风病。1874年，格哈特·阿尔马杜·汉森（Gerhardt Armature Hansen，1841—1912）发现了麻风分枝杆菌。这种病菌来自印度河沿岸的一头家牛传染给人类的单克隆菌株[64]。也就是说，一个菌株就足以征服世界！在印度拉贾斯坦发现的4000年前的一些骨骼以及在巴基斯坦的穆恩霍-达罗·巴罗遗址和卡法拉遗址发现的骸骨都证实了这一点。自古以来，人们一直对这种疾病非常戒备；古印度先哲苏斯鲁塔·萨姆希特（Sushruta Samhitâ）在其于公元前600年撰写的医书中就对此做过描述。早在公元前300年之前，这种疾病就被斯基泰人或亚历山大大大帝（Alexander the Great）的军团带到了埃及。这些勇猛的军士刚刚见识过大象，所以他们给麻风病取名为"象皮病"，因为病人的皮肤会发黑、会粗糙结节，令他们联想到了亚洲象的厚皮。许多富有的埃及人都是死于这种疾病的。埃及的木乃伊、记事板，以及1550年发现的埃伯斯纸草书卷，都无可置疑地证明了这种疾病在古埃及的存在。后来这种疾病来到了庞贝，接着到了罗马，之后就在欧洲蔓延开来。古罗马诗人哲学家卢克莱修（Lucretius）就曾经记述过它[65]。古罗马医学家凯尔苏斯（Celsus）详尽地描述过第一批感染麻风病的罗马人的情形："这种疾病会对包括骨骼在内的全身造成影响。其症状包括黄斑、结节、棕褐色的结肠肿瘤……到了晚期，手指和脚趾肿胀，伴随发热，最终导致病人衰竭……"随着这种疾病的到来，出现了最早的疗法：公元前3200年，人们把用尿液和海盐腌渍的洋葱制剂涂在皮肤斑痕上以祛除麻风斑痕。古希腊的希罗多德（Herodotus）非常细心地指出必须避免和麻风病人的接触，同时他建议采用硫黄浴、催泻、放血、底也伽以及白藜芦来治疗这种疾病。和新石器时代同时诞生的麻风病菌后来传遍了全世界，并随着西班牙征服者和贩运黑奴的船舰来到了美洲。当代的研究者们曾经尝试在美洲的野生动物中寻找麻风分枝杆菌的踪迹，结果意外地发现美国路易斯安那有 15% 的犰狳都感染了这种病菌。结核病与麻风病有许多共同点：它们的病菌是有亲缘关系的。这两种病都是贫困的产物。但这两种感染之间还存在着一种交叉免疫。也就是说，患上结核病就不会罹患麻风病。所以，当中世纪结核病在欧洲蔓延形成疫情时，麻风病的发病率就回落了 [66]。

随人类祖先一起进化的疟疾

如果从传染病的角度来审视这场农业革命，就会发现它为另一种动物——蚊子的繁盛提供了机会，并由此为与之相关的传染病的暴发提供了机会。疟疾就是自新石器时代起传播开来的。诚然，并不存在疟原虫的化石，但史前的人类已经在进行防蚊了。考古发现过一块 7000 年前的褥垫，是用灯芯草和一些具有杀虫功能的树枝编织的，可以视作今天浸渍蚊帐的远祖。而在旧石器时代，人类的各个小群落之间是彼此孤立的，所以不足以构成延续这种疾病所需的“仓库”。所以可能是大型猿猴保障了疟原虫的存续。当人类的祖先在非洲从猿猴中分化出来时，身上就携带了所有灵长目动物共有的那些寄生虫 [67]。疟疾的病原体中，有三种——三日疟原虫（*malariae*）、卵形疟原虫（*ovalae*）和间日疟原虫（*vivax*）——来自猴子。而恶性疟原虫（*Plasmodium falciparum*）的祖先寄生在鸟类身上，后来它先后对蚊子、猴子和人类进行了适应性进化[68]。8000 年前，地球上 40 % 的陆地都是森林。而为了发展农业和畜牧业，人们毁掉了许多森林，鸟类和蝙蝠等蚊子的天敌改变了栖所。于是蚊子得以不受约束地在沼泽的死水或被人兽粪便污染的肮脏积水中滋生繁盛起来。这些环境为蚊子及其幼虫提供了有利的栖息和食物条件。

疟疾先是从非洲传播到了美索不达米亚，再沿着尼罗河谷一直蔓延到了地中海。到了古希腊古罗马时代，它就在欧洲立足了。古罗马政权被削弱之时，引水渠长年失修，水渠里的水漫溢在罗马周边的乡村，又为蚊子的繁殖和生长创造了新的机会。随着蚊子的繁盛，疟疾在地中海沿岸各地盘踞了几个世纪。在亚洲，农民们大约从公元前600 年开始在黄河流域和长江流域发展农业。种植水稻，就需要建设灌溉工程，而这也为疟疾的扩张提供了便利条件。在印度，干旱和潮湿的季节随季风交替，这样的气候条件使蚊子和疟疾都得到了发展。由于疟疾历史悠久且反复出现，世界各地的古书都曾经记述过它。古代苏美尔、埃及、印度和中国的文献都记录过这种周期性的发热。古希腊诗人荷马（Homer）也曾提到过它[69]。在他笔下，大力神赫拉克勒斯与那条口吐瘴气的七头水蛇的大战，就象征着人类与这种不断重现的疾病之间的斗争。无论年龄大小，一旦染上疟疾，谁都不能幸免。造成亚历山大大帝死亡的那场发热，无论从哪个角度看，都表现出恶性疟疾的特征。

为传染性疾病的发生创造便利条件的，不只是畜牧业和农业。城市的发展也为许多微生物的安身立命提供了机会：新月沃地出现了孟菲斯、底比斯以及乌鲁克等大都市，欧洲也建立了克诺索斯和迈锡尼等城市，每一座城市里都聚居着成千上万的人。麻疹、天花、风疹等病毒都在城市中找到了传播和驻留的机会。然而，由于被感染个体的免疫力迅速地发展了起来，病毒必须制造出相当数量的无症状感染个体，尤其是无症状感染的儿童，才能保障自己的病毒储蓄得以延续下去[70]。因为人与病原体的相遇接触只是第一道筛选机制，在这一关被突破后，第二道筛选机制，即人体的免疫机制，就要在另一个时空层面上来开始发挥作用了。机体的防御不只是在入侵者侵入之初与之进行战斗，而是在身体的时空中持续展开的。只要入侵者没有被打退，机体防御的压力就不会松懈。这其实并不奇怪，因为我们的免疫系统是有记忆的。人体内部机制先天拥有的一些特性对于人类的生存至为关键，科学界还在对此展开大量的研究以加深对它们的认识。对免疫学这门新兴学科的发端进行一番回顾，能够帮助我们更好地理解相关的概念，从而更好地理解人与病原体关系中的一个重要部分。

免疫：实践先于理论

人们的免疫实践远远早于免疫学这门学科的建立。早在进入现代之前，人类就已经认识到了免疫这种现象，并通过一些初级的免疫实践积累了一些经验。大部分地区的人们都观察到了一旦被感染过就能避免再度感染的现象，并采取群体接种的形式来保护人群和畜群。阿拉伯人采用某种文身的形式来进行接种。而从公元 10 世纪开始，中国人就开始采用接种天花脓疱结痂的技术来降低感染天花的风险。这种技术来自印度，其实施有着严格的要求：要进行集体接种，就必须从特定发展期的脓疱中提取脓液，而且还须把脓液夹在腋窝下保暖。

在中东和伊朗，人们通过预防性接种来避免脸部因患皮肤利什曼病而形成难看的东方疖。在非洲，有些巫师会在魔法仪式上为人们进行接种。由于机体对微生物抗原的反应，免疫作用有时是肉眼可见的。天花会在人身上留下不可消除的疤痕，提示着人们对这种疾病最好的预防办法就是得一次这种病。

后来，詹纳疫苗接种的先锋们制定了接种牛痘而不是人痘的技术标准。许多国家都为自己曾经战胜过某些可怕的疫情、为自己曾经通过某种形式跻身于这门医学学科的发源国而感到自豪。因为免疫实践就是对生命基本原理的一种探问，而接种的神奇效果则反映了机体在对自然之恶进行的抗争中所表现出的活力。免疫接种，就是通过积极主动的预防措施去规避疾病的自然进程，同时也成功地塑造出了医生们杏林圣手的光辉形象。

免疫实践的出现不仅早于免疫学的形成，也远远早于微生物学的建立。"免疫"（immunité）一词从何而来？它本来所指的是古代的一种特权，拥有这种特权的人得以免除某些徭役和税赋。而其希腊语词根"ammuna"的含义更加广泛，早就可以用来指称"防御"这样一个更加接近免疫学的概念。医学意义上的"免疫"一词最早出现于1863年版的埃米尔·利特雷法语词典，而直到1890年，皮埃尔·拉鲁斯（Pierre Larousse，1817—1875）才在当年版《大拉鲁斯辞典》的附加篇中把疾病免疫这一义项与外交官或律师享有的豁免权及赋税的免除等义项区别开来。最早从医学角度阐释"免疫"概念的人，是安德烈·泰雷兹·克雷斯蒂安（André Thérèse Chrestien，1802—1876），他于1852年在进行论文答辩时使用了这个概念[71]。他将其描述为人对身边疾病做出抵抗的能力，并补充说明这种能力或多或少地来自生命内在的抵抗力。通过对免疫现象进行审视，人们很快发现，不同个体在与微生物斗争中表现出的抵抗力是充满差异和不平等的。不同年龄阶段、不同的个体、不同的群体对传染病的抵抗力是不相同的。比如在非洲，死于疟疾的大多是 5 岁以下的儿童，而成年人都获得了某种形式的抵抗力；而非洲以外的人们则没有这种抵抗力，只能任由这种周期性发热的疾病在自己的领土上肆虐。不久之后，人们进一步认识到，这种针对微生物的抵抗力是相当复杂的，有一类免疫力是先天的，是与生俱来的，还有一类则是在后天与微生物接触的过程中获得的。从此，医学界很快形成了这样一种认识：如果善加引导而不偏离方向的话，医生就可以利用免疫力来开展治疗。

人们通过经验的积累，学会了免疫接种，同时也一直在为诠释这种现象寻找科学理论基础。从蒙塔古夫人（Lady Montagu, 1689—1762）向好友推荐的一种预防天花的方法——用指甲蘸上装在果壳里的天花脓液，再把自己抓出伤痕："这里的人们用这种做游戏的方式让自己染上天花，就像嬉水一样简单。"[72]——到爱德华·詹纳（Edward Jenner, 1749—1823）所做的那些曾长期不为人所知的实验，这种免疫接种在开始阶段曾因不够严谨而备受批评。其实包括医生在内的各界人士都已经做好了准备要承认免疫接种的作用了，只是大家还在纠结于其程序的复杂。由于对于这一现象缺乏科学解释，有人不免认为是某些神秘力量在其中发挥作用，而这一点颇为令人担心。这样做，算不算是拂逆自然的意志？自然的意志是好的还是坏的？在许多所谓开明的社交圈中，都有人主张：对没有感染传染病的人来说，最好的预防办法，仍然是得一次这种病。而到了 19 世纪，微生物学研究确定了许多细菌性传染病的病原体，这使人们对于抵抗力这个模糊概念的认识略为清晰了一些。从种痘抗天花到巴斯德式疫苗接种，其理念并未发生改变。巴斯德其实并未对这一概念做出发展[73]。就当时的实验和实验手段而言，要想进一步发展这一概念的可能性也不大。在微生物学建立以前，所谓的实验室都是病理解剖学家的天下。而这门学科的兴起以及新技术的引入为实验室在这一特定领域的发展提供了新的动力。不过，由于免疫看上去只是一种与感染相关，而且可能被阻断的反应，早期的微生物研究以及细菌学研究都不提倡对其展开研究。其中最主要的代表就是巴斯德，他希望通过对微生物进行处理以人为地降低它们的毒性，从而偏离了疫苗接种这条研究路线。他优先考虑的是对病原体和培养基的研究，而不注重对免疫的研究。作为詹纳的后继者，他不管是在对炭疽病还是在对狂犬病的研究中，都不太重视与免疫相关的思路。他把这个领域留给了自己的合作者和继承者们，任由他们去探索理解免疫现象的技术和方法。其中排第一位的，就是埃利·梅契尼柯夫（Elie Metchnikoff，1845—1916）。

免疫学之母——吞噬作用

随着埃利·梅契尼柯夫加入巴斯德研究所，免疫学行将登场。梅契尼柯夫于 1845 年出生于乌克兰哈尔科夫附近，先后在意大利和法国接受教育。他是一位动物学家，一度以动物学作为自己的专攻方向。后来他之所以转攻免疫学，是因为他对消化中出现的一种现象发生了兴趣。那种现象还与胚胎学和进化理论有关，其特点就是生物体所表现出的对某些粒子进行吸收、合并和消化的能力。这种吞噬作用早已为人所知。它存在于从原生动物到阿米巴变形虫的单细胞生物身上。而在更为复杂的生物机体中，这种现象只存在于胚胎的某些专门细胞即中胚层细胞中。梅契尼柯夫把自己观察到的这种吞噬现象与白细胞的功能联系起来，就产生了免疫学的构想。梅契尼柯夫之所以选择加入巴斯德研究所在杜托街的实验室，首先是因为他想要寻找一间能够允许他继续其研究工作的外国实验室。他在去柏林还是去巴黎之间犹豫了一阵子。但柏林的科赫并不相信吞噬作用，所以对他不甚友好。而在巴斯德研究所，这位满头长发满脸胡须的学者以其新颖的想法一下子就受到了热情的欢迎。当巴斯德从梅契尼柯夫准备的微观制剂中看到白细胞和微生物的战斗时，欣喜不已。虽然，早在梅契尼柯夫之前，人们已经知道有的细菌会出现在细胞里，但他们一直把这种现象视为感染的一种扩散过程。而白细胞则被当作是细菌的载体，没有人想到它们是对感染展开防御的主体。梅契尼柯夫则反其道行之，提出白细胞是机体主动抵抗的支柱之一[74]。炎症的概念曾经广受争议，而梅契尼柯夫认为就是白细胞造成了炎症反应；不仅如此，他还把它们视作与微生物战斗的主要因素。他通过对巴斯德学派的经典模型——炭疽芽孢的研究，对免疫系统的细胞进行了初步的探索。他根据这些"清道夫"细胞的大小和活动，将它们分为小吞噬细胞、白细胞以及巨噬细胞等几类。所以，梅契尼柯夫的理论是以细胞形态及其吞噬能力为基础的。借助这种理论，他对巴斯德的母鸡炭疽实验做出了诠释。母鸡被浸泡在冷水中体温下降，其细胞吞噬作用受到抑制，炭疽杆菌趁机增殖起来，最终导致母鸡死亡。自此，吞噬细胞成为免疫研究乃至免疫学的灯塔，而免疫学也因此变成了一门以吞噬作用为主要研究对象的学科。这位俄国学者把免疫学打造成了最早的一门专门研究抵抗病原体的学科。不仅如此，梅契尼柯夫还把免疫与物种进化结合了起来；他在初到巴黎之时就宣称达尔文代表了生物科学研究的精髓。这样一来，他就为免疫在自然进化选择以及各种生命形式的出现中找到了一席之地。到了研究末期，他对机体的衰老产生了兴趣，并以非凡的眼光发现了细胞凋亡（或称细胞的死亡）的现象，而这一现象如今已经成为热门研究课题。他认为对受损细胞的吸收与对来自移植或感染的外来细胞的吸收并没有什么区别。换言之，机体承担破坏作用的力量与其维持自身生命的力量是相同的[75]。

到了 1890 年左右，在梅契尼柯夫的推动下，大部分的病理学专家已经对吞噬作用有所了解，但他们对其在临床上的应用并不重视。医生们拒绝承认它的重要性，也不考虑它对治疗的意义。19 世纪末，为这些问题展开争论的，主要还是那些细菌学家，而他们都相信体液的重要作用。虽然梅契尼柯夫不遗余力地通过理论建模来完善自己的发现，并大力宣扬"用疫苗驯化自然是可能的"的观点，但细菌学家还是对这些宣称可以通过化学方法来帮助机体展开防御的理论选择了无视。因为关于吞噬作用的研究遇到了两个障碍，而这两个障碍为先天免疫论的质疑者们提供了论据。第一个障碍就是免疫记忆的概念。如果说疫苗能够预防感染，或者说病人在接触过某种微生物后就能获得保护，那的确应该是免疫记忆在起作用。可是既然吞噬作用是确实存在的，那么对于曾经发生的抵抗该种微生物的记忆又是从何而来的呢？所以说，虽然现实的画面很美丽，但却叫人难以理解。针对免疫学的第二个批评则是源于这种预防的极端特异性。所谓预防的特异性，指的是一种特定的疫苗只能保护人们免受一种具体的疾病、一种特定的微生物的侵害，而不能保障人们不受另一种疾病或微生物的袭扰。对于这一类抗菌化学反应，当时的人们尚不明了它们是建立在抗体的基础之上的；他们以为它们就是微生物学家们所宣称的特异相互作用。梅契尼柯夫的弟子们以及努力捍卫其理论的人们遭遇到了德国科赫学派及其追随者们的敌视，也遭遇到了当时许多化学家和细菌学家的反对。1890 年，合作研究破伤风抗毒素的埃米尔·阿道夫·冯·贝林（Emil Adolphe von Behring, 1854—1917）和北里柴三郎（Shibasaburo Kitasato, 1852—1931）发表了两篇文章，证明了破伤风毒素可能是可以被中和的，从而引发了这场争论。还有一种更不寻常的现象，那就是体液能够传递这种特异性，也就是说存在着一些能够辨识和鉴别毒素的化学物质[76]。这些化学物质非常稳定，不会随着时间推移和储存环境的不同而发生改变，这使得它们在病理生理学上显得愈发重要。很快，血清疗法（在巴斯德研究所，埃米尔·鲁是这一疗法的一位热情支持者）取得的进展及其在巴黎内克尔医院儿童白喉患者身上的成功应用使得这一观点得到了证实[77]。到底是细胞更重要，还是体液更重要？这个问题再次引发了一轮论战，因为每个阵营都不认可对方的假设。没有人愿意像法国人夏尔·布沙尔（Charles Bouchard, 1837—1915）在 1890 年的柏林大会上建议的那样从互补的角度去看待细胞的吞噬作用和血清的杀菌能力[78]。两种理论的支持者们各执己见，都试图证明自己才是正确的，于是从 1890 年到 1910 年，双方之间展开了一场无情的争斗。双方都拼命地想要证明对方的局限性。争论越来越激烈，也越来越令人困惑。两个学派之间的冲突使他们无法从全局的视角去审视双方之间进行互补的可能。血清说与吞噬说[79]之间的对立把细胞免疫和体液免疫对立了起来。这两种理论都是以 19 世纪末的生物学认识论为基础的。鲁道夫·魏尔肖（Rudolf

Virchow）的细菌理论并未受到当时生物研究者们的重视。在特异性成为现代理论主流的时代，他所提出的吞噬细胞可能不具特异性的观点是与时代潮流相悖的。身为巴斯德学派一分子的化学家埃米尔·迪克洛（Émile Duclaux，1840—1904）虽然也承认要想解释疫苗免疫的可能性和有效性就必须要理解细菌，但他并没有将其与吞噬作用的概念联系起来。而保罗·埃利希（Paul Erlich，1854—1915）以及罗伯特·科赫等免疫化学细菌学的支持者们则承认在免疫过程中可能发生了一些交叉反应，以至于体液失去了某些所谓的特异性。

梅契尼柯夫的后继者亚历山大·贝雷德斯卡（Alexandre Beredska，1870—1911）被夹在这两种对立的理论之间，虽然他忠于自己前辈的理念，但并没有能够真正捍卫自己的恩师。他为人宽厚温和，一直试图找到吞噬细胞的新特点，以期调和两个对立的阵营[80]。他从吞噬细胞的位置着手，对在机体内循环着的吞噬细胞与驻留在器官中的吞噬细胞进行了区分。这样一来，他就把这一系统及其作用拆解了开来，并由此引入了一个重要的概念，即受体细胞的概念。这种新理论恰好在那两种对立的理念之间架起了一道桥梁。不过，由于他既想说服人们相信疫苗的效果取决于其进入机体的门户，又过于谨小慎微，所以他的话语失去了力量。没有人听到他，也没有人在意他，而且一战后二战前的巴斯德研究所已然失去了世纪之初的权威，于是各种外国理论乘虚而入。保罗·埃利希及其合作者们很快就使自己的理论得到了广泛接受，同时将许多巴斯德神庙的守护者们招纳到了自己的麾下[81]。乍看之下，埃利希的核心思想显得十分简单：他断言，包括营养力以及对毒素和细菌的防御力在内，机体的重要生命力量，大多来自化学反应。"免疫化学"一词是瑞典人斯万特·阿累尼乌斯

（Svante Arrhenius，1859—1927）于 1909 年提出的 [82]。而不管是对免疫化学反应的界限与特异性，还是对它们的根源，免疫化学的支持者们都没有达成一致。不过，埃利希还是得以借助化学的语言重新提出了受体的概念。造就反应特异性的化学基团必须能够识别明确的决定体，就像雄受体能够和雌受体结合一样 [83]。把血清对靶标的作用描述为化学反应和分子组合，就得到了抗原和抗体的概念。对亲和性和活动性的评判并不仅仅取决于所涉及的化学结构。它们还受到介质温度和酸度等物理因素的调节。"抗原"的概念最早出现于巴斯德研究所的年鉴中，很快就和"抗体"一样成为通用语。那个时代许多生物学家经常使用的"*gène*"（意为"原体"）一词与遗传学上的"*gène*"（意为"基因"）毫无关系。它所表达的意思，是抗原会和抗体建立关系，或者说抗原能够改变抗体。而且，抗原和抗体的定义是循环往复的，抗原诱导抗体，反之亦然。两者完全是互为重言式表征的，也就是说，所谓抗体，就是能够识别抗原的抗体。

与早期那些为了理解机体对细菌的反应而对免疫机制感兴趣的先驱相比，20 世纪初的实验研究者们有很大差距。因为到了他们那里，抗原／抗体反应变成了一种空泛的反应，他们的研究方法就是把各种化学抗体（其中大部分是合成的）注射到兔子、豚鼠、大鼠和小鼠等各种实验动物的体内。而这种机械刻意的实验方法忘记了在此类实验中病原体一直是不可或缺的。在这种偏离正轨的实验中有一个著名案例，就是用于诊断梅毒的瓦塞曼反应。和想要寻找印度却发现了美洲的克里斯托弗·哥伦布一样，瓦塞曼（Wasserman）本想设计一项检测苍白密螺旋体的测试，结果却设计出了一种可以检测出一些常见于梅毒患者血液中的抗体的反应，但这些抗体绝不是梅毒病原体特有的。

那时的免疫学科完全被抗体研究主导了[84]。这门学科的第一代宗师埃利希、梅契尼柯夫和贝林分别于1915年、1916年和1917年接连辞世。生物学的各种理论不亦乐乎地重复着这种化学反应实验，它们的目的主要是对抗体进行分类，而不是去搞清楚它们是怎样产生的，又有着什么样的性质。免疫学科的带头人们认为必须要把两类抗体区分开来：一类是凝集素，它们能凝集或沉淀抗原；另一类是赖氨酸，它们能固定补体，从而杀死红细胞或使细菌爆炸。补体是一种于1888年被证实存在的物质，之所以被命名为"补体"，是因为它能够加强抗体的活动。特异性依然是个谜，但人们对其已经有了初步的粗略认识。1920年，人们采用硫酸铵沉淀法从血清中鉴定出三个蛋白质家族：白蛋白、假球蛋白和优球蛋白。通过对血清 γ 球蛋白抗体的鉴定，人们得以了解了这些蛋白质的属性[85]。化学家们积极地参与了进来，他们通过离心法测定这些蛋白质的分子量，计算了它们的氮含量，并且通过凝胶迁移将它们分离开来。抗体备受重视，它们和那些明星蛋白质一起为生物学的主要现象提供了解释。免疫学作为抗体的科学成为一门独立的学科。最早提及"免疫学"一词的文献是西蒙德博士的论文；他于1906年在一部介绍感染和免疫研究的专著中首次从科学意义上引入了这个词[86]。不过，当时的免疫研究并未脱离细菌学背景。在1914年以前，免疫研究还没有发展成为一门自主的学科。世界上第一个免疫学教授席位是美国康奈尔大学为过敏研究专家亚瑟·科卡（Arthur F. Coca，1875—1959）设立的。至少，这时的人们开始把免疫视作一种系统。所谓"系统"，借用的是19世纪解剖学的一个概念，指的是承担着保障机体整体结构所必需的某种功能的一个身体部分。

借由这种系统，随着1933年卡尔·兰德斯坦纳（Karl Landsteiner，

1868—1943)《血清反应的特异性》一书的出版，诞生了直接指导学说[87]。兰德斯坦纳和保罗·埃利希一样有着扎实的化学素养，他坚信必须通过化学来对免疫进行诠释。他在自己的著作中对抗体的形成做出了解释：抗体的特异性取决于抗原通过某些物理化学机制发挥的作用。抗体就像是一个模子，抗原按照自己的结构特征改变着这个模子的形状。之后，这种直接指导学说把一系列关于蛋白质的属性和形成的不同假说集合在了一起。两个德国人，安东·布赖因（Anton Breinl，1880—1944）和费利克斯·豪罗维兹（Felix Haurowitz，1896—1937）为了解释抗体的无限性，为该理论提供了支持。他们把抗体比喻成手套，其形状会随着伸进去的手发生改变。"抗体都是一些球蛋白，它们会在入侵抗原的破坏作用下取代正常的球蛋白。"[88] 这种关于生物可塑性和适应性的拉马克式看法强调抗原的主要作用，认为是抗原决定簇按自己的模样塑造着抗体，正如手塑造着手套的形状一样。到了这时，人们已经离酶与底物发生特异性反应的问题不太遥远了。不久之后，雅克·莫诺就对那些问题产生了兴趣，但他还没有联想到遗传干预。美国人莱纳斯·鲍林（Linus Pauling，1901—1994）是量子化学和分子结构领域的一位杰出科学家，参与到了相关争论之中，他以自己的权威和信念提醒人们重视生物学中的物理化学。在他看来，直接指导学说只是蛋白质之间反应的一种特殊应用[89]。他强调原子间键结和静电键的作用力（比如范德华力、氢键和共价键等小半径作用力）的重要性。鲍林认为这些力对于理解生物的属性有着决定意义。他基于抗原和抗体这两种成分相结合的互补性和紧密性做出了一种重言式定义，并据此提出了一种关于力与形态的理论。后来，鲍林在再次谈到这个与实验事实完全矛盾的假设时，并没有对作为该学说核心的直接指导原理进行批评，而是强调了两个分子之间的生物学相互作用，以此来凸显这一设想的重要性并为其做出了某种形式的担保。作为一位把物理学原理应用于生物学的物理学家，鲍林坚持认为是物理学在引领着生物学，而非相反。

从指导到选择

从 1941 年开始，一种新理论对指导学说提出了质疑，并最终取代了它。澳大利亚人弗兰克·麦克法兰·伯内特（Frank Macfarlane Burnet, 1899—1985）是这种选择学说最早的拥护者之一。他提出了更应重视细胞而非抗体的重要作用的观点[90]。其依据就是在抗原进入机体时出现的细胞增殖现象。这样一来，他就把问题从抗原—抗体的互补性转移到了抗原诱导细胞克隆增殖上。从这种达尔文主义的角度来看，抗原不再是对抗体发生作用，而是对基因组发生作用，而基因组的拷贝会传递给子细胞。基因取代了抗体成为新的主角。免疫现象不再是指导的结果，而是选择的结果。简言之，该学说把关注点从抗体的生产转向了抗体的生成。而这一步重新接续了雅克·莫诺在开始与弗朗索瓦·雅各布合作之时的思路[91]。曾经于 1955 年在美国加利福尼亚理工学院接触过马克斯·德尔布吕克的丹麦人尼尔斯·杰尼（Niels Jerne, 1911—1994）在面对免疫识别这一难题时，也采纳了这一构想，并提出了免疫是一种选择进程的观点。他在免疫学与遗传学之间建立了联系，把免疫力的自然历史与免疫的自然历史结合了起来，这样就解决了抗体多样性根源的问题。伯内特已经将细胞定义为一个遗传免疫力的单元，一种能够无限增殖的"克隆体"。而杰尼则将其与蛋白质合成过程中细胞核 DNA、信使 RNA 以及核糖体之间的特异性和指令联系了起来，提出了一项建立在"一个细胞一种抗体"之断言基础上的观点。这个断言后来得到了那位发现细菌结合原理的科学家约书亚·莱德伯格的证实。几年后，伯内特对这些观点进行了整合。他认为，抗原的作用并不是对抗体，而是对"携带抗体的细胞"[92]进行选择；这种细胞在被这样激活之后就会进行增殖。总之，这种选择是作用于细胞的，而非作用于抗体的，因为在杰尼和伯内特看来，这个进程是围绕着细胞这种生命的基本建构材料展开的。

说到底，细胞说与化学说之间的对立，只是鲍林理论所引发的争论的余波，而鲍林理论后来被证明是错误的。有些人曾经对埃利希提出批评，他们很担忧：如果说抗体是先于各种抗原存在的，那岂不是说大自然在毫无道理地进行着浪费，因为有许多抗体很可能没有机会为机体的防御效劳。不过，他们也肯定了抗体的作用就是与各种感染进行斗争。这种目的论还是正确的，因为细胞的多样性构成了一个蓄水池，每个个体在自己的生命历程中都能从中汲取各自所需。大自然可能并非人们想象的那样节俭。这种把先天免疫和后天免疫结合起来的免疫应答论的重点在于免疫识别而非免疫防御。最终胜出的选择学说要求人们去关注细胞。那么，是什么样的细胞呢？需要诱导什么细胞进行增殖，才能在疫苗的助力下制造出如此大量的抗体并强化免疫记忆？是人们在 20 世纪初发现的吞噬细胞（小吞噬细胞或巨噬细胞等在埃利希时代用亚甲蓝等染色剂染色的那些细胞）吗？伯内特并未着力去核定细胞的类型。他所感兴趣的，首先是要了解细胞的核心作用。他提出要引入本已存在于植物遗传学中的克隆原理；所谓克隆，指的是来自同一株母体植物的多个副本。而免疫系统的细胞仍有待表征。从 1957 年开始，为了配合这种克隆论并鉴定哪些细胞能够制造抗体，免疫学研究进入了注重分析的阶段。人们先验地认为所有的造血细胞都可能具有免疫功能。其中，淋巴细胞（血液和组织中的单核细胞）被保罗·埃利希鉴定为一种独立的细胞系。他的这个结论令许多希望淋巴细胞发挥免疫作用的人们颇为失望。后来，人们发现这类细胞对于放射线极其敏感，而辐射会抑制抗体的生产，这反映了它们的免疫功能。德国皮肤科专家保罗·乌纳（Paul Unna，1850—1929）根据形态的不同，把浆细胞与淋巴细胞区分开来，两者很相似，但浆细胞有着典型的偏心核。1948 年，一系列漫长的实验研究表明浆细胞是合成抗体的细胞[93]。至于是哪些部位什么性质的器官生产着这些细胞，这个问题要到更晚一些时候才得以廓清。

在 20 世纪 50 年代初，解剖学再次受到了重视，人们得以确定哪些器官能够制造并贮存免疫系统细胞。其中排在第一位的是胸腺。它位于头颈连接处的甲状腺室中，是一种奇怪的器官。大部分哺乳动物都有胸腺，其一大特点是会随着生命进程退化。新生儿胸腺较大，到了成年期就退化为纤维状残留。鸟类身上对血细胞生成发挥作用的，则似乎是另一种同样神秘的器官：法氏囊，它位于大肠中，同样也是随着生命的进程不断退化。最早对它进行描述的，是文艺复兴时期的解剖学家，法布里齐奥·达奎朋登特（Fabrizio d'Acquapendente，1533—1619），它也因而得名。这两种器官的相似之处，就在于它们都能生产淋巴细胞，而且具有类似的构造。但它们到底具有什么功能，尚待实验证明。从 20 世纪 50 年代末开始，人们通过法氏囊切除实验和胸腺切除实验明确了它们的作用。切除法氏囊会导致鸟无法产生抗体。后来，儿科专家罗伯特·古德（Robert A. Good，1922—2003）

注意到有一位身患胸腺肿瘤的患者同时存在抗体不足，从而重新认识了胸腺及其在免疫上的作用[94]。他提出，抗体的产生是两类细胞合作的结果，一类是来自胸腺的 T 淋巴细胞，另一类则是 B 淋巴细胞。B 淋巴细胞既包括鸟类法氏囊的 B 细胞，也包括人类及其他哺乳动物体内的类似细胞。对没有法氏囊的人类及其他哺乳动物来说，是骨髓在发挥着类似的作用[95]。

不过，还是不应该忘记梅契尼柯夫当初的研究。宿主的防御机制其实是由一种先天的自然免疫和一种较为缓慢的适应性免疫组成的，前者负责构成对微生物的第一道防线，而后者随后通过调动 T 淋巴细胞和 B 淋巴细胞来对微生物做出特异性应答。自然免疫之所以被称为"自然"，因为它是先于感染性病原体的侵入而存在的。它一直存在于每一个健康个体身上，时刻准备着阻止微生物侵入机体，并消灭那些已经成功入侵的微生物。它包括两套不同的系统，一套是感染屏障，另一套则是免疫细胞的化学构成，这些细胞负责消灭侵入宿主组织的微生物。皮肤、胃肠道、呼吸道都是上皮组织构成，这些上皮组织形成了抵抗感染的物理化学屏障。上皮细胞除了能够抵御病原体借由物理接触、消化或呼吸侵入机体以外，还能针对细菌产生具有活性的抗生素。一旦微生物突破了这几道初步的防御，它们就会和中性粒细胞和单核细胞这两类循环着的吞噬细胞狭路相逢。这些细胞被召集到感染部位去对微生物进行识别、吞噬和摧毁。中性粒细胞是由骨髓制造的，一直随着血液循环。它们是对大多数细菌或真菌感染做出反应的第一类细胞。当微生物进入血液循环，很快就会被这些细胞吸收。这些多核细胞被召唤到被病原体入侵的组织中，几小时后就会死去并形成脓液。单核细胞的数量少于多核细胞。与多核细胞不同，单核细胞能在这些组织中长期生存，并转变成巨噬细胞。在梅契尼柯夫观察细胞把异物粒子包裹起来的现象时，就是这些细胞吸引了他的目光。单核细胞和中性粒细胞分别在机体内巡逻。当感染发生时，它们就会受到一些名为趋化因子的分子的吸引，赶赴受感染的组织。它们的使命是俘获和吃掉入侵的微生物。不难想象，梅契尼柯夫在显微镜下看到这一现象时是何等欣喜。多核细胞和单核细胞把细胞膜伸展开来包住微生物，裹起来，再把它吸进一个小小的囊泡之中。这些细胞在收到微生物入侵的警报后，就会分泌出一些酶和毒性物质。这些产物有时也会渗出到组织之中，引起炎症反应。

如果入侵的病原体是病毒，它们在机体内推进时会碰到专门对付它们的细胞，就是自然杀伤细胞（NK）。这些细胞含有细胞毒性颗粒，当它们被激活时就会释放出这些颗粒来杀死被感染的细胞。所以，在先天免疫中存在着几种不同类型的细胞，分别负责对付不同的进攻者：多核细胞和单核细胞负责抵抗细菌和真菌，而自然杀伤细胞负责消灭被感染的细胞。而且，在抵抗微生物的第一道防线上，细胞并非孤军奋战，还有一系列循环着的蛋白质也在保护机体免受感染。其中的许多蛋白质在最原始的生物机体中也有发现，例如补体及其衍生物出现于将近 60 万年前，比最早的哺乳动物的出现还要早得多。这些分子可能对最早的原始生物机体中负责免疫防御的细胞提供了辅助。以 B 细胞和 T 细胞为基础的适应性免疫是在免疫的第二阶段被激发的。脾脏、淋巴结和黏液组织分泌出的抗体进入循环系统以及附有黏液的器官内壁，这些抗体的任务是消灭细胞外的微生物及其毒素。T 淋巴细胞分为两个细胞群：CD8 淋巴细胞和 CD4 淋巴细胞。CD8 淋巴细胞是对于被感染细胞具有细胞毒性的淋巴细胞群；CD4 淋巴细胞对于 B

细胞和浆细胞生产抗体以及对于 CD8 淋巴细胞发挥功能都是不可或缺的。这样看来，CD4 淋巴细胞就像是这个免疫系统大乐队的指挥。使适应性免疫区别于自然免疫的是它的两大特性，一是它具有对大量不同抗原做出应答的能力，二是它具备诱导免疫记忆的能力。这种双重免疫现象，是以 T 淋巴细胞、B 淋巴细胞以及巨噬细胞等不同类型细胞的相互配合以及它们相互交流分子信号为基础的。

在动物中，只有 5% 的脊椎动物拥有自然免疫和适应性免疫的双重免疫。动物物种中，95% 的免疫防御都建立在先天免疫应答的基础上。如果从物种进化的角度来考察免疫学，就会发现大自然相当保守。它更倾向于保留有效的机制并加以优化，而不是去创造新的防御策略。植物的免疫就与动物和人类不同。在受到感染时，植物的核心防御机制就是令被感染的细胞死亡，或称细胞凋亡，以此来限制感染在细胞之间传播。不仅是不同界别的生物之间存在着免疫差异，而且同一物种的个体之间抵抗传染性疾病或应答疫苗的能力也是各不相同的。自古以来，经历疫情甚至罹患传染病而幸存下来的人们常常会慨叹人与人之间在运气上何其不平等。他们并不知道遗传因素在其中发挥了多么重要的作用，所以当看到有的人因为感染而死去而有的人却得以存活时，他们寻找了各种各样的理由来解释两者之间的区别，诸如两者接触传染病患者的方式不同云云。最早尝试证明遗传决定论的，是第二次世界大战期间德国人进行的一些实验。当时，一些德国学者受到优生学理论的影响，试图证明某些种族具有较强的抵抗感染的能力。他们通过连续杂交筛选出了几代豚鼠，其中一些谱系的豚鼠能够很好地抵抗白喉杆菌，还有一些则对这种病菌完全没有抵抗力。之后几十年，这些实验被人们遗忘了，直到新的方法出现，这段故事才得以续写[96]；而它的两位续写者让·多塞（Jean Dausset，1916—2009）和巴鲁赫·贝纳塞拉夫（Baruch Benaceraff，1920—2011）也因此分享了 1980 年的诺贝尔生理学或医学奖[97]。

　　1952 年，在巴黎圣路易医院的血液科，让·多塞及其合作者们在一位多核细胞水平下降的受试者的白细胞上发现了一种抗原。通过对一些接受过多次输血的对象进行多项血清测试，让·多塞于 1956 年证实了白细胞抗原的存在。一开始，人们并不清楚这些白细胞抗原有什么作用，随后便发现它们与机体对移植体的耐受能力相关。HLA（Human Leucocyte Antigen，人类白细胞抗原）系统就诞生了，而且通过这一系统就能够对几乎所有人类细胞上的组织群进行描述[98]。这些位于第六条染色体短臂上的 HLA 基因的特点，是它们拥有超乎寻常的多态性，以及大量造成个体差异的基因等位基因。这种 HLA 复合体在耐受或排斥移植体上起到的作用，使其迅速被视为负责辨别自我与非自我、自体与异体的一种分子系统。巴鲁赫也采用类似的方法证明了正是这些基因在控制着对抗原的应答。对小鼠和豚鼠进行的实验研究确证了是 HLA 基因座决定着免疫反应的特异性。这样一来，对自我与非自我的辨别以及对移植体的耐受或排斥就与更具通用意义的免疫应答和识别抗原联系在一起了。个体在移植或传染病面前的不平等，是与他们针对各种抗原所做出的应答水平的不平等密切相关的。可以把 HLA 分子理解为位于巨噬细胞表面的受体，起到了为淋巴细胞识别抗原的作用。因为 HLA 能够鉴别自我与非自我、异体和感染，所以激发了许多研究者以及数代免疫学家们的梦想。HLA 凭借其为免疫细胞鉴识抗原的能力而承担着辨识分子身份以及决定免疫应答的特异性和多样性的责任，堪称是达尔文式进化为了优化对感染的反应而选择的结果。

随着人类的迁徙，一切重新洗牌。这是因为人口的流动和世代更替使多态性得到了增长。HLA 系统发挥的作用会促使人体对世界上各种抗原做出多种多样的应答，这一点依然令研究者们充满了兴趣。它不仅对于移植起到了关键作用，而且似乎也对动物或人类结成配偶产生着影响。有一些令人不安的实验表明，该基因座存在差异的动物个体之间发生的交配，可能不只是偶然，而是受到了某种目的的指引。那个目的就是增进多态性。还有一些在人类身上进行的实验显示，HLA 复合体会对择偶产生影响，这一点至少对欧洲人来说是成立的[99]。不过，在非洲人中就没有发现这种现象，这可能是因为那里的人进化得较为早熟、传染病的负担较重，所以对于距离较远的 HLA 的吸引力就没有那么强烈。无论如何，HLA 系统看来是进化中的一个重要部件，因为它能通过对选择配偶进行干预、通过促进多样化来提升对传染性疾病的抵抗力。一直以来，传染性疾病都是人类的巨大负担，对人类的各个族群都施加着强大的进化选择压力。从这个意义上来说，正是病原体为人类的进化指引了方向，并促进了人类防御能力的多样化。

第三章

鼠疫与瘟疫

VIE
ET MORT
DES
ÉPIDÉMIES

"在全球各地，疾病都将不断增加……这一进程已然非常深入，而且在未来必将继续发展。"
——夏尔·尼科勒
《传染病的命运》，1932 年

演员已经就位。一边，是拥有免疫防御性和无穷多态性的人类。另一边，则是充满适应性的寄生虫及它们的动物媒介。我们或许可以止步于此，把精力集中在这个已然艰巨的研究领域中。正如前文所示，要对这个领域展开研究，就必须调动一大群各个学科的人才，比如：微生物学家、病毒学家、免疫学家、寄生虫学家、兽医、动物学家、昆虫学家，等等。然而，这样一幅画面中的元素还是太有限了。确切地说，这幅画面太空了。放在画面中央的，是那些积极促进病原体传播与扩散的主角们，但它们讲述的，只是这个故事的一小部分。甚至可以说，它们可能把这个故事最重要的部分掩藏起来了。如果止步于此，那就会像达·芬奇在画《蒙娜丽莎》时只画人物本身而不对其余部分进行处理，满足于对背景进行留白一样。试想一下，如果把这位著名神秘女性的微笑从画面真实的背景中抽离出来，令其悬浮在虚空之中，那会是何等的缺憾？而对于描绘新发传染病的历史进程来说，这样的缺憾更会放大百倍。所以，我们有必要描画出这一历史进程的背景。也就是要说清楚：环境的因素和人类的工业如何为这些在历史上一直向人类提出挑战的可怕灾祸提供了温床？还要搞清楚：如何把现代的科学知识运用到对古代的瘟疫灾难的分析中去，以便更好更深入地厘清这些错综纠结的复杂元素？要知道，在每一次瘟疫的暴发中，这些元素的性质与彼此之间的联系都会发生变化。

一波又一波的鼠疫

在任何时代，鼠疫这种可怕的灾祸总是令人联想到神的惩罚。荷马就曾说过，灭鼠之神阿波罗会用鼠疫来报复渎神的希腊人。在古代文献中，鼠疫是对于波及大量个体的各种传染性疾病的统称，所以鼠疫的历史总是与各种瘟疫的历史混为一谈。为了驱除这种传染病，公元前 2000 年的埃及人及来到苏美尔的赫梯人就曾经祭祀过拥有治疗神力的神祇。基督教认为，鼠疫是摩西之神施诸埃及的天灾之一。正当腓力斯丁人攫取圣约柜之时，鼠疫就开始在他们的首都阿什杜德肆虐。这个恐怖的故事启发法国画家普桑（Poussin）创作了名画《阿什杜德的瘟疫》。在那幅基督教画作中，鼠疫被描绘为箭矢。箭头刺穿鼠疫保护神圣塞巴斯蒂安身体的位置，正是这种疾病造成创伤的位置。而就在离天神们不远的地方，老鼠们正在游荡。画作把人类的这种异常死亡与大量老鼠涌入城市和乡村联系了起来。纪元之初的古罗马历史学家斯特拉波（Strabon）则确认了老鼠与鼠疫之间的关系 [1]："在西班牙，老鼠经常引发鼠疫……罗马人则发布了悬赏，要为消灭老鼠的人们提供赏金。[2]"然而在这些早期文献之后，两者之间的关系又逐渐被遗忘了。在老鼠成群出现可能预兆着鼠疫发生这一点上，西方的人们是相当无知的；这与东方人形成了鲜明的反差，东方人早就发现了这一现象，并对其进行了观察与记录。事实上，我们的祖先对于老鼠、跳蚤以及其他一些害虫曾经长期抱有误解。当他们报告在家门前发现许多老鼠时，他们心里所想的是，为它们提供滋养的土壤发生了腐坏，迫使它们成群结队地仓皇出逃。他们认为这些在地面上流窜的小动物们所代表的，是土壤深处的邪恶与黑暗。除了讨厌小鼠和大鼠，他们对各种爬行的或聚集的昆虫、对蚯蚓、蛇、青蛙都心怀恐惧，因为他们认为它们都是从大地深处冒出来的。他们觉得，它们之所以出现，是为了逃避瘟疫，而没有想到过它们就是瘟疫的仓库。西方的许多文献在记述这些动物突然从地下涌向地面而导致传染病传播时，总是把动物学上的事实与神秘主义的描绘杂糅在一起，充满了亦真亦幻的色彩。

至于跳蚤，人们一直都不知道它们也是潜在的媒介。那还是自然发生说占据主流的时代。还没有人认识到这些微小动物是一种外在于我们身体的存在，人们都认为它们是我们情绪的实体表达，是情绪的产物。之所以在从不更换的污秽衬衫中总能见到攒动的跳蚤，就是因为它们是人的内心感受的物化形式。说到底，人们还是觉得跳蚤这种害虫也是罹患疾病的结果，而非造成疾病传播的原因。当时的人们试图从天上神祇、动物与微小动物之间关系的角度来解读瘟疫的兆示。而宗教则时常利用其来宣扬一些对自己有利的信息。比如它宣扬说鼠疫不仅是一种惩罚，也具有净化的功能，因为鼠疫总是在基督教价值观沦落后暴发的。教会总能从中找到新的说教素材。它说，神降下的这种惩罚自有其深意。那是上帝对堕落的、忘却了正确生活方式的人类喷出的怒火。疾病涤荡着人间，而与它如影随形的是那些从属于黑暗力量的动物物种。因为，在中世纪，不能升天尤为令人不齿，而这就证明老鼠这种流窜于地面的啮齿类动物是卑劣下作的。它们是黑暗与邪恶世界的使者。与它们对立的，是人类之光，而再往上，就是上帝之光。它们所伏居的洞穴与地道蜿蜒曲折，就像它们所代表的邪恶力量一样。因此，鼠疫象征着有罪的人类遭遇到了在其手下动物簇拥下不期而至的灾祸，这样一种观念在中世纪传统中长期占据着主导地位。

关于鼠疫最早的历史资料是一些古老的记载，但这些记载并没有把它和其他传染病区别开来。比如古希腊历史学家修昔底德所记述的雅典鼠疫，其病因虽未经实际考证，但大概率合乎斑疹伤寒疫情的特征。不过，作为2000多年前的人类活动受传染病影响的一项重要证明，它还是值得重视、值得被载入关于鼠疫的史册之中。那是在公元前430年，伯罗奔尼撒战争愈演愈烈之际，雅典遭到了斯巴达的攻击。雅典周边的乡村被洗劫一空，农民们只能逃往城市。难民们涌入了那座被围困的城市。人口高度密集和糟糕的卫生状况成为孕育这场瘟疫的温床。幸免于难的修昔底德心有余悸地记录下了时人的反应：

"有人出于恐惧而拒绝彼此接近，于是他们在无人问津中孤独死去，许多房屋无人照料而荒废。也有人依然互相接触，尤其是一些自视宽仁之人，出于人道，常常不顾惜自己的生命，前去照看自己患病的朋友，但病魔也一样会将他们击倒……总的来说，这种疾病导致城市中道德混乱的情形日益严重。从前只能偷偷摸摸做的事情，现在做起来更加肆无忌惮了：这是因为人们看到了太多突然的变故，有的富人突然就死掉了，而一些本来一贫如洗的人一夜之间就继承了他们的遗产。因此，人们都觉得自己必须随心所欲地及时行乐，因为自己和自己的财产说不定哪一天就没有了。再也没有人愿意为美好的目标而辛苦努力，因为谁都不知道自己能否活到实现目标的那一天……虔诚不虔诚也无所谓了，因为大家都一样快要死了；犯不犯罪也没关系了，反正没有人觉得自己有可能活得到受审受刑的那一天。"[3]

短暂的平静之后，这种疾病数度卷土重来，持续了两年多，蔓延到了希腊的许多沿海地区。然而，伯罗奔尼撒半岛却没有受到波及，敌军的士兵们正在那里扫荡着雅典的军队和舰队。雅典城中出现的第二波鼠疫夺走了执政官伯里克利（Périclès）的生命。据古希腊历史学家狄奥多罗斯（Diodorus，公元前1世纪）推测，斯巴达之所以能够获胜，这场瘟疫帮了大忙，因为它使雅典损失了三分之一的人口。从修昔底德的记叙中，我们可以看到：道德在瓦解，有人在默默奉献，有人在对瘟疫传播者横加指责，还有人在祈求神灵庇佑。修昔底德记载的这场瘟疫在政治上和社会上造成的后果在后来的每一场瘟疫中都得到了重现。雅典鼠疫在上古时代留下的集体记忆在后来的很长时间里都没有失去现实意义。在古代经典文本中记录了其他一些瘟疫，它们虽然不一定是鼠疫，但都与修昔底德最早描述的那场传染病灾难有着许多共同点。通过文献记载可以明确判断出，鼠疫耶尔森菌引发的第一场疫情，是发生于公元6世纪的那一场越过地中海一直向西向北扩散到欧洲的瘟疫，因为关于那场瘟疫的相关记录对症状的描述具有足够的精准度和特征性。这史上第一次鼠疫大流行被称作查士丁尼瘟疫。当时的文献就记录下了那种疾病特有的表现；而从那之后直到近代，对于这场鼠疫的记录又得到了多次补充，变得愈来愈精确。

从发现老鼠尸体到出现症状之间的时间间隔说明鼠疫这种疾病的潜伏期为1~5天。随后就进入了发病初期，症状是病人会突发高热。在跳蚤叮咬处，会形成一个水疱。这个水疱常常会发展成坏疽性黑斑，也就是鼠疫炭疽。发病后第二天或第三天，病人会出现淋巴结肿大，最常见于腹股沟，有时也会出现于颈部。这种淋巴结肿巨大而疼痛。除了发热和淋巴结肿大之外，还会出现精神和神经系统的紊乱。病人会说胡话、浑身颤抖。随后病情继续发展：只有极少数病人能够痊愈（至少在鼠疫暴发的初期，情况都是如此），而绝大多数病人都会转而发生全身性败血症。所有研究过这种疾病的专家，尤其是微生物学家，都会注意到这样一点：人类的败血症与大鼠的败血症相反，并不会伴随发生鼠疫细菌在血液中大量增殖的现象。这一令人惊讶的事实或可解释为什么寄生于人体的致痒蚤传播鼠疫的概率很低。这是因为这种跳蚤所吸食的血液很少是被鼠疫细菌污染了的，所以它自身也极少被这种细菌感染。不过，虽然说人蚤不会被鼠疫细菌感染，但感染了鼠疫的病人却难逃一死。因为腺鼠疫极其可怕，几乎每 7 个患者中就有 5 个会死亡。患者即便幸运痊愈，其获得的免疫期也十分短暂。所以，侥幸逃生者如果在几个月后再次接触到鼠疫杆菌还是会被再次感染。除了这种最为常见的病程之外，这种疾病还可能以更令人惊恐的形式发展。有的病人会在病发短短几小时后就暴毙身亡。在古代的史册上，记录了许多诸如此类令人震惊的案例。有的人或动物走着走着就突然倒下横尸街头。根据中世纪的记载，当瘟疫进入衰退期，治愈率会显著提高，疾病的发展也会变得更加温和。到了这时，疾病的感染便呈现出良性状态，这或可证明患者获得了免疫力，能在疾病流行期对其起到保护作用。这样一种感染形式不仅使患者数量得以减少、疾病烈度得以降低，同时还减少了感染的传染源。另外，除了腺鼠疫以外，鼠疫还有另一种形式，就是肺鼠疫。因为肺部同样也是耶尔森菌攻击的器官。跳蚤叮咬并不是导致感染的唯一原因。这种细菌也可通过咳嗽传播，一旦吸入它就会被它感染。肺鼠疫烈性极高。几乎所有的病人都会发生发热、咳痰、呼吸困难、窒息的症状，并在发病两三天后死亡。中世纪的人很快就发现，在同一场瘟疫中，腺鼠疫和肺鼠疫是可能交替发生或同时并存的。

　　始于公元 541 年的那场腺鼠疫疫情是历史上可以确定的第一场腺鼠疫大流行，其症状完全符合上述描述。那一年，它被发现于埃及的佩吕兹，拜占庭历史学家埃瓦格里乌斯（Evagrius，535—537）则认为它来自埃塞俄比亚。很快，它就从尼罗河三角洲蔓延出来，扩散到了亚历山大港、叙利亚，以及安条克。公元 542 年，人们又在东罗马帝国查士丁尼大帝（Justinian the Great，527—565 年在位）治下的君士坦丁堡发现了它的踪迹。可悲的是，这场疫情就是以他的名字命名的。查士丁尼瘟疫蔓延到伊利里亚、西班牙和意大利，并从阿尔勒一路传播到莱茵河流域。公元 544 年，疫情刚刚有所缓和，查士丁尼就宣告疫情结束了。他对自己的判断充满了信心，仿佛这是理所当然的一样，他认为一切都应该回归到原来的秩序。他命令飞涨的物价恢复到疫情之前的水平。不幸的是，这只是这场大瘟疫送给人们的一次短暂的喘息机会。公元 577 年，鼠疫再度出现在安条克，接着来到了拉文纳，之后又回到了君士坦丁堡。直到公元 787 年之前，疫情在这片大陆上持续了整整两个世纪，反复肆虐过 15 次，摧毁了使各大港口城市得以兴旺发达的大地中海贸易圈。这场鼠疫在欧洲反弹了 10 次，受其影响的不仅是欧洲的海岸地区，也不只是与东方保持着贸易联系的海域。借由沿海贸易，这场鼠疫得以沿着主要的航道扩张。罗讷河和卢瓦尔河上的船舶把这种疾病带到了欧洲内陆，同时还把藏身在贮藏舱、货舱和包裹中的老鼠也带了进来。地中海西部各国、德国的莱茵河岸地区以及高卢三分之二的地区都遭受了这场瘟疫的侵袭，同时它还在向着东方前进。小亚细亚、叙利亚和美索不达米亚都受到了这场瘟疫的打击。至于伊朗和中亚是否受到影响，我们缺乏做出判断所需的资料。因为，要想描画出疫情波及的范围，只能依据当时的记录，而这样的记录必然是不甚完整的。这种疾病自中世纪以来就存在于印度了，这是可以肯定的。同一时期的中国也没能幸免。它的绝大部分疆土很可能都受到了那场瘟疫的影响。无论如何，地理学家和流行病学家在这一点上达成了共识：每一次疫情暴发，这些线路上所有的国家或多或少都会受到影响，受影响的程度取决于其所处距离的远近及其与外界的交通是否便利。只有北方的蛮族能够得以幸免，因为他们的那种半游牧的生活方式特别不利于瘟疫的出现和扩张。而在城市中，瘟疫造成的巨大损失颠覆了城市生活。拜占庭历史学家普罗科匹厄斯（Procopius）对那场瘟疫在君士坦丁堡肆虐的情形做了一番可怕的描述：

"起初……各家各户负责埋葬各自的家人。很快，这个义务就无法履行了，因为无论是主人还是仆人，都纷纷患病乃至死亡，无法继续互相帮助，结果大部分尸体都无法落葬……每个人都忙着照顾自家的病人、哀悼自家死去的亲人，路上走的行人都是去埋葬死者的人。社会生活全面停滞又导致了饥荒，这又夺走了许多居民的生命。查士丁尼本人也染上了这种疾病——鼠疫炭疽病，这种疾病不仅令他的生命岌岌可危，也令这座饱受摧残的城市全城奔丧。这场鼠疫堪称有史以来最可怕的一场灾难，它已经持续了 52 年，全世界的人口由此锐减。"[4]

鼠疫并非带来灾难的唯一祸首，常常还有其他传染病趁机作乱。正当高卢备受鼠疫摧残之时，贤明的高卢国王达戈贝尔特（Dagobert，约 605—639）却死于天花。疫情危机的多次反弹使罗马帝国人口锐减，这种情况在其地中海沿岸地区尤为严重。而那些地区可都是农业和贸易发达的地区，都是当时文明世界最富庶的地区。这样一来，瘟疫过后，饥荒就接踵而至。难民纷纷离开被鼠疫摧毁的地区，大规模地迁往未受鼠疫波及的地区，导致疫区大量耕地抛荒。与此同时，欧洲北部未曾遭受鼠疫的蛮族则开始向着抛荒的地区进发。在公元 542 年的鼠疫之后，柏柏尔人纷纷迁往拜占庭帝国统治的突尼斯。而在公元 599 年的鼠疫之后，保加利亚人则在君士坦丁堡附近安顿了下来。而且，就在鼠疫接连横扫拜占庭帝国统治的叙利亚、萨珊王朝统治的美索不达米亚以及埃及之时，阿拉伯人趁机在公元 630 年攻破了波斯帝国和希腊西部。这种可怕的疾病破坏了行政体系、摧毁了各地经济。由于疫情不断反弹，所以任何重建的努力都以失败告终。占领疫区的确很容易。但新迁来的占领者们也逃不过后来的疫情反弹。因为对鼠疫来说，国界是不存在的。这就好比对骁勇的战将来说，就算能在大马士革沙漠中全身而退，也不能保证不会死在巴勒斯坦的战斗中。由于缺乏免疫力的保护，这些抢先占领抛荒地区、在此安家落户的新移民很容易受到鼠疫细菌的感染，并使其得以继续传播下去。

人蚤与鼠蚤

这场鼠疫造成了两大后果。一方面，它破坏了一部分人类文明。据历史学家约西亚·罗素[5]（Josiah Russel）的估算，罗马帝国 40%～50% 的人口死于查士丁尼瘟疫。乡村凋敝、农业崩溃、城市沦落，鼠疫所过之处，一片凄凉。在鼠疫的折磨之下，一些民族连打仗的心思都没有了。英格兰人中止了对苏格兰的征服，法兰克人暂停了向西班牙和意大利的进军。另一方面，来自未受鼠疫影响地区的大规模人口迁徙促进了民族交融和血缘融合。阿拉伯人开始征服北非，并在公元711年进占西班牙。而鼠疫也越过了千山万水。它改写了中世纪各民族的历史：奥斯曼帝国得以向南扩张，而北方人口的到来则颠覆了地中海世界的经济实力。到了20世纪初，查士丁尼瘟疫不仅成为流行病学家和历史学家们思辨与研究的主题，还引发了科学界的一场争论。根据当时负责研判鼠疫细菌传播方式的印度委员会的结论，查士丁尼瘟疫的罪魁祸首显然是大鼠和跳蚤这一对致命的搭档，而人类则是它们的无辜受害者。在该委员会看来，这场鼠疫应该是与黑色大鼠及其寄生虫的生活习性密切相关的。他们是基于以下事实做出这一假设的：黑色大鼠喜欢生活在人类的屋舍附近，藏身于阁楼之中，聚集于污秽的垃圾旁边，偶尔也会游荡于田间地头。不难理解，这种啮齿类动物喜欢黏着人类，更是钟情于人类的垃圾与食物，所以它们也会躲在人类的船舶上沿着航道扩散到四方。如果跳蚤吸食了出现败血症状的黑色大鼠的血液，然后又从它们身上跳到了人的身上，那么跳蚤就帮助鼠疫杆菌突破了物种壁垒。但是，20世纪初提出的一些新假说突破了这种理论，因为有一些结果似乎表明人蚤也具备感染鼠疫的能力。而后，人们意识到，此类研究使人们对公共卫生和流行病预防的理解形成了冲击，这样一来，对这些问题展开争论，就不再只是纸上谈兵了。1933年，在摩洛哥再度发生鼠疫，而且在其疫源地很可能发生了人际传播。这使得相关争论一下子充满了迫切的现实意义。鼠蚤说和人蚤说之间的争论再度热烈起来，并愈来愈倾向于认为主要是人类而不是大鼠造成了查士丁尼瘟疫的发生。

流行病的生与死

到了 20 世纪 30 年代末，一批青年动物学家取得了一项新发现，导致鼠蚤说的主要支持者们纷纷改变观点。当时的人们认为，在查士丁尼瘟疫流行之时，欧洲大陆根本没有黑色大鼠存在。直到 12 世纪，它才随着东征归来的十字军来到了欧洲。在那之前，欧洲只有一种家鼠，即小鼠。而小鼠看来并不是鼠疫耶尔森菌的传播媒介。如此说来，在查士丁尼瘟疫发生时，西方世界是没有黑色大鼠的，所以也就不会有鼠蚤。连鼠蚤理论的主要鼓吹者里卡多·豪尔赫（Ricardo Jorge, 1858—1939）也很快就改弦更张，推翻了自己的研究结论，正式承认人蚤（即"致痒蚤":*Pulex irritans*）才是中世纪那场鼠疫的传播媒介。他带领其他一些研究者转投了人蚤理论。这种理论认为，人蚤才是造成那场世界性疫情的唯一原因，而大鼠及其寄生虫只是谱写了那场悲剧的序曲。自此，黑色大鼠导致疫病传播的假说就被归类到过时理论之列。人们开始相信，在人与人之间传播鼠疫的是寄生于人体体表的人蚤，在鼠际之间传播鼠疫的则是鼠蚤。而豪尔赫以大量实验研究为基础拔得了人蚤理论的头筹。他最初的实验就是到死于鼠疫的患者家中去捕捉致痒蚤，也就是人蚤，然后把它们放到处于败血症阶段的病危患者身上，由此轻而易举地证明了这些人蚤会受到鼠疫细菌的感染。接下来一步的实验更加棘手，却又必不可少，就是要证明人蚤能够将这种疾病传染给豚鼠。1941 年，这些实验被多份刊物发表，标志着这项关于鼠疫传播的新理论得以建立。人们对这种流行病及其传染方式的认识彻底改观。世界卫生组织也认可了这一观点，尽管其成员们还是谨慎地指出了该理论缺乏确定性。从此寄生于人体的致痒蚤就成为鼠疫研究中一个无法回避的话题。

法国历史学家弗雷德里克·奥杜安 – 鲁佐[6]（Frédérique Audoin-

Rouzeau，笔名：Fred Vargas，弗雷德·瓦尔加斯）在一篇出色的论文中，结合长期的历史学分析，对这些数据重新进行了审视。她发现，豪尔赫等人的一项开创性实验受到过强烈的批评。那项实验的结果暗示，跳蚤在自身没有受到鼠疫病菌感染的情况下，它的吻管也会对这种病菌起到被动转移的作用。不过，只有通过人为增加跳蚤的数量才能获得这样的结果。事实上，如果所吸食血液的病菌含量较低，那么就需要非常大量的跳蚤才能实现对病菌的被动传播。而且，那些跳蚤还必须在极短的时间内去叮咬另一个人，才能避免病菌因为长时间暴露在空气中而受到破坏。人蚤传播鼠疫的假说还忽略了一个事实，即跳蚤是因为从垂死的老鼠身上吸血而受到鼠疫病菌感染的。在人蚤理论充满争议的研究方法备受批评的同时，其所宣称的黑色大鼠很晚才出现于欧洲的论点也遭到了质疑。1952 年，罗伯特·波利策（Robert Politzer）的反对者麦克阿瑟（W. P. Mac Arthur）对这种说法的真实性提出了异议。据他所说，古罗马的人们都知道黑色大鼠的存在，它毫无疑问就是传播查士丁尼瘟疫的媒介。他援引在庞贝发现的黑色大鼠骨骸以及伊特鲁里亚考古发现的黑色老鼠啃噬船索的黏土画作为自己的证据。考古发掘从中世纪早期的遗迹中挖掘出了黑色大鼠的残骸，进一步佐证了麦克阿瑟的观点。由此，人们得以追寻黑色大鼠扩散的踪迹。这种老鼠原来生活在东南亚，后来来到了地中海的东部和南部海岸。20 世纪 30 年代的那些科学家宣称是十字军把这种老鼠带到了欧洲，他们忘记了在那之前的 12 个世纪里，中东（叙利亚和巴勒斯坦）以及非洲之角（埃及）与西方国家之间密集的商业和军事运输早已将欧洲与大鼠密切地联系在了一起。在伦敦、瑞士以及其他不少于 25 个欧洲城市中都曾发掘出黑色大鼠的骸骨，证明黑色大鼠早在公元前 4—前 2 世纪就已经进入了欧洲南部，已经出现于西欧的非地中海沿岸地区。尽管在古罗马时期和中世纪早期，欧洲还是有一些地区似乎没有遭到这种啮齿动物的入侵，但这个悬案看来已经得到了解决：造成查士丁尼瘟疫的元凶，就是黑色大鼠及它所携带的跳蚤。

黑色大鼠的问题还引出了另一个问题，那就是疫情终止的问题。在中世纪早期的这场大流行之后，鼠疫整整沉寂了 6 个世纪才再度暴发。鼠疫何以让西方喘息了这么长一段时间？对此，科学家并没有找到明确的解释。是因为它的多次反弹使人类和大鼠对其产生了免疫力吗？这种设想看似合乎情理，但无法验证。根据亨利·莫拉雷的研究，我们最多只能认定鼠疫在那段时间没有找到适合其存在的条件。鼠疫的回归非常突然。据史书记载，它是借着一场名副其实的细菌战的时机卷土重来的。1347 年，为了寻找更合适的牧场，蒙古铁骑向着欧洲西部进军，他们把鼠疫带到了热那亚共和国在里海的通商港外。兵临卡法（Caffa）城下的蒙古人将其团团围困。卡法是里海边的一个港口，也是连接基督教世界和伊斯兰世界的纽带。热那亚人控制的这座城市顽强地抵抗住了札尼别汗（Khan Djanisberg）率领的蒙古军队。就在城里的守军坚守不出之时，城外的蒙古军队中暴发了鼠疫，蒙古人只好做出了放弃攻打卡法的决定。但在撤离之前，他们孤注一掷地利用鼠疫患者进行了最后一次攻击。有人说这位蒙古可汗这么做是出于报复的心态，也有人说他雄才大略神机妙算，反正蒙古人把因鼠疫病死且长满了跳蚤的士兵尸体抛射到了城中。而城中聚集着因多日围城而陷入饥荒的大鼠和民众。于是鼠疫迅速传播开来。热那亚人被迫弃城选择由海路出逃。而鼠疫就随着这最后关头的逃亡蔓延到了欧洲。这场从 1347 年持续到 1352 年的瘟疫就是史上著名的"黑死病"。薄伽丘（Boccace，1313—1375）在其《十日谈》（*Décaméron*）中描述了佛罗伦萨的受灾情况：仅在1348年一年，那里就有将近一半人口死亡。威尼斯是当时欧洲最富有的城市之一，在1347年底约有15万居民，而这场鼠疫每天都要从那里带走600余人的生命。而且，这场鼠疫并不满足于摧毁沿海和沿河地区。仅用一年时间，它就在扫荡意大利、西班牙和法国之后来到了英国和德国，并且继续向北扩张。1352年，它蔓延到了莫斯科。这场鼠疫造成了人口锐减的灾难性后果：它杀起人来远比战争无情。当时欧洲人口的三分之一，即2500万~4000万人，丧生于这场大瘟疫之中。乡村与城市十室九空。这一波大流行是有史以来持续时间最长、致死率最高的一次。

黑死病有时被人比作一场核战，其影响非常深远。在那波大流行之后，鼠疫在欧洲逗留了几个世纪。每十年都会在某个地区暴发一波新的疫情。这种疾病会在一地集中暴发，而十年之后又在另一地死灰复燃。一直到16世纪，西方一直生活在对不断反弹的鼠疫的恐惧之中。那些岁月之可怕，不光在于人口锐减；对生者来说，那也是一段充满不公平、猜忌和冤屈的恐怖时期。人们在绝望之中相互仇视、相互猜忌，互相指责对方传播了鼠疫。那时候流行告发鼠疫传播者，对他们仓促定罪，根本不给他们辩驳的机会。意大利小说家亚历山德罗·曼佐尼（Alessandro Manzoni，1785—1873）在其名著《约婚夫妇》（*Les Fiancés*）中就讲述了这样一些故事。一名卫生专员和一名理发师被人诬告把一种淡黄色液体涂在米兰一些房屋的墙上来传播鼠疫。大家都相信这确是一起蓄意投毒事件。更何况理发师恰好在炼金术方面有些才华，恰好拥有几罐炼金所需的油膏，而人们就怀疑那是用鼠疫患者腹股沟的脓水和唾液制成的。负责审理此案的法官们一味采信了诬告者的虚假证词和被告在屈打成招之下所作的供词。理发师及其朋友被判了刑，他们的家门前被竖起了一根耻辱柱以示诅咒。还有一则往事出自普罗旺斯。1580 年该地区暴发的鼠疫是当地历史上致死人数最多的一场瘟疫。面对这场疫情，当地人对一名所谓的鼠疫传播者发起了审判。那是一位隐士，他同时也是调香师和治疗师。这个可怜人曾经备受尊敬，而今却被控传播死亡。判决很快下达，没有辩驳的余地。他被控犯下了"欺骗、妖言惑众、在公众场合品行不端、散布异端邪教、叛教、使用巫术、亵渎宗教、伤风败俗、淫乱放荡、滥用权力以及贪污公款等罪行"[7]。他于 1588 年 12 月 23 日在受审后被判处死刑。这桩案子只是众多类似案例中的一件。为了消除鼠疫带来的恐惧，许多无名人士都被人们打着上帝的旗号或冠以魔鬼的名义而定罪。有多少一度受人尊重的治疗圣手、游方医生和奇人异士被推上了审判台，连申辩的机会都没有？在这些或对或错的审判中，对圣徒罗克（Saint Roch）的审判被载入了史册。这位虔诚的信徒致力于在意大利照护罹患鼠疫的穷人，他笃信自己能够从鼠疫中幸存下来是一个奇迹。这样一个好人却在自己 1295 年出生的城市蒙彼利埃被指控为间谍，最终死于监狱的单人囚室之中。在他死后，他作为治疗师的天赋才得到了世人的承认；再到后来，每当有鼠疫疫情暴发，他就会被民间当成守护神来供奉。

当时的医学在鼠疫面前完全无能为力。在它所给出的为数不多的忠告中，最重要的还是预防，以及这样一句言简意赅的建议："快逃！远一点！久一点！"（cito, longe, tarde）为了治疗或预防这种疾病，人们提出过众多方案，但没有一种是有效的。一个世纪接着一个世纪，人们一直在研究应对之方，其中也不乏一些有效的，尤其是有些方法调和出了一些能令跳蚤落荒而逃的气味，比如羊毛脂，把它涂在马毯上或者身体上，能令跳蚤打滑并阻塞它们的吻管。但由于当时的人们并不理解这种方法的原理，所以也只有一些偶然采用了这种方法的油料商人和马车夫受到了它的庇护。当时的医生们毫不掩饰自己对这种疾病的病因的无知，也难怪他们会遭到民众的报复。医学界内部无休止的争吵令许多医者心灰意冷。在对这种疾病的解释上，传染病医生们认为它是瘟疫的瘴气造成的，并痛斥那些反对传染论者提出的主要病根在于身体的论调。这种到底是疫气致病还是身体失调之间的争论令人在恐惧之外更陷入了无所适从的困惑。医学在鼠疫面前不仅无效而且无用，只可能给医生带来危险。而且，当时的医生都很容易被怀疑是在勒索患者的钱财，除非他们受到某些宗教权力庇佑，否则极有可能被判处苦役或绞刑。行医者为鼠疫患者治疗，要冒着双重风险，一是自己受到传染，二是被诬告为巫师而遭受审判。1468年，意大利帕尔马有一位见证者是这么说的："在鼠疫疫情消除之后，之前一直在救治病人的医界人士和行医者就会被指控犯有各种故意谋杀罪或过失杀人罪而被捕入狱，而他们冒着生命危险辛苦赚来的钱也被粗暴地没收了。"[8] 欧洲所有的国家无一例外都出现过对医生进行疯狂清洗的运动，发誓要把这些曾经尝试从地狱里拯救他们的人们打发去见魔鬼。巴黎的一位医生在自己回忆录中说，他曾在圣母院前的广场上看到疯狂的人群企图闯入巴黎主宫医院去屠杀那里的医生。"要是当时有人知道了我是医生，那我就会被当场撕成碎片。[9]"医生并非唯一受到这种不公正对待的群体，还有一些可能接触到患者的职业，如护士、游医，甚至香料师，都可能因为照护过病人而付出生命的代价。

在疫情结束后，那些负责把鼠疫死者从医院运送到太平间的收尸人以及负责将他们送往最后安息地的入殓师就失去了用处而陷入了险境。在收尸人中，有的是人们花重金雇用的，也有的是为了获得减刑而从事这项活动的犯人。他们身穿黑色长袍，把脸藏在风帽里，鼻子上套着一个塞满草的假鼻子，奔忙于运尸路上。他们是唯一必须直接接触到鼠疫死者的人。他们被从社会底层招来，冒着生命危险承担起了运送尸体的艰巨任务。在 18 世纪以前，他们还常常要面临司法诉讼。人们经常指控他们偷盗、贪污和勒索钱财。他们的生活比流浪汉、乞丐、行吟诗人或街头卖艺人强不了多少。记录此类指控的卷宗数不胜数。从中可以读到他们遭受的刑罚，例如在 14 世纪的德国就有几个这样的可怜人在屈打成招后被起诉遭到了刑罚。这些为了帮助鼠疫患者而与他们接触的人却被怀疑心怀阴谋而被指控为"恶魔之手"。他们被活活剥皮，身体被烧红的铁钳撕烂，再被拖去示众。曼佐尼的故事还记述了一些被称为"卡赛布里尼"（cassebrini）或"莫奈蒂"（monetti）的人的暴行。民众总是把恐慌的矛头指向穷人。在 14 世纪中叶，正当鼠疫在整个欧洲肆虐之时，法国颁布了第一部类似的法律，责令贫民、无业者和乞丐服从王室命令离开巴黎，否则就要受到"先上刑柱示众再被流放"的刑罚。犹太人也被视作魔鬼的家人。在让·德吕莫（Jean Delumeau）[10] 创作的悲剧壁画中，犹太人总是被描绘为有罪的嫌疑人。1721 年，即 18 世纪马赛大瘟疫期间，卡庞特拉主教发出了这样的警告："公众敬请注意，犹太人乃耶稣基督之敌……他们是我们的奴隶。他们视我们为狂热分子，他们认为我们的财产是篡夺得来的，他们声称我们的财产是属于他们的，因为他们相信整个世界都是属于他们的。"[11]

卡波[1]和犹太人……一旦社会脱离了正义者的控制，历史怎能不重演？民众的报复针对的不仅是上述那些人，甚至还指向了动物。在基督教的神话中，撒旦是以山羊的形象出现的，狼是邪恶的化身。在此类大清洗运动中，除了乞丐、酒鬼、流浪者和麻风病人会遭到驱逐以外，还有一些动物也惨遭横祸，尤其是狗和猫。而跳蚤和大鼠却无人过问。丹尼尔·笛福（Daniel Defoe, 1660—1731）在1655年伦敦鼠疫的几年后对当时的情况进行了描述：在这场疫情中，有4万只狗被屠杀，而被杀害的猫是狗的五倍多。1540年，法国部分地区农村的民众发起了一场运动，驱赶小鼠、蠕虫、毛虫、蚱蜢和金龟子等他们怀疑可能传播鼠疫的动物。直到18世纪，人们还会对可能导致人类死亡的动物判处绞刑。

之所以要寻找这么多替罪羊，是出于对死亡的恐惧。而与恐惧相伴而生的则是渴望逃离。但不是谁都能逃得掉的。最先逃离疫情地区的，总是高门富户。他们有能力放弃自己本来的住处躲到远离疫区、与世隔绝的另一套宅邸中去。在富人们离开后，穷人们就会将他们弃置的房屋洗劫一空。穷人们这么做的借口是，这是对这些为富不仁之人在引发了疫情之后一走了之、弃小民们于不顾的行径的惩罚。在留下来的人的心中，会觉得自己已然没有什么可以失去的了。仇富和驱邪纠结在了一起。许多作者都描述过当时这种从城市到乡村的逃亡。有一篇关于1580年普罗旺斯地区艾克斯市暴发鼠疫的文章对此做了详细的记录：从8月11日起，贵族们开始逃亡，躲到了各自的城堡之中。从9月12日起，这个过程进一步加速了。几乎所有的市议员

---

[1] kapo，纳粹集中营里管理其他囚犯的囚犯头子。——译者注

都逃走了，市议会随之停止运作了一年多时间。权力机关几近消失，因为没有几个官员还在恪尽职守，实际上他们也很快就放弃职责离开了这座城市，这样一来整座城市就陷入了无政府的混乱之中。掌权者都这么害怕，致使恐怖的氛围笼罩全城。到了年底，教士们开始逃离，之后就是警察部门的官员和审计部门的代表。还有一些人其实也想溜之大吉，比如肉店和面包店的经营者们，然而碍于他们职业的特殊性，一旦离开，必将遭受可以想见的重大损失。

无处不在的污垢

贫富之间的差别，就在于瘟疫发生时能否逃离吗？有些人说不是的。他们甚至说瘟疫对待富人和对待穷人是不一样的，跳蚤对待富人和对待穷人也是不一样的。用身上跳蚤的数量来作为衡量贫富的尺度，应该是可行的：毕竟，中世纪的平民百姓身上长满了这种虫子。普拉特尔（T. Platter，1499—1582）证实，在 15 世纪，这些寄生虫无所不在："你根本想象不出，那些大大小小的学生身上、那些底层百姓的身上到底有多少这样的虫子。"[12] 跳蚤不光聚集在人穿的衣物里，还会在人住的房间里繁殖。为了避免跳蚤的侵扰，人们想了很多办法。1393 年的一位作者就曾经建议：

"每到夏季，就千万要注意别让跳蚤闯进您的房间、闯到您的床上。要防跳蚤，据我所知有六种办法。有人说在房间里撒些桤木叶子，就可以令跳蚤动弹不得；同样，我还听说只要把胶或松脂涂抹在面包片上，将其置于卧室中央，再在面包片的中心位置放一根燃烧的蜡烛，跳蚤就会被吸引过来，被胶粘住，落入圈套；我自己试过另外一种行之有效的办法：取一些粗糙的呢绒，铺在房间里和床上，所有钻进去的跳蚤都会被困在里面，您要做的就是把它们从绒布里捉出来，再把它们扔到您想扔的地方[13]……"据说"跳蚤的叮咬总是令人无法安眠，它谁也不放过，就算是国王或教皇也不能幸免。捉跳蚤可不容易，因为它弹跳起来轻盈敏捷。而且，每当要下雨时，它下口就特别重"。[14]

　　跳蚤面前人人平等，它才不管你的高低贵贱。历史学家弗朗索瓦丝·希尔德斯海默（Françoise Hildesheimer）指出："华美的服装如果不洗干净，就和农民穿的破衣烂衫一样招引跳蚤，可惜没有人发现洁净和跳蚤之间的关系。"[15]或许出于信仰，也或许出于习惯，当时的人们不承认肮脏的生活方式可能传播疾病。我们已经提到，他们并不认为跳蚤和虱子是寄生于人体之上的外来动物。他们觉得它们是来自人体本身的。令人惊讶的是，在长达数个世纪的时间里，人们一直认为"这些微小动物和瘙痒感都是从人体内部分泌出来的"，这些聚集在衣物上的小虫子是从皮肤中钻出来的，是人体器官的产物，就像那些从腐烂的肉中长出来的蠕虫一样。不要忘记，直到18世纪中叶，人们依然相信生物自然发生说。所以，当时的人们认为，对抗寄生虫侵害的唯一方法就是控制自己的体液。凡事都得问个原因，而跳蚤滋生的原因在于人体的内部机制。如此说来，通过清洗的方法来消灭跳蚤并不是顺理成章的事情。因为既然体液是滋生跳蚤的根源，那么就算把它们洗掉，它们也会重新生出来。所以，那时的人们会掐跳蚤、捉跳蚤，但从来没有想过通过洗衣和洗澡的方法来彻底摆脱跳蚤。他们还不理解健康、污垢和跳蚤之间有什么关系。而且，那时的人们还顽固地认为水是很危险的。所以在13世纪还非常盛行的公共澡堂渐渐地消失了，以至于到了17世纪，巴黎剩下的澡堂已经寥寥无几。浴缸变成了花园里的装饰品。到了17世纪中叶，巴黎已经没有任何医生拥有浴缸了。人们之所以畏惧水，是因为他们认为水会令皮肤毛孔扩张，从而使疫气得以进入人体。连教会都反对人们洗澡。无论是在公共澡堂还是在私家浴室，洗澡不是都为诲淫创造了条件吗？所以在当时的人们眼中，桑拿浴室就等同于妓院和窑子。相反，不注意个人卫生却很自然地得到了人们的认同。没有人会责怪自己的伴侣肮脏，因为大家都认为肮脏是正常的。这样一种对水的厌恶是不分贫富的。在那时，所谓的洗漱就是干擦身体，只有在洗脸和洗手时会象征性地用一些水。到了18世纪末，洗澡的习俗才慢慢普及开来；直到19世纪，这种卫生习惯才前所未有地发扬光大起来。

虽然富人家庭有时会支使仆人捉跳蚤，但就肮脏程度来说，平民百姓和富裕的资产阶级也是平等的。从16世纪开始，才出现了换衣服的习惯。"对于洗澡，人们除了心有疑虑，还认为它毫无用处。既然衣物会把人的汗液和污垢带走，那么换过衣服不就等于洗过澡了吗？"[16]不过这并不意味着当时的人们愿意清洗身体了。人们对换衣服的排斥还是比不上对接触水的排斥。而随着时代的发展，在不同的社会阶层中，换衣服这种新习惯渐渐流行开来。宗教界人士发展出了每两周换一次衣服的习惯，不过在很长一段时间中，所谓的换衣服也仅仅局限于换衬衫。直到17世纪末，人们才开始习惯换袜子和领子。外套、丝质内裤和假发都是不换的。那时的人们是不洗头发的，最多只是摘下假发让头发透透气。等到再次戴上假发，跳蚤就又钻到头发里了。事实上，那时的贫富差异主要体现于居住条件而非身体卫生状况。穷人们挤在满是垃圾污秽、脏水横流、老鼠恣意滋生的房子里。下水道不完善，街上遍地都是淤泥和污水，厕所都是露天的，架在坑道上的马桶圈在闲时都被悬挂起来。这些都令穷人聚居的街区永远弥漫着一股乌烟瘴气。鼠疫不是贫穷导致的疾病，而是脏乱带来的疾病。那些土筑的房屋肮脏不堪、四处开裂，还有它们那永远关不紧的屋门、夯土铺的地板和从屋内就可以上去的阁楼，都为老鼠的泛滥提供了条件。屋子的天花板就是用一些木板搭成的，板子之间并没有紧凑地拼合起来，所以跳蚤可以通行无阻。与此相反，贵族富户的住房则能够更好地防范老鼠及害虫的入侵。它们的地板是用瓷砖或石料铺砌的，天花板是拼接密实的，屋顶上盖着瓦片或石板。而且富人的住宅都远离贫民区，所以不怎么会吸引传播疫病的媒介动物。

实际上，后来人们发现，鼠疫的疫情都发端于粗陋破旧的房屋，而非富丽堂皇的寓所。所以，从 14 世纪到 18 世纪，是居住条件以及与之相关的老鼠的多少造就了社会在鼠疫面前的不平等。不过，许多平民百姓和宗教人士的家里都养了猫，它们在守护着这些穷人们。猫捕食老鼠，保护了民众和教士。然而，那时的人们从来没有把传播鼠疫的罪责归咎到老鼠身上，更别提跳蚤了。他们本该警醒地注意到这个事实，即鼠疫的发生是与老鼠的习性相依相伴的。老鼠喜欢钻到成堆的布料和装粮食的袋子中。鼠疫常常是借由装棉布的包裹被带到一个地方的，而老鼠就喜欢在存放布料的仓库里繁殖。老鼠会跟随着人类卸载、存放和加工布料和粮食的轨迹进行运动。老鼠及其身上的寄生虫会藏身于商人采购的服装中被从船上卸下来、存放在店铺中或转运到各地。鼠疫经常就是这样跟着面料商人一起来的。从许多史料记载中，可以追溯到许多鼠疫疫情发源于某些摊贩卖出的衣物或某些富商销售的面料。有时，是一些来自遥远地区的商船把它们带来的。其中有许多都是运输东方面料的商船。18 世纪初，一艘名为"伟大的

圣安托万"号的商船又把早已销声匿迹的鼠疫带到了法国。那场疫情
蔓延到了普罗旺斯，造成了将近四万人死亡。那是鼠疫在西欧的最后
一次大规模暴发。在摧残了普罗旺斯之后，那场鼠疫还袭击了北非，
在拿破仑指挥的埃及远征军中暴发。

有一幅关于雅法鼠疫受害者的名画讲述了那场疫情中的一则逸
事。1798 年 4 月 28 日，拿破仑不得不放弃对圣让达克尔的包围。他
要求尽快结束罹患鼠疫的士兵的生命，以减少他们的痛苦。那些士兵
是在行军穿越叙利亚沙漠途中发病的。军医勒内－尼古拉斯·德热内
特（René-Nicolas Desgenettes, 1762—1837）拒不从命，将军拿破
仑最终接受了把病号送往雅法的提议。大卫（David）的这幅名画表
现的就是这位未来的皇帝探望鼠疫病人的场景：一位老医生正切开脓
疮排出脓液，就在拿破仑脱去手套试图触摸脓疮之际，一位士兵抓住
了拿破仑即将碰到脓疮的手。其实，在画家大卫所塑造的这个传说之
外，那一天真正冒了风险的人是德热内特，因为他为了向士兵们证明
鼠疫不会传染而直接把脓液注射到了自己体内。

随着这第二波大流行的平息，西方国家渐渐淡忘了鼠疫。但它还
在亚洲持续着。它在中国云南再度暴发，然后传播到广州，并蔓延到
了香港。1894 年，耶尔森就被请到香港去研究鼠疫。这最新一波的
流行范围很小，但还是在 1900—1925 年传播到了欧洲所有的港口。
1919—1922 年，巴黎的贫民窟报告了 100 多例鼠疫患者。生活在那
些贫民窟里的，都是被从法国首都赶出来的拾荒者，而那里到处都是
可能传播鼠疫的大鼠。不过，这些都还算是散发性的病例。很长时间
以来，有许多人都认为，这波疫情所具有的传染有限的特点，堪称交
叉免疫的一个经典案例。鼠疫的发生，牵涉两个"储蓄宿主"，即人

类和大鼠，还有一个媒介物种，即跳蚤。拉·封丹有一则寓言把老鼠分成了城里的老鼠和乡下的老鼠，拉·封丹这样做是对的，因为它们确实属于几个不同的品种，而且每个品种都有着各自不同的免疫系统，带着各自不同的细菌。从 18 世纪开始，有一种原产于亚洲、已经在俄罗斯和里海的温带地区以及日本和中国北方建立了自己生态圈的灰色大鼠扩张到了欧洲。由于某种未知的原因，这种灰色大鼠取代了黑色大鼠所占据的位置。有人提出了一种假说，认为这种名为褐家鼠（Rattus norvegicus）或沟鼠的啮齿类动物可能遭受过一种与鼠疫耶尔森菌颇为相似的突变细菌"假结核耶尔森氏菌"的感染[17]。这种病菌感染传给人类的可能性很小，却能使褐家鼠获得某种交叉免疫力，保护它们免受鼠疫侵害。从 18 世纪开始，欧洲有大量感染过假结核耶尔森氏菌的大鼠产生了对鼠疫耶尔森菌的免疫力。这样一来，虽然鼠疫杆菌在 20 世纪再度出现，但可以说，欧洲大陆已经实现了对鼠疫的免疫。所以说，第二波鼠疫大流行之所以得以告终，第三波大流行之所以遭到了顽强的抵抗，可能都要归功于这种来自北方的新的大鼠品种的入侵，归功于它们所携带的相近病菌对鼠疫病菌形成的自然免疫。

如今，虽然可以使用抗生素来对抗鼠疫，但鼠疫并未消亡。在俄罗斯、中国、印度，以及非洲、南美洲和中美洲，甚至最近在美国的亚利桑那州、新墨西哥州和犹他州，时不时会有一些零星病例的报告。在过去五年间，人们记录到了 12500 例人类鼠疫的病例，其中 97% 发生于非洲。如果发现得不及时，这种疾病依然是致命的。各国卫生当局一直对其保持警惕，因为鼠疫是永远无法被根除的。尽管这种疾病看起来已经把自己所有的秘密都展现给了人类，但我们对这种病菌的储蓄还了解得不够透彻。世界各地的啮齿类动物身上仍然储存着鼠疫耶尔森菌，而且它还在不断产生新的耐药性，这都要求我们一刻都不能放松对它的戒备。

新发与异变

  还有一种曾经制造过恐慌、至今仍未消失的疾病，就是梅毒。诚然，艾滋病的出现夺走了梅毒在性传播疾病（STD，法语缩写 MST）中的头把交椅。诚然，人们的记忆中，鼠疫留下的伤痛依然最为鲜活。但不要忘记，14 世纪末这种尚不为人知的疾病暴发得何其凶险、何其突然。不要忘记，它所引发的恐惧延续了好几百年，直到近代发现抗生素才能对其加以医治。它发作得那么突然，难免唤醒人们内心深处的恐惧。不过，虽然人们常常把它与麻风病相提并论，但它其实与鼠疫或麻风病都毫不相干。它的病原体和它们不一样，它的储蓄宿主和传播方式和它们不一样，它的多态性临床表现以及它的变形也和它们不一样。要知道，梅毒千变万化，是一种多变的疾病；把那么表象各异的形态归集到这同一个标签之下，并非易事。

  安布鲁瓦兹·帕雷（Ambroise Paré，1510—1590）是一位随军外科医生，一位脚踏实地、积极行动的实干家。他因为屡屡参与对士兵的救治而得以见证了这场于 15 世纪末在欧洲暴发的梅毒之祸。他渐渐熟悉了这种新疾病，学会了如何识别它、如何诊断它、如何尽可能地缓解患者的痛苦。在此过程中，有一个不同寻常的问题一直在困扰着他：这种疾病会消失吗？他在 16 世纪中叶写道："现在的梅毒比起刚出现时，已经不那么厉害，且更容易治疗了；因为它会随着时间而趋于缓和……看起来，随着时间推移，它终有一天会消失的。"[18] 与此同时，最早的传染理论学家[1]，曾于 1521 年发表叙事诗《梅毒是一种高卢病》(*Syphilis, sive morbus gallicus*)[2] 的意大利帕多瓦大学医生吉罗拉莫·弗拉卡斯托罗（Girolamo Fracastoro）断言："这种疾病正在衰退，要不了多久它就将无法通过接触来传播了，因为它的毒性正日益减弱。"[19] 这两位伟大见证者所描述的这一事实，当时其他一些作者（其中有医生，有患者，也有一般的历史记录者）也都曾记述过。他们所有的人都觉得这种疾病将随着岁月流逝不断衰变，其终结指日可待，因为症状的逐步减轻必然预示着它渐渐走向消亡。这些人之所以产生这样的错觉，其实是因为这种疾病不光新颖，而且变化多端。梅毒从来不是一成不变的：无论是它的名称、临床表现，还是医学对它的认知以及它对社会的影响，它的一切都在变化着。梅毒是一种形态复杂、变化万千的疾病，是一种擅长在自然与文化的边界上浑水摸鱼的疾病，是一种面貌多端的疾病，其变异品种直至今日仍层出不穷。

　　在长达 20 多年的时间里，许多医学论文都对某种新疾病做出了相似的描述。这种疾病来势凶猛、症状壮观、令人震撼。它的最初几例病例报告于福尔诺伏之战（1495 年 7 月 5 日）。曾在那场战争中服

---

[1] 弗拉卡斯托罗提出，疾病的传染是借助"我们感觉不到的活性粒子"实现的。正因为如此，虽然他提出的概念并不足以与巴斯德的理论相提并论，而且其中有很大一部分充满了来自帕拉塞尔苏斯（Paracelsus）宇宙论的神秘主义色彩，但人们依然将他视为微生物学古老的先驱。

[2] 这是一首由 1300 行按史诗传统写就的诗句组成的拉丁语诗篇，分为三节：第一节阐述了这种疾病的原因和表征；第二节介绍了汞治疗法；而第三节则介绍了愈创木治疗法。在第一节中，弗拉卡斯托罗讲述了牧羊人西菲利斯（Syphilis）的神话，而梅毒的拉丁学名就来自这位牧羊人的名字。这一诗篇不仅在医学和历史学上颇具研究价值，其文学价值也备受称道。法国大诗人龙萨（Ronsard）在《法兰西颂》（*La Franciade*）的序言中，就对这一英雄史诗风格的拉丁文诗篇进行了赞美："当代的弗拉卡斯托罗的文笔虽然略显晦涩，但他对西菲利斯的描绘十分精彩。"

役的意大利威尼托医生贝内德托（Benedetto）回想起身患这种神秘疾病的士兵们所受的折磨时，这样写道：

"法国病（梅毒）是一种新疾病，或者说它至少是我们的前辈医生所没有见过的一种疾病。它通过性接触传播，截至我出版此书之时，已经从西边溜到了我们的身边。它在身体上表现的症状极其令人作呕，造成的痛苦极其巨大，尤其是在夜里。可以说它的可怕程度超过了通常无法治愈的麻风病或是象皮病，并将生命置于危险之中。"[20]

尽管这种疾病的表现并无定式，但还是可以从当时的医学文献中推测出其典型的临床表现。法国诗人让·莫利内（Jean Molinet，1435—1507）形容它是一种"凶猛可怕的恶疾"。其发病初期的表现常常是阴茎脓肿，从中流出腐臭的脓血，持续数月之久；接着皮肤溃烂先是扩散到整个阴囊，然后全身都会布满这种脓包并发生溃烂。除了这些折磨以外，还伴有骨骼和头部的剧烈疼痛，致使患者无法入睡。帕多瓦大学培养的外科医生亚历山德罗·贝内德蒂（Alessandro Benedetti，1450—1525）曾经从军参加福尔诺伏之战，他说他看到过许多患病的军士眼睛、手、鼻子和脚都烂掉了。有的人还观察到了其他一些表现，比如有人嘴唇和喉咙发生溃疡，有人局部或全身瘫痪，有人失去了耳朵，有人失去了睾丸，甚至有人失去了男性生殖器。这种疾病不只是神秘未知、发病凶猛、极其痛苦，而且病状可怖。

在荷兰学者伊拉斯谟（Érasme，1469—1536）于1529年发表的题为《悲惨的婚姻或不般配的结合》（*Le Mariage funeste ou l' Union mal assortie*）的对话录中，主人公探讨了一位16岁姑娘与一位贵族的婚姻。这位贵族以两件事出名："喜欢撒谎，并且浑身长痘；这种痘痘到底是什么谁也说不清，反正各种说法都有。"对这位求婚者的描写令人脊背发凉:"鼻梁是断了的,一条腿是跛了的……双手像弯钩一样伸不直,口气臭得能将人熏翻在地,眼睛也失明了,脑袋总是止不住地摇晃,耳鼻中还不断流着污血。"[21] 通过这番描绘,作者勾勒出了一个身体和道德都极其丑陋的男人形象:这个男人一门心思想要毁掉一个无辜女孩的人生,而丝毫没有良心上的愧疚。伊拉斯谟忧郁而敏感,总觉得这种病魔就在自己身边出没,每次出行都会不停地抱怨自己所到之处的饮食、空气和气候。在他眼中,这种疾病比麻风病更可怕,因为它不仅发展得更快,还会造成丑陋可怕的畸形。他害怕这种疾病,因为它可以通过各种渠道传播,"亲吻、交谈、触碰、一起喝酒都可能传播这种疾病。我们还可以看到,与这种疾病相伴而生的,还有仇恨;所有落入它的魔爪的人都热衷于把它传给尽可能多的其他人,尽管这样做对他自己一点好处也没有。"伊拉斯谟对这种可怕的传染病忧心忡忡,他确信这种疾病不仅会摧残肉体,同时还会腐化灵魂。他主要从道德家而不是自然研究者或临床研究者的角度来思考这种疾病。他的这篇对话录提出了在一方隐瞒缺陷的前提下结成的婚姻是否合法的问题,并让我们得以窥探到这种不到十年就席卷了整个欧洲而且不断改变面貌的传染病引发过何等程度的恐慌。

这种疾病令人困惑的,不只在于它的变化,而更在于它变化的速度。通常,人们认为,一种新疾病之所以在暴发之初异常凶猛,是因为机体在初次遭遇一种全新的病原体时对于这个敌人一无所知且毫无防备。而随后其烈度就会渐渐缓和,那是因为它的目标人群对它产生了免疫抵抗力。不过,这种疾病的变化发生得太快了,还不到一代人的时间就发生了变异,所以不可能是获得了自然免疫的人类个体通过进化选择机制造成的结果。既然人类并未发生改变,那么就是细菌为了能传播得更好而对自己进行了调整[22]。因为，要是寄生虫在没有找到新的宿主之前就太快地杀死了自己的宿主，就会令自身陷入绝境。而那不勒斯病（梅毒）会令患者变得面目可憎、极其丑陋而使其丧失对异性的吸引力，这并不利于这种病原体通过性渠道进行传播。这样一种进化选择压力很快就对代际更替周期远远短于其宿主的病菌产生了作用，使毒性较低的菌株获得了进化选择的青睐。进化论者将该过程称为"进化权衡"（trade off）：微生物丧失部分毒性而获得更大的传播力。这样一来，梅毒就从最初人们所认知那种极其痛苦的急性病渐变成了由连续不同的几个阶段构成的慢性病，每个阶段都对一种特定器官产生影响。梅毒的弱化，完全合乎 17 至 18 世纪的克劳德·凯泰尔（Claude Quétel）[23] 所说的"缄默协议"。而伊拉斯谟深陷于对这种传染病的恐慌之中，而没能注意到就在他眼皮底下发生的突变；不过他还是指出了这种疾病的名称难以确定，而这种困难并不是由于人们没有为它命名，而是由于人们为它取的名字太多。

很少有疾病会有这么多奇奇怪怪的名称。它既有拉丁学名，又有医学通称，也有学术新名，既有俗称，又有绰号，也有别名，还有各种派生出来的名称。各种各样的名称简直叫人无所适从，其实反映的都是这同一种疾病发展出的新特点和它在欧洲大陆的扩散进程。它的各个名称都是有其时代背景的。梅毒暴发于发现美洲大陆之后的几年间。最先受到这种新灾难震撼的人，是西班牙的一些医生。据他们描述，1493 年在巴塞罗那，也就是克里斯托弗·哥伦布从美洲回来后不久，就出现了几个身患一种未知疾病的病例。西班牙医生罗德里格·鲁伊斯·迪亚兹·德·伊斯拉（Rodrigo Ruiz Diaz de Isla, 1462—1542）说自己为哥伦布舰队的几位水手检查了身体，他们因为身上长了皮疹而来向他求医。他说："我对此病很有经验，因为我对发现那个国度的第一舰队的人员进行过治疗，很多患有这种疾病的病人是坐着第一舰队的船回到西班牙的。在法国国王查理尚未发兵那不勒斯之时，我在巴塞罗那就已经治疗过身受这种疾病折磨的患者了。"[24] 他进一步补充道："所以我把它叫作'西班牙海岛[1] 蛇皮病'，这个名称是合乎全世界为疾病命名的惯例的，因为各国都是根据自己认为的疾病发源地来为一种疾病命名的。"迪亚兹当然可以按自己的意愿来为这种疾病命名，不过他仿佛没有察觉到这种疾病的名称已经花样繁多了。在西班牙，它常常被叫作"脓疱病"（bubas）。有些人把这个词理解为麻风病，也有一些人将其理解为天花。还有一些由它派生而来的名称[25]，如"蛇皮病"（mal de la bua）、"蟒蛇病"（della boa），或者就叫作"蛇病"（bua）或"脓疮"（buvas）。也有人根据自己认为的这种病的来源地为其命名，所以有些地方的人们叫它"加利西亚病"，而另一些地方的人们又叫它"那不勒斯病"，还有人把它叫作"法国病"或"高卢病"，因为法国国王查理八世（Charles VIII）对这种疾病的传播起到过非常重要的作用。

一种疾病，百种名字

路易十一世（Louis XI）的独子查理八世在其姐姐结束摄政之后登基。这位年轻的君主怀揣着军事冒险与辉煌征服的梦想。1494 年

---

[1] 罗德里格·鲁伊·迪亚兹·德·伊斯拉所说的"西班牙海岛"指的是伊斯帕尼奥拉岛，也就是今天的多米尼加共和国。为该岛命名的，是克里斯多夫·哥伦布及其船员们。他们在返回西班牙之前，在那里逗留了好几个月，充分地享受了那里美好的气候和逍遥的生活。

9月2日，查理八世打着法国王室享有那不勒斯王位继承权的虚假借口，率领一支多国士兵混编而成的军队进入了意大利。罗德里格·鲁伊斯·迪亚兹·德·伊斯拉写道："这支军队中有很多感染了梅毒的西班牙人，这种疾病随即就在军中蔓延开来。"但没有什么能阻止这支军队的前进。据马基雅弗利（Machiavel）所说，查理八世"手里拿着粉笔"[1]就征服了意大利。征服罗马后，法军举行了盛大的宴会，随后于2月22日进入了那不勒斯。5月12日，查理八世打扮成拜占庭皇帝的样子，坐着四匹白马拉着的马车，大摇大摆地进了城。不过他没能在那里待多长时间。占领军的奸淫烧杀抢掠等暴行激起了那不勒斯人的仇恨。随着民众反抗的热潮，教皇亚历山大六世（Alexandre Ⅵ）、米兰公爵和西班牙国王联起手来将法国侵略者赶出了意大利。法国人溃不成军地开始逃跑。征服意大利的梦想破灭了，疲于奔逃的队伍唯一的目标就是：赶到阿尔卑斯山，重返法国境内。1495年7月5日，他们在福尔诺伏之战中勉强突破了联军的围追堵截，回到了法国。他们的这场军事行动就这样结束了，没有得到鲜花，也没有得到任何战利品，这位君主带回来的只有文艺复兴的萌芽。当然，藏身于大兵们的战衣中来到法国的，并不只有这些。诙谐的伏尔泰（Voltaire）在一首滑稽短诗中精彩地写道：

法国人真是昏了头，

一下打到意大利。

---

[1] 马基雅维利在其《王子》（Le Prince）一书中借用了教皇亚历山大六世的这种说法。意思是说，对于查理八世而言，征服意大利就像用粉笔在房门上画个标记一般容易。

稀里糊涂地抢到手，

热那亚、那不勒斯和梅毒。

然后被打得到处逃，

丢掉了到手的两座城。

还好保住了梅毒病，

这一趟总算没白跑。[26]

　　来到法国后，这种疾病的词汇得到了进一步丰富。人们通常称之为"那不勒斯病"，但在学术文献和史料中，尤其是在让·莫利内的作品中，已经出现了"vérole"[1]一词，并常常使用"大"字加以修饰以将其与"天花"（variole）区别开来。医生们也纷纷自作主张地为其命名：如"vairolle""grosse vayrolle""varole"或"variola"[2]等。战争结束后，查理八世的军队就解散了。来自加斯科涅、弗拉芒、瑞士、西班牙、意大利、匈牙利以及其他地方的士兵都各自返乡。沿着他们的足迹，便可追踪到这种疾病在全欧洲乃至欧洲以外地区蔓延的路线。由于人们总是习惯于把错误归咎于外国人（当然就梅毒的蔓延而言，这样做也不无道理），对这种疾病的称呼就构成了一条连续的谴责链条：葡萄牙人叫它"卡斯蒂利亚病"，摩尔人叫它"西班牙病"，英国人叫它"法国痘"，德国人叫它"法国病"，弗拉芒人叫它"西班牙痘"，波兰人叫它"德国病"，莫斯科人叫它"波兰病"，土耳其人也叫它"法国病"。还有一些民族的人们则表现出了更多的想象力，比如

---

[1] 意为"花柳病"，但在法语中该词亦可指"天花"。——译者注
[2] 这几个词均由"vérole"或"variole"衍变而来，用来指称梅毒。——译者注

苏格兰人就把这种于 1497 年在当地暴发的疾病称为"血块病"（gore）或"大血块病"（grandgore）。莫利内特别提及过这一名称，他认为像这样颇具暗示性的名称还有："大疱病""铜钱疮"，还有"圣约伯热"。而对医生们来说，为一种新的瘟疫命名非同小可，必须参考古代文献或其他已有学名的疾病名称。托马斯·冯·霍赫伯格（Thomas von Hochberg）就参考了普林尼对古罗马出现的一种"通过接吻传播"的新疾病 27 的描述而把梅毒叫作"羊须疮"（mentagra）。弗朗索瓦·拉伯雷（François Rabelais, 1494—1553）[1] 在《高康大》（*Gargantua*）中用"鲁昂斑秃"来暗喻梅毒，说这种疾病的症状是"使年轻人的头发和皮肤产生变化"。弗朗西斯科·洛佩斯·德·比利亚洛沃斯（Francisco Lopez de Villalobos, 约 1473—约 1549）在 1498 年发表的一篇关于"瘟疫性脓疱病"的论文中又将其称为"埃及疥疮"，"因为它同疥疮一样凶险" 28。而美第奇家族的卡特琳娜委任的医生奥格尔·费里尔（Auger Ferrier, 1513—1588）则把"pudenda"（外生殖器）和"aegritudo"（疾病）这两个词缩合在一起创造出了新词"pudengra"（外生殖器疾病）。凡此种种，不一而足。但说到底最为独特的一个名称，还是最终经过筛选被留用的"syphilis"（"西菲利斯"，即梅毒的学名）[2]。那是吉罗拉莫·弗拉卡斯托罗在他的那首长诗中塑造的一个牧羊人的名字。他在那首诗中还为这种疾病取了许多名字，比如"lues venerea"（滥性之病）。

---

[1] 弗朗索瓦·拉伯雷曾于 1532—1535 年驻在里昂慈善主宫医院，成为梅毒及水银疗法的专家。

[2] 根据最早使用"syphilis"一词来指代梅毒的加布里埃尔·法洛皮奥（Gabriel Fallopio, 1523—1562）和安德烈·杜·洛朗（André du Laurens, 1558—1609）的说法，"syphilis"一词从词源学上来说，意思是"母猪的爱"。它是由"sus"（希腊语中的"母猪"）和"philia"（"爱情"）两词缩合而成，而当时的人们把妓女也叫作"母猪"。

这种疾病被冠上这样一长串名称，至少反映了两点：一是在 15 世纪末 16 世纪初，欧洲出现了一种新型疾病；二是这种疾病是通过性行为传播的，这一点很快就得到了医生和道德家们的证实。但它说不清楚梅毒的病原体，即弗里茨·绍丁（Fritz R. Schaudinn, 1871—1906）于 1905 年发现的苍白密螺旋体，是由何而来的。这种疾病如此凶猛，又是通过性爱传播的，所以激发了人们的各种想象：有人说它是某位患麻风病的骑士和某个妓女的"爱情结晶"，也有人说它是人与猴子或其他动物交配的产物，还有人说它是吃人肉的后果，甚至有人说它是某些西班牙人把麻风病人的血与希腊的葡萄酒混在一起制造出来的复仇工具。还有两种更为严肃的说法，互相对立了几百年：其一是"哥伦布假说"，认为梅毒源自美洲新大陆，是哥伦布的船员们把它带到了欧洲；其二则是"先哥伦布假说"，认为苍白密螺旋体在 15 世纪以前早已存在于欧洲大陆。第一种假说盛行于 16 至 18 世纪，而到了 19 世纪，许多学者基于古代医学文献，全力以赴对梅毒展开溯源，第二种假说就成了主流。他们发现，虽然在 15 世纪之前没有任何人观察到过梅毒，但它早就是随处可见的，甚至从苏格拉底的半身雕像中都可以窥探到它的踪迹，他的塌鼻头就是感染过梅毒的证据[29]。不过，这些论据终究经不起现代医学语文学的推敲[30]，所以此类古代文献并不能为先哥伦布假说提供实质的支持。然而，最近几十年来，得益于古病理学研究的进步，这种假说重获新生。梅毒对骨骼的损伤会留下特征明显的痕迹，所以可以通过人体骨骼来判断其生前是否感染过梅毒。英国布拉德福德大学的一个研究团队报告，在英格兰东北部港口城市赫尔的一家多明我会修道院中发现了一组梅毒病例[31]。通过测定这些骨骼和棺椁的年代，人们发现这些僧侣都是死于哥伦布出发进行第一次航海的几十年前。尽管这一年代测定受到了质疑，但其他一些研究发现也为先哥伦布假说提供了有力支持，尤其是对意大利南部古希腊殖民地梅塔蓬托（Métaponte）的骸骨堆进行的研究发现，一些人生前患有梅毒，还有巴黎地区一个粮仓中发现的胎儿遗骸[32]以及在庞贝遗址发现的双胞胎骸骨都具有新生儿梅毒的特征。

这些研究结果的发表，毫不意外地掀起了一场无休止的争论。大家所争论的是这种古病理学研究的可信度。要想更好地理解这场始自16世纪的论战各方的观点，就有必要对这种病原体及其家族进行一番考察。苍白密螺旋体（Treponema pallidum）是螺旋体家族的一种细菌。我们已知这个家族中还有几种结构类似的细菌可以通过非性交途径传播某些地方病。诸如流行于热带森林地区的雅司病（系由细弱螺旋体"T. pertenue"引起），其症状早期表现为皮肤病变，晚期表现为骨病变；再如流行于干旱地区的贝耶尔病（系由属于M组苍白密螺旋体的一种地方性苍白密螺旋体"T. pallidum endemicum"引起），感染的主要是那些地区的游牧民族和贫困的农村人口；还有一种流行于拉丁美洲热带地区的品他病（系由品他密螺旋体"T. carateum"引起），是一种相对温和的皮肤病。不过，即便这些疾病在胎儿身上造成的损伤更为明显，也很难把不同的密螺旋体病所引发的骨骼病变区别开来。所以，对前述古病理学的研究进行质疑始终是可能的，因为这些研究的数据并不能一锤定音地解决有关梅毒源起的问题。况且先哥伦布假说也没有对这种疾病何以在1493年暴发给出解释。而这种假说的一个分支，即所谓的"统一论"，却试图做出一种新颖的阐释。按照它的假设，苍白密螺旋体的出现，是为了适应人类穿衣服的习惯。身体穿上了衣服，就限制了皮肤之间的直接接触，迫使梅毒选择了通过性渠道传播的菌株。这种说法虽然颇为诱人，但毫无科学依据。只有诗人才会信以为真，比如法国的波德莱尔（Baudelaire）就曾略带调侃地写下："共和的精神已然深入了我们的血液中，恰似梅毒已然深入了我们的骨髓中；我们必定要民主，一如我们摆脱不了梅毒。"[33]

　　哥伦布假说的可信度得到了许多西班牙医生的佐证。迪亚兹·德·伊斯拉不是唯一一个指证哥伦布的船员们为梅毒传播者的人。当这位航海家完成第一次远航凯旋回到巴塞罗那之时，出身于马德里大贵族的医生贡萨洛·费尔南德斯·德·奥维耶多（Gonzalo Fernández de Oviedo，1478—1557）正在费迪南德和伊莎贝尔的宫廷中行医。1513年，奥维耶多受命出任在美洲新大陆开采金银矿藏的总监，在那里生活了十年。他的这些经历无疑使他成为最具权威的证人。而他的结论毫不含糊。他在给西班牙国王的信中写道："陛下可以相信这种病是来自印第安之地的，它在印第安人中很普遍，但它在这里的表现没有在我们的国家那么危险。"[34]或许有人会说，这番话体现了一个傲慢的天主教徒对于世界另一端的原住民的恶毒诬赖。但是，奥维耶多的这番话并没有丝毫傲慢的语气，也没有任何仇恨的敌意。而且，他的说法还得到了一贯坚定热情维护印第安人的多明我会教士巴托洛梅·德·拉斯·卡萨斯（Bartolomé de Las Casas，1474—1566）的证实。拉斯·卡萨斯在自己的回忆录中写道：

　　"我曾特意多次向这座岛（伊斯帕尼奥拉岛）上的印第安人询问这种疾病是否已经存在很长时间了。他们的回答是肯定的，这种疾病在基督徒到来之前早就已经存在了，早到记不得它到底是从什么时候开始的……可以确认的事实是，荒淫无度的西班牙人来到这座岛上，把贞操廉耻抛到了脑后，所以才会无一幸免地染上了脓疱病。得了这种病的印第安人，不管是男还是女，都不会觉得有多么痛苦，并不比得天花更痛苦。但对西班牙人来说，就会持续地受到巨大痛苦的折磨，这种折磨贯穿脓疱病整个过程，一刻不停。"[35]

这些历史证言与在圣多明哥完成的古病理学研究的结论一致。这些研究对 536 具哥伦布时期的印第安人骨骸进行了检验，证明了在当时的印第安人中，患梅毒的比率达到 6%~14%。这一比率表明梅毒就是一种地方性性病[36]。另外还有大量研究证实了梅毒在西班牙人到来之前已然存在于美洲，在此就无须赘述了。

说到底，梅毒究竟是不是哥伦布从美洲带来的呢？大多数曾经思考过这一问题的专家都认为这场争论可能还要持续几个世纪，因为难以想象有什么科学发现能够超越每个人的情感来终止这场争论。现代科技虽然终止不了它，却能为它提供丰富的论据。亚特兰大的一个研究团队从世界 26 个不同地区提取了几种能够导致前述疾病的密螺旋体菌株，并对它们的基因组进行了比较。通过对这些细菌的系统发育分析，可以量化分析它们之间的相似度和差异性，从而可以确定它们中的哪一些有着最近的共同祖先。结果表明，苍白密螺旋体与在圭亚那分离出的地方性密螺旋体之间的关系远比它与在欧洲大陆发现的菌株的关系紧密，而且从生物历史角度考察，两者之间的共同祖先出现在相对新近的阶段。这些研究提供了详尽而自洽的解释，增加了哥伦布假说的可信性。应该是早期人类通过白令海峡迁徙到美洲，带去了这种地方性密螺旋体；而它在那块新大陆上发生了变异，一部分变成了导致品他病的病原体品他密螺旋体，而另一部分则转变成了苍白密螺旋体。自此，苍白密螺旋体要做的，就是静静等待适当的载体出现，以来到欧洲并在那里繁盛开来。可以说，梅毒是欧洲人为第一次全球化付出的"代价"。与欧洲征服者在美洲土地上打开的潘多拉魔盒相比，这一代价实在是微不足道的：从那个魔盒里溜出来的天花、麻疹、流感、鼠疫以及其他瘟疫轮番作祟，摧毁了哥伦布到达之前美洲原有的文明。

复活节岛上肆虐的妖魔

难以想象短短几十年就征服了欧洲的这场梅毒大流行竟然源于加勒比海上的一个小岛。克里斯托弗·哥伦布的水手们曾在这座小岛上度过了一段温柔快活的日子。就像现在的度假者们，包着船来到多米尼加共和国的这座小岛，寻求的也是温柔快活。不过，要是你以为那里一直都是一片活色生香的乐土的话，那你就错了。来自欧洲的侵略者以及他们船舱里带来的各种病菌用了五十来年的时间就使当地土著泰诺人灭绝殆尽。更不幸的是，泰诺人还不是唯一的受害者。那些原本在地理或文化上与世隔绝的族群，如亚马孙流域的印第安人、中非的俾格米人，还有因纽特人，在与这些来自欧洲或北美的"客人"接触后，都被他们带来的天花、结核或梅毒等病菌感染而大批死亡。我们在后文中将会述及，这些族群长期遗世独立，所以对于这些从未接触过的传染病格外敏感。与世隔绝的状态持续一旦超过一个世代，从未遭受过西方病原体侵害的人类群体就会因为缺乏获得性免疫力而容易受到新病原体的伤害，尤其是对于新发的毁灭性瘟疫毫无抵抗之力[37]。这些岛屿就提供了这种过程的实例。如果岛屿远离繁忙的海上航道，那

171

么它的孤立状态就可能阻碍传染病的传播，保护其不受外界的各种侵害，包括社会政治上的入侵（贸易、贩运奴隶、殖民）、文化入侵（传教）和生物入侵（对于动植物群落的改变，各种病原体的入侵）。岛上的居民们不仅会受到他们所不熟悉这些微生物的拖累，而且他们与来自大陆的人们的接触还使他们的生活和历史进程都发生了改变。法罗群岛上发生的麻疹疫情就堪称典型。1846 年，这种疾病袭击了位于丹麦与格陵兰岛之间的挪威冰海中的这一串群岛。那场疫情来得异常猛烈。仅仅六周，岛上就有 4000 多个人被感染，而在 60 年前的前一次疫情中获得了免疫的 5 个人则没有受到影响。在法罗群岛中的 18 个主要岛屿上，有 78% 的原住民受到感染，整体死亡率高达 2%，幼童死亡率更高。另一个值得关注的例子，就是复活节岛，一句话概括，就是：遗世孤岛，命途多舛。

拉帕努伊（Rapa Nui）又名复活节岛，是一座面积仅有 163 平方千米的三角形火山小岛，坐落在浩瀚的太平洋中，距离皮特凯恩群岛 2000 千米。这是一片远离海洋航道的小天地，所以曾被叛逃的"赏金猎人"们相中，成为他们逃避英国司法审判的流亡之地。拉帕努伊距离大溪地（塔希提岛）和南美东海岸都是 4000 千米，正好位于两地之间的中间位置。复活节岛如今属于智利，其首府汉格罗阿共有居民 3791 人，从智利首都圣地亚哥乘飞机 7 小时可达。考古学、人类学和语言学的相关证据表明，大约在公元 10 世纪，100 多个来自马克萨斯群岛的波利尼西亚人在该岛殖民。他们带来了自己的文化和信仰，也带来了一些植物（红薯、甘蔗、山药、香蕉和葫芦）和动物（波利尼西亚的鸡和太平洋鼠（*Rattus exulans*），这种老鼠和它们的欧洲远亲一样喜欢跟着人类迁徙）。当时该岛大部分地区都覆盖着茂密的智利棕榈（Jubaea chilensis），这种树的果实很甜，人和动物都很喜欢。当地人就是大量使用这些树的树干才得以搬动和竖起巨大的岩石，耗时几个世纪造就了那些举世闻名的、仿佛在探问星辰的摩艾巨型石像。然而，喜爱棕榈果的老鼠迅速繁殖，加剧了林木被破坏的程度，岛上居民与这些啮齿类动物的行为共同导致了森林面积大幅减退。与此同时，岛民人数不断增长；而且由于他们与世隔绝，近亲繁殖率不可避免地居高不下。经过了五个世纪，该岛人口达到了饱和，稳定地维持在 15000 人左右；这个数字反映了当地较低的出生率，也就是每对夫妻平均生养 1.6 个孩子。

虽然关于这座岛的过去鲜有文字记载留存下来，但通过一些已经证实的要素和事件，我们得以编织出较为确切的历史脉络。直到 17 世纪中叶之前，岛上降雨量丰沛，小气候良好，耕种粮食的条件优越，再加上打鱼，岛上居民们可以实现自给自足。然而从 1640 年起，持续数年的干旱使岛上资源日渐匮乏。农业耕种一蹶不振，岛上各地的森林都遭到砍伐，野草和灌木被人们当作烧火的薪柴。随着饥荒蔓延，岛上不断发生冲突。传统的权威受到了质疑，多位国王遭到杀害，许多偶像被推翻。熟知拉帕努伊历史的祭司被罢免，甚至被处决。他们带走了拉帕努伊人的集体记忆。人们甚至把怨气撒在那些象征着古代秩序的摩艾石像身上。岛上人口不断减少，出现了一种新的宗教，即"鸟人崇拜"。他们重新创造了文字，并在木头上刻下了诗篇，以示对已然逝去的自然的怀念。在第一批来自欧洲或美洲的旅行者到来之前，岛上的混乱已经持续了几十年。1697 年来到该岛的英国海盗爱德华·戴维斯（Edward Davis，约 1660—1700 年之后）大概是第一个发现拉帕努伊的西方人，但他并未在此多做停留。35 年后，荷兰船长雅各布·罗赫芬（Jakob Roggeveen，1659—1729）指挥着"竞技场"号舰艇，在另两艘船的护卫下，停靠在了该岛岸边。为了纪念发现该岛的日子，他将其命名为"复活节岛"。他来到此处只是为了补充给养，并未打算逗留。然而船上的 125 名水手溜到岛上去找乐子，结果激起了一场与岛上居民的战斗，杀死了数位岛民。摩艾石像给罗赫芬留下了深刻的印象，他说"那些石像令人震撼"。在临走之前，他还估算了当时岛上的居民人数，大概为 3000 人。

自此，外来客接连造访这座小岛。西班牙人唐·费利佩·冈萨雷斯·伊·阿埃多（don Felipe González y Haedo，1714—1792）于 1770 年以西班牙国王卡洛斯三世（Carlos III）的名义占领了该岛，并将其更名为"圣查理岛"。他们没有和当地的土著居民发生冲突，还绘制了该岛最早的地图。四年后，为了寻找南极洲的南方通道，英国人詹姆斯·库克（James Cook，1728—1779）在其第二次远航中也来到了这里。虽然他本人并不想下船，但还是组织了对这座岛屿的初步探索，绘制了一些地图，还收集了一些人种学数据。1785 年，法国人让-弗朗索瓦·德·拉佩鲁兹伯爵（Jean-François de La Pérouse，1741—1788）登陆该岛，继续了库克未竟的工作。他注意到岛上居民普遍身体健康。关于这一点，1830 年的一份探险日志也做了相同的报告："男人们都擅长运动，身材高大匀称……女人们都很优雅。所有人都有着一口漂亮的牙齿。"所有这些品质都使得岛民成了上佳的奴隶货源，成为奴隶市场上的抢手商品[38]。在 19 世纪二三十年代，捕鲸船在太平洋各处招募船员，因为船上缺乏女性，便将各种性病散播到了整个太平洋地区。直到 1862 年前，100 余艘船只曾在该岛停泊：它们带来了捕鲸者、奴隶贩子以及传教士，这些人都带来了传染病，造成了岛上人口的减少。到了这一时期的后期，拉帕努伊岛在遭遇多次掳掠奴隶的袭击后，只剩下了 3500 个居民。有 1400 多名男子被强行掳到秘鲁和智利去工作。从 1848 年起就废除了奴隶制的法国施加的外交压力最终在 1863 年取得了效果，废除了奴隶交易。在被掳走的奴隶中，有许多人死于肺结核和天花，还有 400 名幸存者试图返回家园，但其中大部分却在回家途中死于痢疾。只有 12 个人得以回到家乡的港湾。然而他们在大陆上的时候已经感染了一些疾病，而且他们那可怜的行囊里还携带了各种全新的病菌。他们一回来，岛上就暴发了天花疫情，几乎感染了全岛的居民。

1866 年，圣心教派的传教士们向该岛上贫苦的居民提供食物和照顾，为的是让他们放弃原本的信仰皈依天主教。为了将该岛据为己有，天主教会与法国人让 – 巴蒂斯特·奥内西姆·杜特鲁 – 博尔尼耶（Jean-Baptiste Onésime Dutrou-Bornier）经营的农业开发公司结盟。于是，随着马匹和马车的引进，岛上本已遭到破坏的生态系统进一步恶化。在这一时期，结核病对复活节岛上的居民持续造成巨大的伤害。杜特鲁 – 博尔尼耶意图将该岛改造成一个广阔的绵羊牧场，为了摆脱他的控制，岛上的人纷纷逃离家园。那些羊群啃光了所有的嫩草，使岛上原本茂盛的草原变成了一大片荒地。有一位传教士在离开该岛时带走了一些岛民，把他们带到了自己在甘比尔群岛的种植园里充当任其剥削的廉价劳动力。杜特鲁 – 博尔尼耶自封为拉帕努伊国王，并鼓动当地人迁往天主教会控制的其他岛屿。这些移民中的大多数都在这场被迫迁徙的途中不幸死去。1872 年，拉弗洛尔号（La Flore）舰船停靠于拉帕努伊之时，海军上尉朱利安·维奥（Julien Viaud），也就是大名鼎鼎的皮埃尔·洛蒂（Pierre Loti, 1850—1923），计算出岛上仅剩下了几百个居民。后来，在各种疾病的侵袭下，在杜特鲁－博尔尼耶国王的统治下，只有 175 个居民得以幸存下来。这位国王于 1876 年遭到暗杀。一年之后，阿尔方斯·皮纳尔（Alphonse Pinart，1852—1911）估算岛上人口只有 111 人了 [39]。在这座岛屿上随之形成了奇特而拥挤的动物群落，继续破坏着岛上脆弱的环境。岛上到处都是牛、羊、马和在田野里大量繁殖的老鼠，还有一些个头很小的兔子以及许多野猪，它们以被海风侵蚀的野草为食。1888 年 9 月 9 日，这座岛屿被智利吞并。虽然杜特鲁－博尔尼耶最终落得个悲惨的下场，但还是有许多经营者，尤其是一些智利的商人和实力雄厚的英吉利－苏格兰公司，都试图接替他来统治这个岛屿。他们为了对付不断繁殖的老鼠，往岛上引进了一些鸟类，但都没有成功。比如卡拉卡拉鹰（Caracara chuimango），它们没有能够适应岛上的环境；还有智利山鹑，它们根本不去抓老鼠，自己反倒成了这座岛屿新主人打猎的对象。智利政府最终决定清除拉帕努伊岛历史遗留下来的文化和残存的遗迹。岛上民众的生活条件依然非常不稳定：麻风病流行，首府汉格罗阿的反对派们遭到镇压和拘捕。糟糕的卫生条件和极度贫困迫使复活节岛民在 1914 年发动了起义。1920 年，一些船商们把桉树引种到岛上，但种植这种树木造成了岛上的土壤变干变酸，导致了许多原生植物的消亡。在首府，还使用木栅栏围成了一个原住民聚居区，以便更好地控制这些沦为奴隶般劳动力的土著人。这种状态一直持续到了 20 世纪 50 年代！

　　1964 年，一支加拿大医学科考队造访了该岛，并把那里再次发生起义的消息传播给了世界。这支科考队对岛上家畜的健康状况进行了调查，得出了那里人畜共患病风险较低的结论。不过，那里的牲畜似乎早已感染过立克次体，那里的羊群早已感染过弓浆虫病。而令人吃惊的是，那里的动物种群好像从未感染过布鲁氏菌病、Q 热和钩端螺旋体病[40]。1966 年，智利举行了选举。从 1970 年到 1973 年，萨尔瓦多·阿连德（Salvador Allende，1908—1973）把自由的气息吹到了复活节岛上。但是，随着奥古斯托·皮诺切特（Augusto Pinochet）的上台，军事独裁统治确立下来。1984 年，拉帕努伊岛选举产生了第一位总督。1992 年，支持独立的奥古斯托·霍图（Augusto Hotu）当选为市长。1995 年，麦考尔（McCall）指出，由于在此时期没有受到霍乱、疟疾或登革热等疾病的侵袭，岛民们的健康状况似乎比大陆上的人们更好。仅存的几例麻风病例也终于得到了控制，但慢性退行性疾病（亦称"文明病"）开始在岛上出现：糖尿病、高血压和癌症所占的比例越来越高。2004 年，登革热病毒在岛上出现，它是由坐着飞机从巴西以及这种疾病活跃的其他太平洋岛屿来到此处的游客携带而来的。这种疾病最终还是在复活节岛上立足下来[41]。

总而言之，不断到来的造访者把自己身上的病菌传染给了岛上的原住民族群。这个族群对外来病菌极其敏感，几无免疫力，由于长期内乱族群成员都很年轻，由于近亲繁殖而缺乏免疫防御能力（缺乏多态性 HLA 复合体，详见第二章）。就像在 20 世纪中期初次接触到欧洲传教士和人类学家之后的亚马孙地区的亚诺玛米印第安人一样[42]，拉帕努伊人的遗传同质性使其无法丰富自身的免疫防御能力来应对各种新发传染病。而随着与其他人种的混居融合，他们的遗传多样性得到了丰富。这对于拉帕努伊居民的未来是一个有力的保障。1982 年，那里共有 834 个混血儿，而这个数字在十年间增加了两倍。拉帕努伊人的原始健康状况本来特别好，但性病、肺结核和天花却改变了社会结构，使得他们在面对各种复发性疾病时变得尤为脆弱。糟糕的卫生条件、拥挤的生活空间和营养不良，再加上饮用水资源不足，曾经导致在低幼人口中暴发了致死的腹泻疾病。历史上接踵而至的航海家、冒险家、旅行者、传教士以及各色横行霸道的人物给岛上带来了一连串的传染病。微生物的冲击和文化的冲击一样，不断地颠覆着岛上源自波利尼西亚的原住民族群，乃至将其彻底地消灭。从很早以前开始，各种性传播疾病就导致他们中的很多人长期不育，后来发生的肺结核和天花完成了对他们的最后一击。如今岛上仅存的拉帕努伊人都是少数混血儿的后代，这些混血儿在 20 世纪末经受住了一次又一次的考验。

复活节岛的历史是一个伤心而纠结的故事：一开始，是兄弟部落之间手足相残；到后来，各种陌生的病原体如潮水般涌入。各类传染病纷至沓来，不断累积，其中有一些已经消失（如麻风病、天花），还有一些则已蔓延开来（如结核、腹泻病）。每一种疾病都在这片人口稀少的土地上收获了自己的战利品。如今的拉帕努伊岛上生活着 3749 位居民，但 21 世纪的各种慢性退行性疾病已然降临。和当年的各种致命的病原体一样，各种心血管疾病与癌症正在侵袭这座迷失于茫茫南太平洋之中的三角形小岛。

马克萨斯群岛的不幸

和拉帕努伊岛类似，马克萨斯群岛远离贸易航线，人种单一，混血程度极低。该群岛的 12 座岛屿形成了两个跨度达 350 千米的两个岛簇：包括主岛努库希瓦岛在内的 7 座岛屿位于西北，另外 5 座则居于东南。群岛总面积为 1274 平方千米，各岛之间的交通较为便利。不过，该群岛与其他群岛的接触就没有那么频繁了，因为其距离社会群岛有 1500 千米，距离土阿莫土群岛也有大约 1000 千米。地理位置偏远，成就了它的遗世独立；而群岛内部各岛距离较近（都在百余千米左右），则使其孕育出了独有的地方特色，也使各岛的部落之间发生了无休无止的冲突和战争。从公元 2 世纪起，来自萨摩亚的波利尼西亚人开始在马克萨斯群岛定居。而第一位踏足此地的欧洲人是 1595 年登岛的西班牙探险家阿尔瓦罗·德·门达尼亚·德·内拉（Àlvaro de Mendaña de Neira，1541—1595），不过他只发现了该群岛的南方岛簇。两个世纪后，英国航海家詹姆斯·库克在其第一次寻找南方大陆之旅的归途中曾在该群岛逗留了一个多月。同样，他也只是造访了南方岛簇[1]。1791 年，波士顿的一位商人探险家约瑟夫·英格拉汉姆（Joseph Ingraham，1762—1800）发现了位于北部的 5 座岛屿，并对整个群岛进行了探索。在实现这一发现的 6 天之后，他就重新出发继续航行去了。两个月后，航海家埃蒂安·马尔尚（Étienne Marchand，1755—1793）以法国的名义占领了该群岛的北方岛簇。

虽然在当时，造访此地的外人并不多，但来访的节奏渐渐加快[43]。1792 年，英国人理查德·赫格斯特中尉（Richard Hergest，1754—1792）指挥的"代达罗斯"号（Daedalus）为了补给淡水而先后停靠于北方岛簇的数个岛屿。1797 年，伦敦宣教协会的年轻牧师威廉·帕斯科·克鲁克（William Pascoe Crook，1775—1846）坐上了驶向大

---

[1] 詹姆斯·库克在几次探寻南方大陆（Terra autralis）的航行中，先后率领"奋进"号（Endeavour）和"决心"号（Resolution）穿越了波利尼西亚，到访了复活节岛、马克萨斯群岛、土阿莫土群岛、大溪地岛、汤加群岛以及布干维尔所说的基克拉泽斯群岛。他还发现了新喀里多尼亚岛、诺福克岛，到达了新西兰，最后经由麦哲伦海峡返回了英国。

溪地的"达夫"号（Duff），途中他独自在马克萨斯群岛下船，因为他打算在那里向岛民们传教。他的计划进展得颇为不顺，两年后他搭乘路过的捕鲸船沮丧地离开了这里[44]。1804年，俄国航海家亚当·约翰·冯·克鲁津施腾（Adam Johan von Krusenstern，1770—1846）在此逗留了相当长的时间，这期间他还搜集了许多资料，发表在圣彼得堡皇家科学院的科学公报上。1813年，在美英两国对法国展开小规模经济战期间，美国海军准将戴维·波特（David Porter，1780—1843）靠港努库希瓦岛，在那里安置战利品、修理舰船、建造堡垒。他还试图在那里建立一个美国保护下的殖民地，但没有成功。1829年，美国的一位新教牧师查尔斯·塞缪尔·斯图尔特（Charles Samuel Stewart，1795—1870）来到岛上短暂逗留，还顺手牵羊地偷走了一些提基木雕和立石雕像[45]。

六年之后，一位为人怪僻的探险家查尔斯·菲利普·希波吕托斯·德·蒂埃里男爵（Charles Philip Hippolytus de Thierry，1793—1864）从巴拿马出发前往大溪地，路过努库希瓦岛时在此停留。他自封为努库希瓦岛国王，三年后又故技重演地自封为新西兰的临时国王[46]。1838年，法国海军上尉儒勒·塞巴斯蒂安·塞萨尔·迪蒙·迪尔维尔（Jules Sébastien César Dumont d'Urville，1790—1842）率领"星盘"号（L'Astrolabe）和"热忱"号（La Zélée）从南极洲[1]探险归来，中途于8月26日至9月3日在努库希瓦岛海岸停靠。

这样的列举可能会让人产生一种错觉，以为这片群岛船来舰往、络绎不绝。实际上，直到19世纪初，到访此地的西方航海家少之又少。

---

[1] 原文误作北冰洋。——译者注

从 19 世纪 20 年代开始，来访的西方人才渐渐多了起来。当时，捕鲸业日渐兴荣，将大洋洲带入了世界经济圈。捕鲸船常常在马克萨斯群岛停靠，由此船员们得以把梅毒和淋病传播到了岛上各处。那时，马克萨斯人的生活主要还是自给自足，小型种植园得以发展起来。1842 年，法国把整个群岛都并入了自己的版图，但它主要感兴趣的还是大溪地。很快，从 19 世纪四五十年代开始，捕鲸业就衰退没落了。而另一项贸易随即繁荣起来，那就是对波利尼西亚森林资源的开发。继捕鲸船之后，经常穿梭于这片群岛之间的，就是运输檀香木等珍稀树种的船只。不过在当时，马克萨斯群岛还只是水手们寻欢作乐的中转站。从 20 世纪 20 年代起，这些岛屿才真正遭到了强势殖民运动的入侵。棉花种植业的发展引来了来自中国和南美洲的劳动力，法国棉花种植公司也由此兴旺起来；同时，磷矿开采也成了一项有利可图的产业。据估计，在 16 世纪，当欧洲人刚刚发现马克萨斯群岛之时，岛上人口约为 35000 人。18 世纪，库克船长曾根据夜晚的灯火来推算岛上的家庭数量；按照他的测算，仅南方岛簇的居民就超过了 5 万人。到了 19 世纪初，岛上人口据估算在 8 万人左右。1842 年，法国人奥贝尔·迪珀蒂 – 图阿尔斯（Aubert Dupetit-Thouars，1793—1864）占领了该群岛，使其成为法属大洋洲领地的一部分。从 1848 年开始进行的人口普查，总算可以对波利尼西亚的人口进行更为准确的估算了。1850 年 6 月 8 日，法国通过了一项法案，把马克萨斯群岛变成了罪犯的流放地。1958 年，该群岛作为法属波利尼西亚的一部分，正式成为法国的海外领地。

　　在欧洲人于 1513 年到来之前 [47]，法属波利尼西亚已经出现过一些流行疾病。通过对当地语言的研究，便可得知：麻风病和至今依然活跃的班氏丝虫病早就在那里横行了。不过那时的马克萨斯群岛尚未遭遇过梅毒、性病、流感或结核。而从 1791 年到 1863 年，该群岛先后暴发了四次疫情，分别是结核、伤寒、流感和天花，导致人口大幅减少。这几场接连发生的瘟疫造成超过 3/4 的岛民死亡。1831 年，一位传教士得了一种不明疾病，症状为发热并伴有咳嗽；他从南方群岛的拉帕岛前往甘比尔群岛的曼加雷瓦岛，由此引发了在这些海岛上（尤其是在马克萨斯群岛上）持续了整整两年的疫情。1865 年，又有一场瘟疫降临：这一回暴发的是疥疮（scabies），至今人们还是不清楚那场瘟疫的源起，但它夺去了马克萨斯群岛上许多幼童的生命。在此期间，岛际交通得到了发展，致使麻风病的发病率在 19 世纪下半叶大大提高，到 1884 年已经高达 4.11%。拉帕岛上又先后暴发了三场新的疫情。这一次导致人口剧减的罪魁祸首，确定是痢疾和天花，仅有 10% 的人口得以幸存。到了 19 世纪末，群岛人口开始直线下降。以努库希瓦为例，其居民数从 1804 年的 16000 人，到 1856 年减少到 12500 人，到 1884 年就下降到了 4865 人，到了 1929 年更是跌落到了 2075 人，已经到了濒临灭绝的地步[48]。1908 年，"热忱"号战舰又带来了一场流感疫情。1910 年，结核和麻风病疫情蔓延到了那里所有的岛屿上；1911 年，"高卢女神"号（La Gauloise）舰船把百日咳传播到了曼加雷瓦岛。正如瓦伦齐亚尼（Valenziani）[49] 所写的那样：这些岛屿的人口只有在与世隔绝时才能蓬勃发展。一旦和外来人员接触，情况就会恶化。探险家、传教士、商人以及其他殖民者的到来，为传染性疾病准备好了温床，从精神上（通过文化冲突）和身体上（酗酒、营养不良）摧毁了当地的土著居民。导致这些海岛的人口结构在短短几十年间就彻底崩溃，直到 20 世纪中叶才得以恢复。马克萨斯群岛的情况便是如此。还是借用一下瓦伦齐亚尼的说法吧：人口的恢复说明那里的人们在身体上、精神上以及免疫能力上适应了那些突然来临的变化。从这个层面上来说，马克萨斯群岛人口的波动起伏堪称是有过相似遭遇的波利尼西亚各海岛的典型。

从马克萨斯蔓延到大洋洲

正如马丁（Martin）和贡布（Combes）证明的那样[50]，法属波利尼西亚所有的岛屿上都上演过同样的剧情。这些海岛之所以在 19 世纪发生人口骤减的悲剧，与各类传染性疾病的暴发密切相关。从时间上看，疫情的发生与病原体引入的时间吻合；而从空间上看，各岛的分布也为疫情暴发创造了条件，疾病得以借由岛际交通扩散开来。令人感到震惊的，不仅是输入到这里的病原体种类繁多，而且它们表现出了反复流行的特点。只要有一个相关病人来到当地，就足以使几十座岛屿和成千上万的岛民受到感染。马克萨斯群岛如此，法属波利尼西亚群岛如此，大洋洲所有的海岛皆是如此。自从 1521 年葡萄牙人费迪南德·麦哲伦（Fernão de Magalhães）的环球大航海以来，太平洋就成了欧洲人心目中的远西（Far West），而大洋洲的海岛也成了他们心中亟待征服的最后一片未知之地。最先来到瓦斯科·努涅斯·德·巴尔沃亚（Vasco Nuñez de Balboa, 1475—1519）命名的这片南方海探险的是葡萄牙人和西班牙人，一个世纪后荷兰人、英国人和法国人接踵而至。随后，在 1810—1840 年，俄国人和美国人也来到了这里。紧随着探险家们的步伐，天主教、卫理公会、长老会、新教乃至路德教派的传教士纷纷来到这里，致力于教化土著居民、改变他们的文化。基本上，每一次外界的侵入之后，岛上都会发生人口大幅度减少的灾难。除却前述提及几例，人口锐减的事件比比皆是。比如，夏威夷的人口就从 1778 年的 50 万人减少到了 1900 年的 4 万人。还有大溪地，其人口从 1770 年的 7 万人，下降到了 1883 年的 5960 人。

有些岛屿受影响较晚，逃过了与西方探险家们的第一波接触。斐济岛就是如此。大约 3500 年前生活在那里的南岛人堪称人类最早的航海家。1683 年，荷兰东印度公司的探险家亚伯·詹森·塔斯曼（Abel Janszoon Tasman, 1603—1659）发现了斐济群岛。但直到 19 世纪下半叶，这片群岛才开始被西方人殖民。1874 年，当时统治着这片号称"食人群岛"的国王萨空鲍（Cakobau）与英国的维多利亚女王签署了权力转让条约。翌年，一场可怕的麻疹疫情就袭击了该岛，15 万斐济人中有 4 万人被疫情夺去了生命[51]。而这种疾病就是到当地视察的英国外交官及其家属带来的。疫情来得非常迅猛，许多尸体因来不及掩埋而发生腐烂，遭到野狗和野猪啃噬。整整数月，报丧的拉里鼓声不绝于耳。这片群岛从未遭受过此等浩劫。加盟大英帝国的喜悦并没有持续多长时间，斐济人就受到了这场疫情的重创。惊恐之下，他们把怨气撒到了之前的条约上。他们认为英国人应该为这场灾难负责，并怀疑后者蓄意霸占他们的岛屿。群岛上掀起了反抗的风潮。岛民们不接受英国女王的统治，在一片惶惑之中重新回归到杀人祭祀和食人的传统上去了。面对斐济群岛的混乱局面，英国王室做出的应对反而使情况进一步恶化。在对斐济人进行暴力镇压以外，英国女王还要求对疫情的起源展开调查。调查结论是"由于近亲繁殖，斐济人体格较差、体质退化、身体脆弱"。而这就是"文明世界应该从这些野蛮民族身上吸取的教训"。正如莫伦斯（Morens）指出的那样，这些意外事件的突然发生，恰逢优生学理论在欧洲收获越来越大的共鸣之时，也正值三 K 党（成立于 1865 年）在美国迅猛发展之际。这些运动、这些种族主义学说都把斐济叛乱当成了验证自己理论的检验场。不幸的是，这些理念流毒深远：直到 1990 年，儿科医学创始人之一的维克多·沃恩医生（Victor Vaughan, 1919—2000）在被问及斐济的那场疫情时，还是直截了当地答道："那些孩子死了，不是因为传染病，而是因为他们本来就没能力活着。"1970 年，斐济终获独立。1975 年，那里又暴发了一场腮腺炎疫情，导致了当地三分之一以上的人口死亡[52]。

在大约 3500 年前，一些来自汤加的斐济移民到达了萨摩亚群岛。自此，波利尼西亚其余地区都开始有人类居住了。汤加人和萨摩亚人长期与世隔绝，形成了自己独特的文明。直到 1721 年，荷兰人雅各布·罗赫芬（Jacob Roggeveen, 1659—1729）发现了这片群岛，成为第一个到达此地的欧洲人。不过，第一个真正踏上萨摩亚土地的航海家是拉佩鲁兹（La Pérouse），他于 1787 年在图图伊拉岛登陆。但这次登陆并不和平，多人丧生于船员与岛民的战斗中，这场冲突使得该群岛落下了不友好的名声。这也是后来很少有人造访该群岛的原因之一，但这也保护了它免遭各种新疾病的侵害。1830 年，伦敦传教士协会和卫斯理宣教协会的第一批传教士开始在此驻留。第一次世界大战爆发时，新西兰控制了西萨摩亚。在这场战争期间，该群岛却因椰仁贸易的发展而获得了一段繁荣。但在 1918 年，来自奥克兰的轮船"塔伦纳"号（Talune）把西班牙流感带到了西萨摩亚群岛，致使约 8500 名岛民丧命，死亡人口达到当时岛上总人口的五分之一。萨摩亚人将这场灾祸归咎于新西兰当局，而后者在 1919 年接受了统治这些海岛的"C 级"授权，所谓"C 级"授权指的是："人民原始蒙昧，没有自治能力。"在流感大流行期间，新西兰当局不仅没有对到达该群岛的船只实行隔离，甚至没有组织任何医疗救助 [53]。萨摩亚人怨气日盛，但他们没有料到还有另一场不那么惨烈但更为阴险的流行病在未来等待着他们。自 21 世纪初以来，群岛上的人口经历了一场流行病学转变，从传染性疾病转向了慢性退行性疾病。2002 年，该群岛一共有 1080 人死亡，其中 71% 死于非传染性疾病，37% 死于心血管疾病。与其他发展中国家相比，萨摩亚的流行病学转变来得过早，其根源在于社会的现代化，在于受西方文明影响而引进的没有节制的饮食习惯（过量摄入脂肪、盐分和糖分），在于过分安逸的城市生活 [54]。过去 30 年间，萨摩亚群岛的糖尿病患病率增加了两倍。萨摩亚有超过 27% 的人口患有这种慢性疾病，还有 57% 的人口体重超标。糖尿病已经成为该群岛的最主要的杀手之一。而在距离萨摩亚群岛"不远"的地方，约 2000 千米开外（放在大洋洲来说，这真的不算远）的弹丸小国瑙鲁共和国是世界上 2 型糖尿病患病率最高的国家，患病人数占到其人口总数的 40%。

我们已经看到，输入性流行病是岛屿人口减少的主要原因。除此之外，还有一些人口因素及殖民者到来导致的社会失衡。还有一点就是，人们认为，波利尼西亚在 18 世纪以前传染性疾病发病率极低，反而可能不利于防疫习惯的养成和传统医学的发展，为这些疾病的快速传播创造了有利条件。或早或迟，太平洋所有的岛屿都经历过相似的命运。从西边的密克罗尼西亚到南边的库克群岛，从东北的夏威夷到西南的斐济，所有的海岛都遭受过输入性疾病的侵袭。唯一的例外，就是地处大洋洲各群岛中心位置的瓦利斯和富图纳群岛，它似乎没有遭遇过人口锐减，这或许是因为那里人来人往，岛际双向迁徙活动特别频繁；所以说，它能得以幸免，完全仰赖人口迁徙之功 [55]。如今，在大洋洲，最为普遍的新发疾病就是各种慢性退行性疾病，如：糖尿病、肥胖症、癌症等。要到何时，才能借助器官移植、干细胞修复生物功能或人类克隆技术来促成新的流行病学转变，彻底战胜那些在西方国家愈演愈烈的老龄化人口中的神经退行性疾病呢？

在结束这场大洋洲海岛巡游之际，我们还是再次回到命运独特的马克萨斯群岛吧。这片群岛因为经济价值低而没有受到大规模殖民，虽然这令该岛居民感觉自己仿佛被世界遗弃，但也使他们得以享受到极大的自由。马克萨斯群岛风光壮丽，堪称"人间天堂"（用当地语言来说就是"Enua Enata"），为许多画家、诗人和作家提供了灵感，如：保罗·高更（Paul Gauguin）、皮埃尔·洛蒂、维克多·谢阁兰（Victor Segalen）、雅克·布莱尔（Jacques Brel）、杰克·伦敦（Jack London）、马克斯·拉迪盖（Max Radiguet）、赫尔曼·梅尔维尔（Hermann Melville）、罗伯特·路易斯·史蒂文森（Robert Louis Stevenson）、萨默塞特·毛姆（Somerset Maugham）、乔治·德·考恩斯（Georges de Caunes）等，不胜枚举。在那里，他们认识了饱经磨难的马克萨斯人，那些人就像歌里唱的那样："说起死亡，就像说起水果一样平常。"自古以来，马克萨斯人顽强地抵抗着外来之人给他们带来的种种苦难。正如保罗·高更所写的那样："我们把他们看成野蛮人，其实他们眼中的我们，才是野蛮人。"

欧洲昏睡症

随着往来船只涌入太平洋各岛的那些疾病的名字我们都耳熟能详。时至今日，这些疾病仍然令人生畏，因为在经受了岁月的考验之后，它们要么依然如故凶险如初，要么经过进化适应而更胜往昔。在暴风骤雨般的疫情过后，它们往往会持续销声匿迹一段时间，长短不定。不管是在大洋洲，还是在其他大陆，它们消失的时间越长，越容易被遗忘在我们那疏漏的记忆中。目前已知有一些疾病消失了，它们的消失是真实的，得到了多方翔实记录的共同证实。至于它们为什么会永久消失？个中缘由往往不为人知。但也存在个别例外，其中最具代表性的就是天花。天花被彻底根除，是人类主动采取行动的结果，这一行动是世界卫生组织策划和指挥的，得到了全球所有国家的配合，大家团结一致消灭了这种病毒。1980 年 5 月 8 日，世界卫生组织正式宣布天花被彻底根除，这具有重大的历史意义。这项成就的取得，一方面归功于第一代疫苗（减毒活疫苗）的出色功效；另一方面，更重要的是，全人类达成的普遍共识促使他们罕见地团结了起来。还有一些疾病和天花一样也完全消失了，但它们的消失都是自然造化的结果，往往无法解释。其中有一种就是曾经袭击过萨摩亚群岛和斐济群岛的冯·艾克诺默昏睡性脑炎[56]。这种疾病如今已被人遗忘。但在当年，它曾经与 1918 年 11 月由来自奥克兰的"塔伦纳"号蒸汽船带来的西班牙流感一起，在那些海岛上猖獗蔓延。它为什么会和西班牙流感一起泛滥成灾？这还算不上是围绕着这种怪病的最令人费解的问题。

1917 年，维也纳的一位青年才俊，神经学家康斯坦丁·冯·艾克诺默（Constantin von Economo，1876—1931）描述记录了一种流行性脑炎，其典型症状为嗜睡、眼肌麻痹和发热。随着这篇创新论文的发表，这种和西班牙流感同时在奥匈帝国首都肆虐的疾病第一次被纳入了医学疾病分类学中。这位奥地利医生在其职业生涯中至少还在学术期刊上发表了 26 篇与之相关的文章。而在同一时期，法国波尔多的让 – 勒内·克吕谢（Jean-René Cruchet, 1875—1959）也报告了同样症状的病例，所以这种疾病就被人们称为冯·艾克诺默 – 克吕谢昏睡性脑炎。该疾病于此前两年首先出现于罗马尼亚，随后在欧洲扩散，接着又传到了美国，主要的感染对象为青年。那是一个危机四伏的年代，已近尾声的第一次世界大战造成了 1000 万受害者，而西班牙大流感又导致了 3000 多万人死亡；同时还不断出现种种继发和并发的冬季流行病。冯·艾克诺默昏睡性脑炎就是造成继发流行病的根源，它在全球范围的流行一直持续到 1926 年才终告消失。从那时开始直到近期，偶有散发病例的报告，但人们一直没能证明它是否由病毒引起[57]。早先曾有人从一位患者身上分离出了一种疱疹类病毒，即莱瓦迪蒂 C 病毒。但不久之后的流行病学调查就否定了疱疹病毒是导致昏睡性脑炎的根源的说法[58]。虽然昏睡性脑炎的病因依然不明，但冯·艾克诺默通过猴子实验证明了它具有传染性。而这项实验说明这种疾病仍然存在着死灰复燃的风险，可能突然再次暴发。

西班牙流感和昏睡性脑炎这两种疾病在流行时间上的重叠，曾长期受到流行病学家和病毒学家的关注，他们在这两种疾病到底是同一种疾病还是两种独立而协同的疾病的问题上产生了争论。如今，人们一致认为西班牙流感大流行与冯·艾克诺默昏睡性脑炎大流行是协同发生却又彼此不同的两场流行病疫情。这一观点得到了一些科学论据的强有力的支持[59]。康斯坦丁·冯·艾克诺默所描述的独特的临床症状与流感综合征显然是不同的，他详尽报告了昏睡性脑炎所造成的典型脑损伤，也不同于流感性脑炎所导致的脑损伤。他所进行的病理解剖学研究为研究下丘脑和脑干对清醒和睡眠的控制作用做出了重大贡献，也成为他留给世人的一项最为宝贵的遗产。而且，在对从昏睡症患者身上提取的样本所进行的回顾性研究中，从来没有发现过病毒颗粒，特别是没有发现过流感类病毒颗粒。不过，人们观察到了一种有趣的现象，昏睡性脑炎常常暴发于之前发生过流感疫情的地区，在1918年的西班牙流感大流行后尤其如此。这样一来，人们就提出了一个问题：这是否意味着流感病毒为另一种病毒（如某种疱疹病毒或某种人畜共患病毒）充当了开路先锋呢？直至今日，尽管已经采用了最为先进的技术，仍然无法从样本中分离出病毒颗粒，所以还是没有无懈可击的科学证据可以证实这种假设。

美国有研究者指出，在冯·艾克诺默昏睡性脑炎与帕金森病之间存在着显著的相关性，这使得这种疾病愈发神秘了。的确，有一些得过昏睡性脑炎的患者在数年之后发展成了晚期帕金森病。北美的科学家们警觉地注意到了西雅图报告的这些病例，同时也注意到了萨摩亚和斐济的情况：它们在遭受了双重疫情打击几年后，一些昏睡性脑炎的幸存者患上了帕金森病。这一观察结果激起了临床医生对帕金森病的兴趣：鉴于当时人们的平均寿命，帕金森病还是非常稀奇的。令人感到困惑的，还是同样的问题：昏睡性脑炎和帕金森病这两种看似毫不相干的疾病之间是否存在联系？这种情况令美国医学界颇为忧虑，于是他们对这两种疾病是否存在某种共同感染模式展开了调查[60]。看起来，帕金森病并非病毒造成的，但帕金森病的流行却让人们难免对此产生怀疑。直到20世纪70年代，昏睡性脑炎病例还偶有发生。这些病例的临床症状和诊断都十分明确，但病因依然不明[61]。最近，有人提出了一种新的假设，认为这种疾病可能是由于自体免疫在遭受链球菌感染后的表现对大脑灰质神经元产生了影响。换言之，可能是机体为对抗链球菌而产生的抗体倒戈而对大脑造成了损伤。事实上，戴尔（Dale）及其合作者在 20 余位患者身上发现了一种近似于昏睡性脑炎和帕金森病的综合征，而这种综合征都发生于咽部感染之后。这些患者中，有 95% 的人都产生了对抗这种细菌的抗体，而这些抗体与出现于中枢神经系统中的抗原也存在着联系[62]。

在冯·艾克诺默和克吕谢于 1917 年发现它之前，这种如今已然消亡的昏睡性脑炎是否早已存在？美国俄勒冈州的历史学家劳里·温·卡尔森（Laurie Winn Carlson）在深入研究了新英格兰塞勒姆村的黑暗历史后，对这个问题做出了肯定的回答[63]。这个地名让人不由得联想到 1692 年那场著名的审判女巫事件。那起事件让这个因为受到印第安人包围而陷入绝望和迷信的小型社区动荡不安。有几名年轻女子声称受到了巫术蛊惑，她们提出的指控致使 100 多人遭到了起诉，其中 25 人最终被处死。根据文献资料对 1918—1930 年昏睡性脑炎疫情的描述，劳里·温·卡尔森提出，那些所谓的巫术受害者表现出的恶魔附身的迹象与冯·艾克诺默及克吕谢所描述的那种疾病的症状非常相似：复视、对刺激反应迟钝、清醒和睡眠的周期颠倒、嗜睡、无动性缄默症，还有"眼动危象"——患者的眼球会在眼窝中旋转，令旁人感到极度怪异可怕。劳里·温·卡尔森的假设很有意思，也颇有道理，只是目前还没有任何证据可以证实它。如果这条线索得到证实，是否就能把塞勒姆女巫事件视作冯·艾克诺默昏睡性脑炎最早的病例呢？也许不能，因为在维伦斯基（Vilensky）主编的一部重要著作中[64]，多位作者都提到了一些可能是昏睡性脑炎的更早的病例：比如以严谨著称、被人称为"英国的希波克拉底"的医生托马斯·西德纳姆（Thomas Sydenham, 1624—1689）在 1673 年发现的呼吸热病（febris soprosa）；还有 18 世纪德国的鲁道夫·雅各布·卡梅拉留斯（Rudolph Jacob Camerarius, 1665—1721）所记录的 1712 年图宾根流行病[65]。还有一些史料，甚至包括中国的一些文献，也记录过一些相似的疫情……不过，那又是一番故事了。

马克萨斯群岛的绝美风光因为受到了许多画家、作家和诗人的推崇而闻名于世，而冯·艾克诺默昏睡性脑炎为世人所知，则是电影《无语问苍天》（*Awakenings*）之功。这部影片讲述了神经科医生奥利佛·萨克斯（Oliver Sacks）的经历。1969 年，一位由罗宾·威廉姆斯（Robin Williams）饰演的年轻医生来到了纽约布朗克斯区的一家医院，那里集中收治着一些患有某种公认无法治愈的机体反应迟钝疾病的病人。这些病人都是在 20 世纪 20 年代的昏睡性脑炎大流行之后染上了这种"欧洲昏睡病"。这位内向的医生采用一种名为"左旋多巴胺"的新药，唤醒了罗伯特·德·尼罗（Robert De Niro）扮演的病人。而这种药物是治疗帕金森病的参考药物。这部故事片将这种在许多医学院中都属于传说的疾病呈现在了世人眼前。不过，无论是在冯·艾克诺默的时代，还是这部影片上映的 1990 年，抑或是在今天，这种疾病的病因一直不为人知，而对其病因的探索仍然在继续。病毒致病的线索似乎可以排除了，因为时至今日仍然没有在它的患者中检测出任何病毒的 RNA。而如果患有这种疾病的病例继续出现，那么人们就需要提高警惕了，因为那就意味着这种疾病依然有可能暴发流行乃至造成大规模的疫情。

第四章

生物权力与生物知识

VIE
ET MORT
DES
ÉPIDÉMIES

　　一个闷热的夏天，意大利皮埃蒙特一个名叫安吉洛·帕尔迪（Angelo Pardi）年轻轻骑兵来到了法国的普罗旺斯。他时而骑马，时而徒步，为了赶赴一场意大利烧炭党人的秘密集会而游走在这片霍乱肆虐的地区。酷热难当，空气湿重，如培养皿中的琼脂一般黏腻。没有风，连一丝微风都没有，腐烂的尸体散发的瘴气久久不能消散。在小说《屋顶上的轻骑兵》（*Le Hussard sur le toit*）中，法国作家让·吉奥诺（Jean Giono）[1]完美地利用了那场瘟疫，对人性进行了拷问和揭示。到处都有吱嘎前行着的运尸马车，随处可见熊熊燃烧着的焚尸柴堆，空气中弥漫着"拉痢时喷溅在墙壁和地毯上的污秽"散发的恶臭，不时传来霍乱患者凄厉的"惨笑"声，有些尸首的"眼睛已经被乌鸦啄空"，形状可怖。作者所讲述的，就是在这一背景下，主人公纯洁的心灵被失去理智的狂躁的人们裹挟着经受历练的故事。在这片凄惨的土地上，安吉洛所要面对的，不只是霍乱弧菌致命的疫气，还有陷入疯狂的人们。他并不惧怕死亡，还尽力尝试帮助当地的人们，而就在他决定放弃之前，他遇见了爱情。路口匆忙设立的路障迫使他改变了前进的路线，他不得不游荡在马诺斯克镇的屋顶上，吉奥诺这部经典之作的标题所描绘的正是这勇敢的一幕。令安吉洛感到愤慨的，并不是一路上的层层障碍使他的自由受到了限制，而是这些障碍所带来的人性的沉沦。一旦生了病，连妇女和儿童都被人们四处驱赶，只能自己想办法去觅食，只能睡在树林里。无论到哪里求助，人们都呵斥他们要么滚开，要么去死。这位气愤的轻骑兵上校怒火中烧："可惜我不能开上两枪，我也没有军刀，否则我定要让他们知道宽厚慷慨要比霍乱厉害得多。"[2]他的愤怒是有道理的。面对一场末日般的浩劫，世人却只知道用驱逐和排斥来应对，这如何能接受？置不幸之人于更大的不幸之中，这如何能容忍？每当发生瘟疫，就把灾难归咎于替罪羊，就对病人进行驱逐，就把公共卫生当作操弄权力的武器、当作米歇尔·福柯（Michel Foucault，1926—1984）所谓的"生物权力"，这一切如何叫人服气？然而，自古以来，流行病的历史就是由如此悲哀的现实编织而成的。

麻风病人的社会性死亡

宗教权威和世俗权力联手驱逐病人的时代已然成为过去，一去不复返了。若要对那段历史做一番回顾的话，就要追溯到中世纪：在那时，一旦染上了麻风病，就会被人们打上罪孽和不正常的烙印，被关进麻风病院里；而麻风病院就是对此类病人采取控制措施的典型代表。不过，想要追寻这种疾病的历史却存在着许多困难，首先是要进行回溯性诊断非常困难。很显然，在当时，"麻风病"一词所指代的是包括白癜风、牛皮癣、狼疮等在内的各种慢性皮肤病。不过，现代的历史文献学对这个概念进行了重新审视，证明了希伯来语里的"tsara'ath"一词所指的并不是某种特定的疾病，而是广义概念上的对人、动物甚或物品的糟蹋和作践[3]。况且，没有任何证据能够确证巴勒斯坦发生过麻风病的流行。可以确认的最早对麻风病做出描述的是那些具有敏锐观察力的古希腊医生：公元前150年左右卡帕多西亚的阿瑞特乌斯（Aretaeus）和公元前100年左右以弗所的鲁弗斯（Rufus）都把一种会导致双腿变形的疾病命名为"象皮病"。随着罗马军团的征战，这种疾病在公元1世纪和2世纪蔓延到了整个欧洲，成为欧洲的地方流行病。岁月流逝，希伯来语的"tsara'ath"先后被译成希腊语、阿拉伯语以及拉丁语，从而不可逆转地把麻风病及其所指涉的各种传染病与道德上的亵渎和不纯洁的概念联系在了一起。因为人们认为，肉体的创伤反映的就是灵魂的肮脏，所以麻风病人就是异端邪说的化身。正是这样的观念，使麻风病人成为中世纪文学中的一种典型形象。可怜的麻风病人面部的臃肿通红被人们视为"淫邪"欲望的体现，当作邪魔附体的证据。虽然麻风病人毫无疑问地遭受到了极端排斥，但对他们社会地位的定性却模糊不清，需要结合文献进行具体细致的分析。根据福音书的说法，耶稣曾经医治过麻风病人。所以麻风病人也被视作基督受难的活生生的象征。当然，麻风病人的形象还是令人感到可怕、感到恶心，但早期的基督徒们却教导人们要尊重麻风病人。到了中世纪，麻风病人还被认为是神的正义的体现，象征着神的牺牲，即为了人类的生存而牺牲自己的身体去承受所有的罪恶[4]。在圣方济各（Saint François）或圣路易（Saint Louis）等圣徒的开示下，贵族们要向这些"受到主特别关照"[5]的可怜人表示敬意，每到规定的日子就要去亲吻他们的伤口，并为他们洗脚。

一时的慈善热度并不能掩盖麻风病人在 11 至 14 世纪的悲惨命运。从 11 世纪开始，患麻风病的人数激增，麻风病随之大规模流行起来，直到 14 世纪这场疫情才显著回落。这一时期涵盖了 1095—1270 年的十字军东征，由于对麻风病人进行了大肆驱逐而被许多人称为"麻风病人大搜捕"时期[6]。麻风病院早在中世纪之前已经出现，但数量有限，在病院中工作的宗教人士的责任是向病人提供帮助。到了 12 世纪，隔离的措施普及开来，与此同时，麻风病院越来越多，其使命也发生了变化。1179 年，天主教会的第三届拉特兰会议颁布了一项法令，禁止麻风病患者与健康人混居，禁止他们与健康人共享礼拜的场所，甚至禁止他们被埋葬在健康人的墓地里。麻风病人被驱逐之前先要受审：疑似病人在被人告发后，被抓到主教代表面前或包括麻风病专家在内的裁判团面前接受审判，到后来这种裁判团里增加了内外科医生等成员[7]。在路易－菲利普（Louis-Philippe）统治时期，每一座城镇都建立了自己的麻风病院。世俗权力机关对这类机构的建立和成分混杂的裁判团的组成，意味着宗教权力与世俗权力为了驱逐不受欢迎的麻风病人并剥夺其在社会生活中的存在而结成了同盟。被告者一旦被判定感染了麻风病，就要为驱逐他而举行一场类似于葬礼的"告别俗世"的仪式。在仪式上，他会被告知一系列必须遵守的"禁令"，他被穿上麻风病人的病号服，并被授予一套响板、木铃或摇铃，在外出要饭时他必须使用这些器具来发出声响以提醒人们警惕他的到来。他会被幽禁在麻风病院里或被关进路边的窝棚里，终身禁止结婚，之前的婚姻关系必须断绝；至于他的财产，则交由他的继承人们分配继承。万一麻风病人痊愈了，当然这只是极其特殊的个案，那么就必须举行一场净化仪式来迎接他重返社会：要把一只流血的鸟儿在水中浸泡七次后放飞，再将这种水洒在奇迹病愈者的身上。之后再过七天还要献祭一只羔羊，把它的血洒在病愈者的左耳垂、右手拇指和大脚趾上，这样他才可以剃掉胡须回到社会之中。完成重生仪式的最后一步，是要在他的全身涂满油。当然，大多数患者是不可能康复的，所以麻风病在当时被人们视为神的惩罚。

这套程序搞得如此复杂，甚至打着代表天地法则力量的名义，其实目的只有一个，就是迫使麻风病人离开人间社会，废除他的权利，剥夺他的身份，乃至消弭他的存在。如此极端的做法仅仅是因为害怕麻风病人的皮肤病变会造成传染吗？害怕自不必说，连很多染上其他各种不同程度皮肤病的人都遭遇了和麻风病人一样悲惨的命运。但遭受如此对待的，并不只有这些病人。许多历史学家提出，世俗权力和宗教权力为驱逐麻风病人而共同出台的法令只是一套更为宏大的迫害系统的组成部分，而那套迫害系统所针对的是那些被打上犹太人、异端或鸡奸者等烙印的社会群体[8]。作为这套制度化的社会控制网络的组成部分，麻风病院可以帮助权力机关消灭它们眼中的麻烦制造者。不过到了后来，医生加入负责判定麻风病患者的裁判团，似乎对这种权力的滥用起到了制约的作用。驻阿维农教皇克雷芒四世（Clément IV，12 世纪末—1268）的私人医生居伊·德·肖利亚克（Guy de Chauliac，1298—1368）在其著作《大医之术》（*La Grande Chirurgie*）[9]中用通俗的语言描述了麻风病独有的几种特征。这本书的传播为医生的培训做出了贡献，减少了误诊的发生。所以说，麻风病的发病率从 14 世纪开始的显著下降，不仅是因为这种疾病本身神秘地发生了衰退，也是因为政教合一的制度渐渐丧失了活力和影响力。随着这种社会制度的衰落，麻风病日渐式微，患者数量下降到了可以忽略不计的程度。而与此同时，一种更突然、更凶猛的未知疾病正在地中海沿岸出现。那就是 1346 年在意大利登陆的黑死病，那场大瘟疫葬送了欧洲三分之一人口的生命。它也再次导致世人回到了驱逐病人的老路上，不过这一次他们只是把这种做法当成一种临时性的措施，而且在实行的过程中无疑变得更为理性了。

隔离检疫与地区封锁

在传染病的历史上，充斥着民众对某些社会群体的仇视。那些社会群体，主要是流浪汉、外国人以及所有有着不同信仰和习俗的人士，被诬指为带来疫情流行的罪魁祸首。在黑死病的时代，1349 年 2 月 14 日，近 1000 名犹太人（包括妇女、儿童和老人）被活活烧死在斯特拉斯堡的一个大坑里。因为他们和吉奥诺笔下的轻骑兵一样被人们怀疑在水源里投毒，但他们没能像安吉洛那般幸运地逃脱那些因恐惧而疯狂对诚实公民滥施的私刑[10]。很不幸，在鼠疫或霍乱时期，人们的这类自发反应司空见惯，但这并非本章要讨论的话题。本章所关注的，是世俗权力机关为遏止公共卫生危机而采取的行动。所谓"隔离检疫"，指的是对可能受到瘟疫污染的人和货物强制采取的暂时性隔离措施。这种做法始于 1377 年，当时拉古萨（今天的杜布罗夫尼克）的主教下令所有来自疫区的船只都要到梅尔卡多小岛上去隔离 30 天[11]。之所以采取这样的措施，是因为这座城市早在 1348 年就因为黑死病而失去了三分之一的人口；此外，这也是出于商业贸易层面的考虑。靠海吃海的拉古萨多亏了亚得里亚海的商贸才得以兴盛起来，所以为了保护自己的声誉，这座城邦必须要保障经由其转运的货物的安全。这项法令规定，任何来自被感染地区的访客都必须遵守隔离的规定，本城邦任何公民都不得为被隔离者提供食物，也不得进入隔离区。另外，城邦首席医师雅各布·德·帕多瓦（Jacob de Padoue）负责在城外划定了一片隔离区，所有的病人都要在那里被隔离一个月。这类临时流放的措施渐渐在地中海各大港口推广开来。1423 年，威尼斯参议院通过了一项类似的法案，并把隔离期限提高到了 40 天，所以在欧洲的一些语言里，"隔离"一词源于"四十"一词。历史上第一座为了卫生检疫留置目的而兴建的建筑物位于以色列拿撒勒（Nazareth）的圣玛丽亚岛，而许多语言中的"检疫站/隔离站"（lazaret）一词就是从这个地名派生出来的 [12]。隔离期间，旅客接触不到隔离站点的工作人员，而货物则散放在露天通风的空地上。为了确保被隔离者与管理者之间屏障的严密性，检疫隔离站在建筑设计上参照了监狱的格局。1496 年，威尼斯成立了一个由三位长老组成的健康委员会，三位长老每年由十人大议会选举产生。三长老委员会拥有使用一切手段来防范瘟疫渗透的权力，掌握着对违命不从者的生杀大权。当然，该委员会的许多法令都激起了商人们的抗议，因为漫长的隔离期和禁止威尼斯船只前往疫区的禁令使他们的生意受到了拖累；这些法令也令教会颇感不悦，因为疫情期间连教会的宗教仪仗仪式也被禁止了；这些法令更是令制造业的工人们不满，因为工场订单量下降使他们丢掉了工作。但在许多历史学家看来，该委员会的创立真正标志着公共卫生管理的问世 [13]。

在之后的一个世纪中，检疫隔离站在欧洲普及开来。1467 年，热那亚拥有了自己的检疫隔离站，利沃诺、比萨和那不勒斯紧随其后，而马赛也在 1526 年建造了自己的检疫隔离站。至于隔离检疫的理据是什么，当时的人们常常援引宗教典籍来作为解释。不论这些经文的记载是否真实，隔离检疫首先是建立在人们对传染病的经验之上的，建立在被历次疫情所证实了的认识基础上的，尽管这些经验性的认识在当时并没有得到医生们的承认。对麻风病人进行的驱逐就体现了对于传染病的这种直观认识，而隔离检疫措施则反映出人们进一步认识到了一个新的概念，即潜伏期的概念。拉古萨共和国的规定就是基于这项原理做出的，即看上去健康的人也可能已经感染了传染病，只是暂时尚未发作而已。16 世纪，从地中海各大港口到大西洋沿岸港口，与该城邦通商的各国都纷纷设立了代表各国官方的"卫生检疫官"[14]。他们的职责是监控船组成员的健康状态并颁发"船舶检疫证书"，这也是历史上最早的为提升贸易交流安全性而颁授的医疗行政文件。每一次靠港，为了避免直接接触，船方都要把检疫证书"通过梯子递交"上去，然后由港口卫生检疫窗口的负责人对其进行核验。如果船舶来自没有发生鼠疫的港口，那么卫生检疫官就会在表格上标注"无疫"；如果船舶来自传闻发生了疫情的港口，则标注"涉疫"；如果船舶出发的城市或周边地区已经被确认为疫区，则标注"有疫"。后两种情况都要接受严格的隔离。船上的每位乘客都要一一接受检查，某些职业（比如布料商人）以及某些国籍（比如土耳其人以及伊斯兰教朝圣者）的人士通常都会受到卫生检疫官员特别的怀疑。

17 至 18 世纪，为了应对百年一度反复暴发的疫情，在内陆也设置了与港口城市类似而不同的检疫机构。该类机构在城市级别推广开来，而其系统工作效率取决于各城市政府的反应力、行动力以及坚定力。当邻近的城市或地区发生疫情时，这个机构就要发布受感染地区的名单，发布禁止出入这些地区的禁令[15]，并在本城入口加强守卫以驱逐不受欢迎的人士。若本城范围内出现疑似患者时，这个机构就要派出医生根据从以往疫情中获取的经验对其做出确切的诊断。他们的诊断决定患者是否需要被安排到卫生站（相当于港口的检疫隔离站）去进行隔离，卫生站由绝不通融的警察日夜看守，以防止隔离人员逃跑。每座城市各行其是，而不考虑与自己相邻的地区采取了什么措施。而农村地区则没有任何预防或应对疫情的措施，只能听天由命。市政官员们自己常常遵循"快逃！远一点！久一点！"的三词箴言[1]而溜之大吉，任由城市因缺失了指挥而陷入混乱瘫痪。地区之间缺乏协调，地方官员玩忽职守，民众因彷徨无助而陷入恐慌，这些因素加剧了不同城市之间在应对疫情上的差距。在年轻的路易十四世（Louis XIV）登上法国王位后，在1665—1683年担任财政总管的柯尔贝尔（Colbert，1619—1683）的辅佐下，这种局面随之改变。

国王路易十四世任命了一些贵族出身的法官作为中央集权政府的代表前往各地出任总督。这些总督与财政总管柯尔贝尔互相配合：柯尔贝尔能够经常接到各种情况的汇报，对于国家各种事务有着全局性的了解，而总督们则要具体负责应对各自所在地的疫情危机。鼠疫在17世纪的最后一次暴发证明了这种全新的组织结构的优势，但也展现了它的粗暴无情。1667年，鼠疫从荷兰和英国诸岛来到了法国的北部边境。一开始，巴黎市议会和鲁昂市议会所决定的一系列措施对疫情起到了控制作用，但到了1668年夏，鼠疫还是波及了里尔、康布雷、鲁昂乃至兰斯。柯尔贝尔意识到了危险，他不顾商人和工场主的抗议，

---

[1] 根据不同资料的说法，这句由三个词构成的警句"快逃！远一点！久一点！"（Cito, longe, tarde）可能是希波克拉底说的，也可能是伽利略说的。实际上，它更有可能就是一句充满了智慧的老话。

派出军队加强卫生防疫封锁线，并监督防疫措施的严格实施。多亏了
这些强有力的措施，这场疫情才没有波及巴黎。50 年后，当鼠疫于
1720 年突然袭击马赛时，这些经验并未被人们忘记。5 月 17 日，商
船"大圣安图望"号（Grand-Saint-Antoine）到达了马赛港。尽管船
上鼠疫横行，船员和货物还是违规于 6 月 14 日下了船。他们所倚仗
的，是马赛一些城市管理者的纵容，那些人只看到自己的商业利益而
无视了整体利益。到了 6 月底，马赛就报告了第一批死亡病例；而短
短 6 个月时间，马赛就有一半人口失去了生命。尽管进行了封城，但
疫情还是蔓延到了普罗旺斯地区，而埃克斯、佩皮尼昂、图卢兹及第
戎等城市议会的各自为政造成一系列混乱的反应。局势严重，各地之
间缺乏协调，这样的情形促使当时的摄政王做出了决断：派出军队对
马赛进行封城，并在维登河、杜朗斯河及罗讷河沿岸建立防疫封锁线。
几个月之后，一道 100 多千米长的城墙就建成了，完成了对普罗旺斯
的封锁。当然，国家的反应能够做到把疫情限制在一个有限的地区里，
但在控制疫病的死亡率方面却是无能为力的。而军队参与应对疫情危
机，使中央政权进一步把公共卫生事务抓到了自己手上。

是病菌，还是邪气？

19 世纪初，国家动用军事力量抗疫的策略延续了下来，但疫情发
生了变化，出现了新的传染病。1812 年的酷暑过后，来自哈瓦那的一
艘船把一场黄热病疫情带到了巴塞罗那。法国向巴塞罗那派出了六位
医生和两名修女去援助加泰罗尼亚人民并对这种新疫病展开研究。与
此同时，复辟的波旁王朝政府向来自加泰罗尼亚的船只关闭了港口，

并调遣 15000 名士兵到比利牛斯山区建立起了防疫封锁线。1822 年 3 月 3 日法国颁布法令，规定对逃避隔离的人可处以罚款、强制劳动乃至死刑。到此，这场疫情在夺去了 1.5 万～2 万人的生命后，已经渐渐缓和下来。军人们依然驻扎在原地。因为边界另一侧的西班牙暴发了政治动荡，所以这条设置于比利牛斯山东部的防疫封锁线随即转变成了对西班牙正在发生的事件开展观察的前哨。实际上，路易十八世（Louis ⅩⅧ）对发生在自己王国家门口的革命运动持有敌意。在维也纳召开的国际会议上，法国代表夏多布里昂（François-René de Chateaubriand, 1768—1848）征得了神圣联盟的一致同意，为恢复西班牙国王费迪南德七世（Ferdinand Ⅶ）的王位而出兵镇压这场革命。1823 年，法国调集五支部队出征西班牙，其中第四支就包括了之前构筑防疫封锁线的那些士兵，他们转而参加了追捕西班牙共和派的战斗。他们于 4 月 18 日进入加泰罗尼亚，并对菲格拉斯进行了长达七个月的围城。从构建防疫封锁线到包围攻城，法国先是扮演了救援者的角色，用铁腕手段对加泰罗尼亚实施防疫封锁，而到后来又使用其执行公共卫生安全任务的部队来攻打西班牙。这场远征大获全胜。与拿破仑的军队在 1808 年的遭遇相反，由于法国在 1821 年黄热病疫情期间构建了结构完善的医院网络，前线的伤病员们都得到了精心的治疗并被安全地撤离到了后方 [16]。在派去援助巴塞罗那人的医生们中有数人殉职，虽然他们并没有在治疗黄热病或流行病学调查方面取得任何成果，但是这并不影响他们在回到法国时受到了英雄般的欢迎，得到了应景文学作品的歌颂，因为激发民族主义热潮正是当时的政权所迫切需要的 [17]。

远征军取得了军事上的胜利，法国医生的大无畏精神赢得了颂扬。除此之外，自 18 世纪中叶以来鼠疫消失，以及死亡率大幅下降，一切对法国来说都显得那么顺利。不过，就在法国人相信一切都在进步，对未来充满乐观之际，一场霍乱横扫欧洲并于 1832 年袭击了巴黎。这种疾病传播迅速、致死率极高，令人联想到古时的瘟疫。然而它的临床表现和通过水传播的方式再次点燃了传染说和反传染说两派之间的论战。争论的焦点之一是：隔离对于防控疫病到底是否有效？这个问题的答案在今天看来非常简单，但在当时并非如此。也不能简单地将其归结为迂腐的蒙昧主义者与开明的医学界先锋之间的较量。在那个相信科学和进步的时代，吉罗拉莫·弗拉卡斯托罗在《传染与传染病》（*De contagione et contagionis morbis*，1546 年出版于威尼斯）一书中提出的传染的概念看起来就像是一种过时的迷信。按照这位意大利帕多瓦的医生的说法，鼠疫是一种特殊的有生命的"种子"导致的，其传染的方式可以是直接的、远程的或间接的。而在法国具有极大影响力的新兴生理医学的倡导者弗朗索瓦·布鲁塞（François Broussais，1772—1838）看来，吉罗拉莫·弗拉卡斯托罗提出的这种病理学概念不过是古代那种妖魔附体致人生病的说法的翻版[18]。而对传染的性质的描述也令人充满了困惑。有人说它是有形的，也有人说它是无形的：它既有可能是从身体里面散发出来的或者渗透出来的，就像一颗苹果烂掉就会导致放在它旁边的苹果也烂掉一样，也有可能是像安东尼·范·列文虎克说的微小动物那样的微小的蠕虫或微小的昆虫。虽然最后这种说法颇为符合现代的微生物学，但在当时那还纯粹只是一种猜想，而且当时人们对这些生物的脚、翅膀以及一些奇怪生物[19]的钩状喙的学术论文几乎没有，所以这样的描述在理性的人们看来简直就像无稽之谈一样。而且，既然疫病会形成流行，那就说明疫病之毒在从一个身体转移到另一个身体之后会增加。所以，当时所有关于传染病的理论都有一个共同点，就是都认为传染病是会遗传的。所以，在当时，"germe"[1]一词既指传染疾病的实体，也指传染病的发生和遗传[20]。

正是因为传染说存在着这些理论上的缺陷，反而帮助反传染说的观点获得了公权部门、贵族阶层以及众多医生的青睐。反传染说有其存在的基础：一方面，从国家意志来说，任何国家都不希望自己的贸易往来因疾病受阻；另一方面，它比较合乎人权原则以及对患者给予照顾的原则；此外，它也符合生理医学的理论和当时的卫生运动所推崇的瘴气理论。根据反传染说的理论，感染性疾病的发生，是因为腐烂的发酵物毒化了空气，而毒化了的空气弥散开来就令一些地区受到了污染。这样一来，难闻的气味和不卫生的条件就被视作了导致疫情发生的条件。此外，当时的社会精英们都相信，民众对疾病传染的恐惧以及把人们集中在封锁场所的做法反而会为疾病的传播创造便利，而这两点都被当作反对隔离的依据。从1830年法国首次出现霍乱起，全国各地成立了许多卫生委员会，而且它们都获得了合法地位。在其中发挥关键作用的，都是一些有名望的人士。他们为了维护自己的商业利益，为了防止无知的民众在恐慌之下盲目行动，而刻意地采取了淡化危险、报喜不报忧的做法[21]。在这一点上，经济利益、政治利益以及新的科学观念一拍即合。而这也体现在了各个港口的检疫工作之中。在港口，烦琐的检疫隔离制度抵消了汽轮时代的到来为贸易交流创造的便捷。1841年，英国单方面决定用时间较短的留置观察来取代

[1] 今义为"病菌"。——译者注

漫长的隔离。地中海各国群起效仿，都缩短了检疫隔离的时间。而法国政府不顾马赛卫生局的建议，干脆取消了对来自希腊和摩洛哥的船只的通航禁令，并于1850年关闭了马赛卫生局。面对这些混乱的反应，法国国家卫生委员会意识到了对这些感染性疾病放开边界的危险性，于是它指示对地中海地区的各种卫生检疫制度开展调查，并于1851年在巴黎召开了第一次国际卫生会议。会议旨在协调各国针对鼠疫、霍乱和黄热病这三种疾病采取的检疫隔离措施，但遭到了各国外交官们的拒绝。相关会议接连举行，政客们渐渐败下阵来。在1876年的维也纳会议上，霍乱被承认为是一种可传染的疾病，这一结论令反传染说的支持者们极其沮丧。这意味着霍乱和鼠疫及黄热病一样，被认定为需要进行检疫隔离的疾病。

"霍乱是什么？是致命的邪气吗，还是被我们吞下去的虫子在反噬着我们？"[22]夏多布里昂的这番话可以当作对19世纪医生、政治家和民众之间那场激烈争论的总结。反传染说的支持者们，也就是认定此类疾病系由感染造成的人们，一度占到了上风，赢得了当时卫生运动的支持，对当时的公共卫生政策产生了巨大的影响。而传染说最终从这场漫长的论战中胜出，当然胜利的代价是它的概念受到了巴斯德微生物学的修改。这样一来，医生们终于能够为自己职业的科学客观性感到自豪，并通过一次次国际会议提升自己的影响力。不过，对于致病病原体的研究还要到更晚的时候才受到重视。1884年，罗伯特·科赫就证实了霍乱弧菌是导致霍乱的元凶，其传播方式是粪口传播。但直到1903年的巴黎会议上，在巴斯德学派的杰出代表埃米尔·鲁的坚持下，他的这些发现才得到了承认。1907年成立了世界上第一个国际卫生机构，即国际卫生局（OIHP：the Office International d'

Hygiène Publique），成立后不到六个月时间就有 22 个国家申请加入了该机构。1910 年，国际卫生局制定了灭鼠和消毒的重要技术指导。两年后，国际卫生局承认，无症状感染者在传染性疾病的流行中起到了作用。那么，对这些自己都不知道自己得了病却又构成传染链中重要环节的患者来说，隔离究竟意味着什么？可怜的玛丽·马伦（Mary Mallon，1869—1938）就为此付出了沉重的代价。

1869 年 9 月 23 日在爱尔兰出生的玛丽·马伦在 15 岁那年移民到了美国。她起先做的是家政服务，而从 1900 年起，她被一些富裕的家庭聘为厨师。1906 年夏天，她为来到长岛牡蛎湾别墅中度假的纽约银行家查尔斯·亨利·沃伦（Charles Henry Warren）一家人提供服务。8 月 27 日，沃伦的一个女儿感染了伤寒，随后又有一名园丁和另一个女儿相继发病。几个星期的时间里，这一家人共有 11 人染病。沃伦想要搞清楚感染的源头。于是，他聘请民事调查员乔治·索伯（George Soper，1870—1948）展开调查，后者很快就把怀疑的目标指向了玛丽。索伯追溯了这位厨娘过去六年的经历，发现在曾经雇用她的 7 个家庭中一共出现过 22 起伤寒病例，其中还有两例死亡。但当调查员把所有的材料收集齐全之时，玛丽已经离开牡蛎湾好几个星期了。索伯还是找到了玛丽，但她强烈拒绝了索伯提出的对她粪便和血液进行检查的要求。在她被警方强制接受检验后，从她的粪便中分离出的伤寒杆菌证明她是这种疾病的无症状感染者。于是玛丽被送往东河的北兄弟岛接受隔离。之后几个月，虽然她的检验结果一直都是阳性的，但这位在隔离中备感煎熬的爱尔兰裔妇女越来越觉得自己遭受到了不公平的对待。她的故事被公众知晓后，引发了许多人对她的同情。她被人们叫作"伤寒玛丽"，很快就出了名。1910 年，公共卫生委员会决定还给她自由，条件是她不再从事厨师职业并且定期接受检查。但她初到美国时从事过的家政工作在报酬上与厨师工作相差甚远。1915 年，一场伤寒疫情袭击了斯隆医院的妇产科，造成了 25 人感染、2 人死亡的后果。流行病学调查最后锁定了在医院厨房里掌厨的布朗夫人，还发现这位布朗夫人竟然就是为了求职而使用了化名的玛丽·马伦。这一次，社会舆论掉转枪口对她进行了一致谴责，玛丽被再次送回北兄弟岛并在那里度过了她余生的 33 年，创造了隔离史上无人能破的纪录。

斑疹伤寒和种族灭绝

第一次世界大战并未在西线战场引发疫病流行，但一场可怕的斑疹伤寒却使塞尔维亚陷入了水深火热之中。幸亏夏尔·尼科勒的研究确定了虱子是这种疾病的媒介，各国司令部得以采取有效的卫生措施保护本国军队免受其感染。从 1918 年起，布尔什维克革命后发生的连年饥荒以及军人复员运动为这种疾病的蔓延提供了合适的土壤。波兰和俄国的疫情最为严重。据估计，俄国约有 400 万人受疫情所害，所以列宁（Lénine）才说出了那句名言："不是虱子打败社会主义，就是社会主义战胜虱子。"[23] 1922 年 3 月，在华沙举行的卫生会议决定在俄波边境设立防疫封锁线和隔离区。那么，迫切需要自保的，到底是虱子还是布尔什维克呢？大概两者皆是吧。就像温斯顿·丘吉尔（Winston Churchill，1874—1965）所宣告的那样：（西方）决不接受"这样一个被疾病感染的俄国、携带着瘟疫的俄国、全副武装的俄国、炫耀刺刀和大炮的俄国、滋生着斑疹伤寒病菌的俄国"[24]。这位反共明星的这番言辞在今天听来令人觉得颇为可笑。不过其实这番言论令人不寒而栗，因为它反映了公共卫生问题受到了纳粹意识形态的操弄。在纳粹的观念中，犹太人比布尔什维克更肮脏、更污秽、更破落，是各种疾病的媒介。所以德国纳粹把斑疹伤寒（Fleckfieber）叫作犹太热（Judenfieber）。在德意志第三帝国看来，必须要像消灭虱子一样消灭犹太人，因为消灭了犹太人就消灭了各种寄生虫，就消灭了一切传染病。1941 年，戈培尔（Goebbels）宣称："犹太人就是人类文明的虱子，必须想尽一切办法除掉他们，否则他们会一直祸害人类。"[25] 常常有人说，当时之所以会有那么多德国医生直言不讳地表达对民族社会主义（纳粹主义）及其杀人理念的支持，是因为他们都对第一次世界大战之后兴起的优生学理论推崇备至。这样的说法其实是忘记了德国医生也一直是公共卫生领域的佼佼者，而且世界上最早的几次反吸烟运动也是他们发起的。纳粹把犹太人比作传染病，就是为了占据宣传上的优势，为其种族政策辩护。他们利用"如幽灵般徘徊不去的瘟疫""伺机作乱的潜伏的害虫""必须消灭殆尽的寄生虫"等各种比喻来证明自己实行种族灭绝的逻辑是正确的。保尔·温德林（Paul Weindling）[26] 的研究有理有据地证明了纳粹是如何运用微生物学的语汇来宣扬其终极解决方案的，仿佛通过这种对语言的操弄就能为其种族灭绝蒙上一层科学的色彩。

在德国国防军入侵波兰几个月后，占领军打着防范传染病的借口把犹太人集中转移到了专门的街区。他们驱使这些俘虏自己出汗出力在这些街区周围建起高墙，然后宣布这些街区为隔离区域，并在入口处张贴告示："当心，传染病区，禁止入内。"[27] 在 1939—1940 年的那个冬天，也就是这些集中营的建造期间，斑疹伤寒在波兰（除了根据《苏德互不侵犯条约》被苏联军队占领的东部边境以外的地区）只有零星散发的病例。纳粹不仅擅长曲解科学，而且善于利用细菌。犹太人被关在肮脏而拥挤的房间里，忍饥挨饿，缺乏基本的卫生条件，当然就为这种传染病的暴发创造了条件。对占领者而言，集中营里出现斑疹伤寒病例，正好可以指证犹太人就是疫病的媒介，而且在不能直截了当地杀害犹太人的情况下，他们可以以此为由把得病的犹太人隔离起来。因为纳粹的治疗比疾病本身更为可怕，所以集中营里犹太人就算得了伤寒也不报告，这已经成了他们的一条规则。在集中营里常常要进行消毒，这是所有人都害怕的事情。所谓的消毒是在德军士兵的监视下进行的，其实没有任何作用，而且充满了侮辱性，还增加了犹太人罹患肺炎的风险，因为每一次他们都被迫赤身裸体地在寒冷的环境中待上几小时。集中营里流行买卖伪造的健康证明，而且价格不菲。即使资源极其有限，一些勇敢而聪明的犹太医生还是建立起一些行之有效的防疫体系，有时候他们甚至能够通过暗地交易弄到一些抗斑疹伤寒的疫苗。德国人对斑疹伤寒充满了恐惧，但纳粹政府没有采取任何措施来减轻他们的恐惧，因为这样反而能使德国占领军和当地居民保持对犹太人的仇视情绪。在东部占领区，几乎所有的公共卫生研究所都转成了斑疹伤寒研究中心和生产疫苗的实验室。他们对一些感染了这种疾病的囚犯进行了研究，尤其是在布痕瓦尔德集中营，那里的一些囚犯负责制造疫苗。在关押死刑犯的集中营里，条件愈发糟糕、愈发不人道，所以暴发了多次疫情。而党卫军对此采取的措施，要么是把病人关禁闭，要么是直接把他们杀掉。所以，得了这种病，基本上就等于被判了死刑；如果患者被送到集中营的医院，就更是难逃一死，因为那些医院早就变成了散发着腐臭气息的临终收容所。

当然我们也绝不能忘记那些散落在奥斯维辛集中营各处的其他受难者们，也绝不能将那里发生的事情视为一种偶然：那些受难者都是被装满了尸体、散发着恶臭的火车送到奥斯维辛集中营，他们在被带到毒气室时，还以为只是要接受消毒而已。在剃掉头发、乖乖地脱掉衣服后，这些男人、女人、老人和孩子被告知要深呼吸才能更好地预防感染。他们就这样吸进了"齐克隆 B"（zyklon B）——德国从 1917 年开始用来消灭虱子的一种氢氰酸基气体——并极度痛苦地窒息而亡。奥斯维辛集中营发生的这一幕只是种族灭绝的一个样本，而打着公共卫生之名研发的消毒剂，到了纳粹的手中，就变成了一种强大的大规模杀伤性武器。

协同合作管控传染病？

纳粹对自己在卫生领域所犯罪行的掩饰行为，和这些罪行本身一样，其规模都是史无前例的。1946 年 12 月 9 日，纽伦堡法庭开庭审判纳粹医生。这次审判关注的是纳粹在大多数集中营中都进行过的各种令人发指的人体实验，并不出所料地宣告要建立一套守则来构筑现代伦理道德的基础。而这些医生参与种族灭绝的行为以及他们对这样一种上升到"科学"高度的纳粹种族思想的支持，则要到晚些时候才被揭露出来。虽然纽伦堡审判具有划时代的意义，但每到发生公共卫生危机的时候，人们采取隔离措施时会有一种本能反应，就算起不到任何作用，也总会不经意地表现出来。1987 年，美国当局将艾滋病列入了禁止进入美国的传染病清单。随后，美国政府对所有提出移民和居留身份的申请人全面展开了一场最大规模的艾滋病病毒追踪筛查行动[28]。作为重点筛查对象的海地人受到了污名化，然而在 1987 年接受检测的 40 万名海地移民中，只有不到 250 人的检测结果为阳性。其中有 200 名艾滋病病毒感染者被关进了关塔那摩基地。1993 年纽约的一位联邦法官叫停了这种做法。瑞典虽然在社会保险方面堪称典范，但艾滋病病毒携带者如果多次拒绝接受治疗，就可能收到医生签发的隔离令。在瑞典，曾有 60 多名艾滋病患者在医院里被关押了 6~9 个月，另外还有 12 个患者被留置在医院至少两年。被认定为极有可能感染艾滋病的高危群体有：同性恋（homosexuals）、海洛因成瘾者（heroin addicts）、海地人（Haitians）和血友病患者（hemophiliacs）[1]。这些人很可能会遭受到监视、限制行动自由、群体隔离等强制措施。这种情况与 19 世纪的人对待梅毒时的反应有些类似。梅毒在 19 世纪是一种常见的慢性病。从 19 世纪 10 年代开始建立一系列针对妓女的"规矩"，比如：妓女从业必须登记、必须定期接受体检、提倡妓女到妓院工作、患病的妓女应住院治疗。这种住院无异于监禁。在巴黎的圣拉扎尔医院尤其如此，因为它在中世纪时本来就是一家麻风病院。在那里，吃的是变质发臭的食物，没有暖气，卫生条件糟糕，而且拥挤不堪。那里的特别住院部为持证妓女（登记过的独立从业的妓女）以及军警押送过来的暗娼预留了 300 张床位[29]。

在许多国家，对于艾滋病，都出现过不同形式、不同程度的类似反应。然而，就法国而言，在公共卫生的这个领域还是发生了一些变化。法国卫生当局没有采取强制措施，而是秉持匿名和免费原则开展

---

［1］ 所以在艾滋病疫情初期，人们经常把艾滋病叫作"4H"病，还可以再加上一个"H"，就是"妓女"（hores）。（原文如此，其实当为 whores。——译者注）

检测、举办针对目标受众的宣传活动、资助相关的医学研究，甚至放开向吸毒者出售注射器。法国还涌现了许多艾滋病患者协会。在这样一场出色的社会运动的推动下，医生和政府官员终于懂得了靠压制的办法无法战胜这样一种有着漫长而静默的潜伏期的疾病。1987 年，世界卫生组织通过全球抗击 HIV 项目的负责人乔纳森·曼（Jonathan Mann, 1947—1998）宣布：歧视性措施是与公共卫生事业的根本目标背道而驰的。还有一个迹象也表明变化正在发生。在这个充斥着各种荒诞谣言的时代，本来最有可能被认定为造成艾滋病流行的元凶，应该是同性恋或吸毒者等边缘群体。然而，如果对世界上流传的与艾滋病相关的谣言进行一番分析，最受公众指责的反而是那些强势群体。有人说是某个笨手笨脚或别有用心的科学家使实验室里研制的 HIV 病毒泄漏了出来；也有人说 HIV 病毒其实是美国中央情报局制造的生物武器；甚至有人说 HIV 病毒是特别针对黑色人种设计的 [30]。这些谣言不再以边缘群体作为攻击的目标，反而以致使这些人被边缘化的社会系统作为攻击的目标。这样的变化是否意味着自由取得了进步？根据福柯的模型 [31]，可以将这种演变理解为人们从依靠“司法法律考量”的模式（比如过去那种把麻风病人驱逐出正常人社会的做法）过渡到了依靠“安全考量”的模式（就是在对风险进行统计和量化分析的基础上，从群体的整体角度出发决定对自己的行为方式做出改变）。这些变化的制造者所要的，不只是更大的自由，而且是向权力机关展示一种为人民生命负责的方式 [32]。无论如何，隔离的做法并没有消失。正如我们在 SARS 危机期间看到的那样，疑似病人都（或出于自愿，或受到强制）接受了一段时间的隔离观察。而且，受到传染病限制的并不只是人类，20 世纪末还有大批动物因为传染病而遭到了屠杀：许多牛被堆在柴堆上焚化，数以百万计的家禽被烧成灰烬，到处都能看到装满了烧成炭状动物尸体的拖拉机。

"一旦被隔离，你就会像苍蝇一样死掉。"吉奥诺笔下的轻骑兵感叹道。这充分体现了组织应对疫情的困难所在：既要从保护群体健康的角度来思考传染病危机，还要尊重每个人的尊严、维护每个个体的自由。换言之：在疫情期间，如何保障构筑社会的共同生活？况且，一般来说，这类危机都会导致社会各阶层产生非理性的集体恐慌。从2003年的SARS事件可以看到，一场由传播速度快且致死率较高的病毒引发的疫情会立刻造成一系列与公共自由直接相关的问题：在哪里进行隔离？针对谁进行隔离？以什么方式进行隔离？隔离多长时间？学校要不要停课？公共交通要不要暂停？要不要佩戴口罩？工作场所要不要制定应急办法？如何寻找可能被感染的人？要不要强制进行有针对性的排查？要不要对高风险人群采取保护措施？要不要通过媒体向他们发出警告？要不要全球协调防疫措施？要不要向发展中国家提供帮助？成千上万类似的问题立时冒了出来，而且随着疫情的蔓延和数据的积累，这些问题的内容也在迅速地变化着。在西方民主国家，根据优先目标的不同，有两种应对疫情的模式[33]：一种是"结果至上"的模式，也就是说能够取得好结果的行动就是好行动。但是界定结果好坏的标准还有待确定：是避免患病的人数，还是治愈病人的数量？还是挽救生命的数量？另一种模式坚持的是"平等至上"的立场，认为应该把所调动的资源平等地分配给每个人，确保每个人都能获得治疗和防护。而这样一种立场与保护优先群体的原则形成了对立，特别是当资源不足以按需分配给每个人时，这就成为一个大麻烦。在民主制度下，权力机关还必须结合专家的观点向公众证明自己决策的正确性。然而，从本质上说，传染病的大流行是一种极其特殊的事件，是一系列微生物学事件、生态学事件、政治事件、经济事件和社会事件共同作用产生的结果。越是想从过去的疫情中吸取经验教训，新的疫情中越是可能出现有别于过去疫情的新情况。所以，要组织应对一场正在发生的传染病疫情，就意味着要在充满不确定因素的情况下采取具体的措施。如今，谷歌网络能够比流行病学监测中心更快地宣布疫情暴发，每个人都可以通过网上的数字地图直接追踪疫情的发展。在这样一个时代，如何才能让公众理解传染病疫情其实是充满着未知性和偶然性的？面对着满心期待着一句准话的公众，如何告诉他们传染病疫情其实有很多说不准的东西？这一切看上去都充满了矛盾，但科学家们和政治家们决不能在这些矛盾的驱使下而竞相发表武断的言论。

第五章

萌发与衰退

VIE
ET MORT
DES
ÉPIDÉMIES

传染性疾病萌发、出现、传播开来，有的还会扩散到全世界，形成全球大流行。接着，其流行势头就会渐渐衰退，变得不那么普遍，就仿佛被时间和空间稀释消融了一样。一般来说，或快或慢，它们最终都会消失，甚至在或长或短的一段时间内不再被人提及。它们有时出现，有时消失，周期不定，反正在震撼暴发之后，总会复归平静。它们就像法国一首儿歌里唱的白鼬那样，一下跑到这儿，一下跑到那儿，谁也猜不到它们何时会出现在何地。自从 20 世纪 30 年代以来，冯·艾克诺默和克吕谢昏睡性脑炎就再也没有流行过，但就此断言它已经消失了，不免过于轻率。有的传染病会在销声匿迹相当长时间后又再度出现，这样的情况并不少见。比如埃博拉出血热和马尔堡出血热都一度失去踪影十多年。还有一些传染病在一地彻底消失之后，又会毫无征兆地在另一个相距遥远的地区重新出现，而且看上去与之前的流行没有什么明显的联系。尼帕脑炎病毒就是如此，它先是暴发于马来半岛，后来消失了，再之后又在距离最初暴发地 2000 多千米的孟加拉重新出现。传染性疾病到底是如何安排自己的行程和日程的？

它们是如何任性地在萌发和衰退之间摆动而不受时空束缚的？是什么因素在影响着它们那混乱无序的潮起潮落，甚至掀起毁灭性的海啸？如果回答不了这些问题，就无法深入理解传染性疾病的流行机制。

埃博拉出血热之谜

　　埃博拉出血热出现，或者说发现于 1976 年刚果民主共和国（当时为扎伊尔）北部热带雨林中埃博拉河畔的扬布库村（Yambuku）。除了一个 1972 年的死亡病例后来被回顾诊断为埃博拉出血热以外，在 1976 年以前没有发现过任何人是死于这种病症的。短短几个星期，埃博拉病毒就感染了 284 人，并导致其中 117 人死亡。在这一波猛烈的流行后，这种疾病淡出人们的视线长达 15 年之久。难道是它逃脱了班吉巴斯德研究所（以及与巴斯德研究所合作的海外科技研究室的病毒学和昆虫学研究人员）与美军卫生部门（美军传染性疾病研究所）在其流行区携手编织起的严密监控网络？要知道，在 20 世纪八九十年代，分子生物学的诊断技术尚未出现，对这种疾病的监控依赖的是在非洲中部广泛开展的血清学调查。这些调查显示，在被调查地区的居民体内存在着针对埃博拉病毒的抗体，证明这些丝状病毒是可以在刚果森林中传播而不引起任何疾病流行的。没有人发病，没有临床病例，它就这样成功地隐匿了自己的存在。除非通过抽血取样进行血清学检查，否则便难以追寻到这种暗中潜伏的病原体的踪迹 [1,2]。

　　在失去影踪十余年后，1995 年，埃博拉出血热在刚果民主共和国卷土重来。这一次，暴发疫情的是班顿杜省，确切地说，是基奎特小镇，而那里距离扬布库村 1000 多千米。这一波疫情的结果很严重：共有

315 人被感染，244 人死亡。之后，在刚果民主共和国之外的加蓬东北部，也相继暴发了几波疫情。值得注意的是，对这几波相距遥远的疫情进行的地理学分析表明，刚果盆地中那片巨大的森林地带就是这种病毒的萌生之地。那片热带雨林横跨赤道两侧，覆盖面积超过 200 万平方千米，是仅次于亚马孙热带雨林的世界第二大热带雨林。那片雨林很大一部分的生态系统都表现出高度的同质性。

埃博拉出血热于 1976 年年底在刚果民主共和国第一次暴发，与此同时，在苏丹的南部（现为南苏丹）马里迪镇（Maridi）恩扎拉（Nzara）的一家棉花厂还暴发了另一种流行病。从这个病源地分离出来的致病病原体被命名为苏丹埃博拉病毒，因为它与在 1200 千米之外的扬布库村发现的病毒属于不同的品种。它的第一次暴发就是与它的扎伊尔表亲的暴发同时发生的，而且它们在毒力上也旗鼓相当。后来，在 1976 年、1979 年和 2004 年，苏丹的这种病毒数次在马里迪附近的同一地区反复暴发。而在其第一次出现的 20 多年后，它还曾于 2000 年 10 月在乌干达暴发，横扫了一大片地区，致死率超过 50%。2007 年 1 月，一场瘟疫再度袭击这个国家，但人们检测出来的是一种新的毒株；因为这种毒株最早出现在本迪布焦（Bundibugyo），所以被命名为“本迪布焦埃博拉病毒”。由此可见，导致这些疫情暴发的，是好几种埃博拉病毒，它们有着各自不同、长短不一的静默期，而如今我们已经知道这就是非洲大陆埃博拉病毒流行病学模式的特点。1994 年，又从一位动物生态学家的血液中分离出了另一种毒株，他是在科特迪瓦的塔伊森林里调查黑猩猩所患的一种流行病时被感染的。可能早在 1992 年，灵长动物学家们发现这里的灵长类动物群落中出现了异常的死亡率之时，这种埃博拉病毒就已经在当地传播了。这种科特迪瓦埃博拉病毒的出现和其他品种的埃博拉病毒一样神秘，但从那以后便再未暴发过[3]。

通过对非洲暴发的这些疫情的统计，可知迄今共有 2317 人感染了埃博拉病毒，其中 1671 人死于它所引起的出血热。对所有这些患者进行的埃博拉病毒检验，结果都是阳性的，所以可以确认他们都感染了这种病毒。不过，在他们之外，还有多少人感染了埃博拉病毒，然后自行痊愈了，又或者是在不知晓病因的情况下死亡了？在刚果盆地，被热带雨林覆盖着的面积广大的埃博拉病毒流行区，许多地方的医疗条件极差，到底有多少人是死于这种病毒，这是无从得知的[4]。然而，这种病原体还不满足于待在非洲的那片土地上。1989 年，在美国，人们检出了一种新的病毒品种，叫作"雷斯顿埃博拉病毒"。这种病毒品种萌生于菲律宾，然后随着人工饲养的猴子出售给了北美洲的各大实验室。这种病毒之所以被命名为"雷斯顿埃博拉病毒"，是因为它是在美国弗吉尼亚州的雷斯顿小镇第一次被发现的。这一发现引起了一场轰动。美利坚合众国会不会被这种阴险的发热症笼罩在死亡的阴影之中？为了防患于未然，美国政府不分青红皂白地扑杀了各实验室的 500 余只猕猴，后来才证实这种毒株几乎不存在致人生病的可能。而在美国当局的迅速反应之下，这场在实验用猴中发生的动物疫情很快就被扑灭。没有任何人因为这种毒株患病。这种病毒并没有像影片《极度恐慌》中达斯汀·霍夫曼（Dustin Hoffman）所追踪的那种来自非洲中部、可能灭绝全球人类的莫塔巴病毒那样在新英格兰的日落大道上撒下死亡的种子。雷斯顿病毒第二次在菲律宾之外的地方被发现，是 1992 年在意大利，这一次同样也是在从菲律宾群岛进口的养殖猴子身上发现的。

从上述多波疫情中，可以看到埃博拉病毒时而出现，时而消失，看似毫无逻辑。这该作何解释？我们目前知道埃博拉病毒至少存在着五个品种，它们的暴发在时间上和空间上都较为分散，这反映了它作为隐蔽病毒的特点：它受到远离人类的赤道原始森林周期的保护。如今，造成中部非洲埃博拉疫情暴发的几项基本因素已经得到确定。蝙蝠是埃博拉病毒的天然宿主。大型灵长类动物则是其中间宿主，它们对这种病原体很敏感，它们和人类一样也可能死于这种病原体的感染。历次致命的疫情反映了埃博拉病毒在人类以及非人灵长类动物中的活动情况，表现出和那片蝙蝠与猿猴共存的森林环境有关的一种季节性规律。当一些灵长动物群（主要是黑猩猩和大猩猩）前来采集从树上掉落或被果蝠丢弃的果实时，就和埃博拉病毒不期而遇了。果蝠是一种非常喜爱甜食的翼手类动物，杧果、香蕉、木瓜、番石榴是它们主要的食物。果蝠嚼食水果，吸取甜美的果汁，然后把被它们啃破并沾染上它们体液的果实丢弃在地上。在结果期的杧果树边就常常能够看到这样的场景。杧果的香气和它美味的果肉引来了平原大猩猩和黑猩猩，它们来到树下，捡起掉在地上的果实，大快朵颐。正当猩猩们吃得不亦乐乎之时，已经吃饱喝足的果蝠们却在它们头顶上方休息。果蝠们排泄出的可能受到埃博拉病毒污染了的粪便浇在猩猩们的大餐上面，沾在它们喜欢吃的非洲豆蔻的嫩叶上面。夜晚，悬挂在树枝上的蝙蝠们还会吮吸各种核果，有些核果沾着它们那可能被病毒污染的唾液掉落到地上。而在这些因素之外，可能还要加上另一个人们尚不太了解的因素，那就是埃博拉出血热流行地区的人类群体获得的自然免疫力，这是一种有可能保护他们不受埃博拉病毒感染的因素。

　　根据对 1994 年在中部非洲再次暴发的埃博拉出血热的观察研究，证实了这种流行疾病的暴发遵循的是一种多发模式[5]。实际上，人们所看到的是，几次疫情的暴发在时间和空间上都相距遥远。它们都是在特定时期暴发于特定地区，只有各种必需条件都齐备时才可能发生。发生埃博拉疫情的必需条件是：果蝠受到埃博拉病毒的慢性感染；对埃博拉病毒没有免疫力且易受其感染的灵长类动物的存在；这两种动物生活在距离相近的地域，有可能遇到彼此。而埃博拉病毒造成疫情的风险，换言之，这种病原体从其天然宿主或中间宿主传染给人类的风险，可能是发生在蝙蝠和猩猩被它感染继而产生动物疫情的同时或之后的。果实成熟的季节恰逢村民们捕猎迁徙中的蝙蝠或猩猩的季节。猎人们既有可能直接被蝙蝠的排泄物感染，也有可能因为接触到了被感染的猩猩而受到传染，总之当他们在肢解或烹饪这些动物时，病毒就趁机突破了物种屏障[6]。所以说，风险来自那些被埃博拉病毒感染了的果蝠，因为它们会通过唾液和粪便释放病毒；而可能受到伤害的，则是易受埃博拉病毒感染且在果实成熟期或狩猎期来到了果蝠出没的环境之中的人类或非人灵长类动物。这种独立多发的流行病学模式，说明有受感染的蝙蝠群落与灵长动物群落并存于同一个地区，而地处非洲中心、横跨赤道两侧的那片广阔的刚果丛林恰是如此。所有已知的埃博拉疫情大概都是这样开始的。先发生的是动物疫情，之后才传给人类，再然后才出现病原体在人际传播的疫情。所以，一旦发现有非人灵长类动物死于埃博拉出血热，公共卫生系统就应该对暴发埃博拉疫情的风险发出预警[7]。

　　在这条传染链中，每一个环节都是移动着的。蝙蝠们每天主要是在夜间都会飞行几十千米。它们还常常为了寻觅成熟的果实而进行迁徙。非人灵长类动物过的是游荡的生活，它们游荡的范围在 10~30 平方千米，为的是寻找食物和夜间休憩之所。至于人类，更是成天跑来跑去，活动范围不受限制……这些移动在时空上增加了彼此之间相遇的机会，提高了受感染者与未感染者接触的概率，为疫情的多发创造了便利条件。而两次疫情之间之所以存在静默期，大概是因为在一段时间里，恰好缺失了埃博拉病毒暴发所必需的某一项条件。这种病毒传播受到阻断的间歇期完全取决于这一链条中每个环节迁移和相遇的偶然性。其所依赖的，是一些偶然随机的现象，而这些偶然随机的现象主导着那些所谓彼此独立的疫情的暴发。

骚动的蝙蝠可能传播埃博拉病毒。而它们进行迁徙是为了寻找食物资源，其节奏与果实的成熟同步，所以表现出季节性特征。在一定程度上，它们也可能因为偏爱某些果实的营养品质而进行迁徙。而人类活动导致的森林碎片化也对大型猿猴以及蝙蝠的迁徙和生存造成了重要的影响。埃博拉病毒还有其他一些潜在宿主，比如那片热带丛林里的野生有蹄类动物，包括羚羊、小羚羊等，可能也对埃博拉病毒的传播起到了作用，但它们具体的作用尚待探明。另外，也不能忽视捕猎行为的改变对那里脆弱的生态平衡造成的冲击。捕猎者在热带森林深处打开缺口，改变了野生动物群落的活动空间，再加上偷猎的行径，致使大型猿猴（大猩猩、黑猩猩）陷入了危险的境地。最后，季节性或超季节性气候的改变也对树木生长和结果的周期产生了影响。所有这些因素加在一起，就导致病毒暴发所必需的条件会随着时间和空间发生改变，这也就解释了埃博拉出血热为什么会交替出现静默期和暴发期。

马尔堡病毒去哪儿了？

马尔堡（Marburg）病毒属和埃博拉病毒属是丝状病毒科仅有的两个代表。两者都会导致严重的出血症感染的症状，发病迅速，致死率高。马尔堡病毒可能是在 7000 年前从埃博拉病毒的谱系中分离出来的[8]。它在基因上显得非常稳定，进化得很缓慢，比艾滋病病毒或流感病毒慢 100 倍。证据就是，从相距 2000 千米的两地提取的毒株，测得的 RNA 序列几乎完全相同。马尔堡病毒第一次暴发于 1967 年的欧洲，当时它同步出现在德国的马尔堡、法兰克福以及塞尔维亚的贝尔格莱德，那里的一些实验室技术人员在使用从乌干达进口的非洲绿猴（*Cercopithecus aethiops*）的组织制备细胞培养物时受到了感染。这是致命的丝状病毒在欧洲造成的唯一一次流行病事件。在那之后，在南非和肯尼亚也鉴定出了几起散发病例，在乌干达还发生了影响范围极其有限的初期流行。它只造成过两次真正的疫情，而且范围都非常有限。一次是在刚果民主共和国的杜尔巴，从 1998 年持续到 2000 年，致死率高达 83%；另一次是从 2004 年持续到 2005 年，发生在安哥拉与刚果民主共和国接壤的威热省，致死率高达 90%。从那以后，就再也没有发生过了。虽然这种病毒仿佛蛰伏了起来，但零星偶发的病例说明它仍然在悄悄地传播着，只不过看起来它暴发所必需的条件（这些条件尚不为人所知）并不是那么容易满足。

最近，人们从乌干达的一些埃及果蝠（*Rousettus aegyptiacus*）群落中提取到了马尔堡病毒。这种果蝠似乎就是马尔堡病毒的天然宿主。在非洲，埃及果蝠广泛地分布于从肯尼亚到安哥拉直至非洲南部的广阔地域中，与已知的几次马尔堡病毒暴发的地区恰好吻合。和埃博拉病毒的情况一样，人类和非人灵长类动物都是马尔堡病毒的感染目标。对于这种病毒，虽然人们已经有了一些粗浅的认识，但直到其暴发近半个世纪后的今天，其自然历史依然有待书写。不过，在32年里自然发生了两次疫情之后，这种病原体就沉默下来了[9]。陶纳（Towner）团队从生态学角度对埃及果蝠—马尔堡病毒这对组合进行的开创性研究表明，在一个由数万只乃至数十万只个体构成的蝙蝠群落中，通常只有少数几只会自然地受到马尔堡病毒的感染。此外，雌性蝙蝠也不会把这种病毒纵向传给后代。这使得人们不禁产生了疑问：埃及果蝠到底真的是马尔堡病毒的天然宿主吗？在如此庞大的蝙蝠群体中，这种病毒何以不扩散开来？如此说来，埃及果蝠莫非只能算是马尔堡病毒的一种中间宿主，莫非还必须到它们所居住的洞穴的动物群中去寻找这种病原体真正的天然宿主？如果不考虑马尔堡病毒在德国的第一次暴发，那么在另外九次已知的疫情中，人们发现有八次都和埃及果蝠喜爱栖居的洞穴存在着关联，但住在那些洞穴里的并不只是埃及果蝠。这就意味着，我们可能还缺少了某项条件，所以无法理解这种有着如此庞大数量潜在宿主的病毒何以只造成了寥寥几次疫情。在撒哈拉以南的整个非洲、在从中东到巴基斯坦以及印度北部的广大地区，都有埃及果蝠的踪迹，所以马尔堡病毒的下一次疫情会在何时何地暴发？限于目前的认知水平，我们只能做出这样的回答：无可奉告。

横行一时的尼帕病毒脑炎

尼帕（Nipah）病毒第一次被鉴别出来，是在1998年9月，当时马来西亚的一些养猪场暴发了一波动物疫情。饲养户们报告了某种传染病的多起病例，其中 40% 发展成了一种致命的脑炎。这波地方性动物疫情持续了八个月。而从那以后，这种当时人们还很不了解的尼帕病毒就再也没有在马来西亚发作过。在牺牲了 350 万头猪、毁掉了 1750 多家养猪场后，这种病毒停止了传播。追溯起来，这种病原体可能早在之前一年就已经活跃于马来西亚的佩拉克县（Perack）了，但那时它被人们误认作当地的一种地方病流行性乙型脑炎的病毒了[10]。在 1999 年这场疫情结束后，尼帕病毒的特性很快得以明确。它是一种近似于麻疹病原体的副黏病毒，具有和亨德拉（Hendra）病毒非常相似的遗传基因。亨德拉病毒在早先几年于澳大利亚发作，表现为严重的呼吸道和脑部损伤，对于马匹及其饲养者常有致命的危险。经过鉴别，狐蝠属（*Pteropus*）的几个品种是亨德拉病毒的天然宿主。几年后，亨德拉病毒和尼帕病毒被归入了一个新的属别，即"亨尼帕病毒属"（Henipavirus）[11]。

　　是哪些条件造成了尼帕病毒脑炎的第一次暴发呢？这个问题初步的答案，却要到距离马来西亚数千千米之外的地方去寻找。大名鼎鼎的厄尔尼诺现象指的是太平洋南部温度异常起伏造成的一种超季节的现象，它常常于圣诞节期间出现于秘鲁海岸，使那里的海水表面温度异常上升。这种热量的变化会对气候产生影响，在从南美洲东海岸直到东南亚的广大范围内呼风唤雨。就厄尔尼诺而言，1997 年是不平凡的一年，那一年温度起伏变化幅度之大，前所未有，堪称"世纪厄尔尼诺"。而这种不同寻常的热量积蓄的后果，就是在几个月后的东南亚，尤其是在巴布亚新几内亚，开启了一段漫长的干旱期。这场干旱最直接的效应，就是印度尼西亚群岛发生了多场浩大的火灾。200 万公顷的森林燃烧起来，直接烧掉了森林里的各种树。这场灾难的另一个结果，就是形成了巨大的烟云，遮天蔽日，笼罩着东南亚很大一片地区的天空，持续数月不散。新几内亚的热带森林如此接连遭受干旱和缺乏阳光照射的打击，对整个国际气象学界来说都是前所未见的。干旱和阴云最终影响了森林树木的产果，而之前的火灾业已大幅降低了林木的密度。那些喜食野果、种子或野草的野生动物成为这场自然灾害的直接受害者。由于缺乏食物，鸟类纷纷迁徙离开巴布亚新几内亚群岛；同样离开的，还有唯一一种具备飞行技能的哺乳动物，也就是喜食野果而且习惯了觅食而迁飞的蝙蝠。这一次，这些蝙蝠朝着马来半岛的方向进行了一场漫长的西飞之旅。

当时，马来西亚政府提出了一项促进养猪业发展的政策，这就需要种植大量果树来为养猪场供应饲料。饥肠辘辘的果蝠很快就发现了人类送给它们的这个惊喜：那里有那么多的榴梿、巴旦杏、红毛丹、人心果和罗莎果，简直是一个宝藏。后来，人们才知道这些狐蝠属的蝙蝠就是尼帕病毒的天然宿主。它们的粪便和唾液污染了各种水果以及养猪场周边的环境。猪吃了被它们污染的水果就染病了，于是一场动物疫情就暴发了，甚至还出现了几例人类患病的病例。和埃博拉病毒常见的情况一样，动物疫情发生在先，人类疫情出现在后。人类被感染，主要是因为直接接触了病猪或病猪肉。据估计，这种病毒是通过呼吸道飞沫或接触到猪的鼻咽部分泌物而传播到人身上的。那么，在那场疫情后，那些天然感染的蝙蝠是不是已经回到它们在巴布亚新几内亚的森林老家去了呢？看来可以确定的是，如今在马来西亚的养猪场里已经完全没有尼帕病毒的存在了。很难说那些外来的蝙蝠是否统统都返回故乡了，所以也很难说这种疾病再次暴发的风险已经彻底被排除了。马来西亚已经出台了一些卫生监控措施以防范这种风险。

通过卫生监控，发现有八个品种的蝙蝠感染了尼帕病毒，其中有五种存在于马来半岛，只有一种黑喉狐蝠（Pteropus hypomelanus）是马来西亚和巴布亚新几内亚共有的品种[12]。接下来要搞清楚的，就是在这些品种中，到底哪一种是尼帕病毒的天然宿主，以及被感染的蝙蝠群落栖居在什么地方。而血清学调查则显示，共有 10 属 23 种蝙蝠可能被这种病原体感染了[13]。

在马来半岛的第一次暴发之后，尼帕病毒就仿佛人间蒸发了。但在距离那里 2500 千米开外的孟加拉和印度，却在 2001 年发生了五波疫情。这些疫情都与食用被蝙蝠的尿液或唾液污染了的水果或果汁（尤其是海枣汁和杧果汁）有关。在孟加拉，从 2001 年开始直到 2008 年，尼帕病毒出现了经由直接接触患者的分泌物和粪便而发生人传人的现象。这说明尼帕病毒已经对人体进行了适应。而且它的毒力也得到了增强。1998 年，在马来西亚发生的尼帕病毒脑炎的致死率为 10%，而到了 21 世纪初，其死亡率已经升高到了 30%～75%。不久之后的几次初步调查显示，这种病原体在柬埔寨、泰国乃至非洲大陆都发生了活跃的传播[14]。总而言之，尼帕病毒在马来西亚大规模地暴发了一次，之后在东南亚地区造成几次零星而短暂的流行。每一次提取到的毒株在遗传基因上都几乎是完全相同的。这种稳定性说明果蝠可能不只是这种病毒的天然宿主，而且还发挥了媒介的作用：就是它们通过大范围的飞行，把这种病毒带到了一些不期之地，从而导致那些地方出现了一些死亡病例。

我们已经看到，狐蝠科狐蝠属的蝙蝠是尼帕病毒的天然宿主。它们被尼帕病毒慢性感染，但不会发病。同样，亨德拉病毒的天然宿主也是狐蝠属的一种蝙蝠。正因为如此，有人想到，亨尼帕病毒属病毒的地理分布应该是与狐蝠属蝙蝠的分布重合的。通过对澳大利亚、孟加拉、柬埔寨、中国、印度、印度尼西亚、马达加斯加、马来西亚、巴布亚新几内亚、泰国以及东帝汶的狐蝠属蝙蝠进行检测，发现它们都受到了亨尼帕病毒属病毒的感染[15]，这增强了这种假设的可靠性。最近，德雷克斯勒（J.-F. Drexler）团队[16]证明在非洲大陆的加纳存在着一种非常近似于尼帕病毒和亨德拉病毒的新病毒，而且它会感染狐蝠科的另一种果蝠，黄毛果蝠（Eidolon helvum）。这项发现清楚地把亨尼帕病毒属的领地扩张到了西部非洲，并进一步证实了其分布区域与非洲及亚洲的狐蝠分布区域是一致的。亨德拉病毒在澳大利亚和尼帕病毒在亚洲暴发的历史表明，亨尼帕病毒属的病毒一旦突破物种屏障感染人类，就会造成严重的疾病。谁知道在非洲发现的这种类似于尼帕的病毒未来又会掀起何等惊涛骇浪呢？

SARS：21世纪第一次大恐慌

2003年2月至4月，全世界的卫生服务机构都陷入了恐慌，因为越南河内的一家医院暴发了一种闻所未闻的致命的非典型性呼吸道综合征。一个月后，这种疾病就侵袭了全球，三个洲受到了它的袭击。3月12日，世界卫生组织正式发布全球预警。不到四个月时间，30多个国家都出现了病例；到2003年6月大流行结束之时，8500人被感染，其中有774人死亡。在世界卫生组织的主持下，全球医学界和科学界以超乎寻常的速度动员起来，仅用几个星期的时间就制定了应对疫情的基本步骤。这种疾病的传播方式很快就调查清楚了：人际间的传播是在与咳嗽发作期的患者直接接触时，吸入了患者喷出的传染性飞沫而实现的。致病的病毒也很快就被发现了，是一种此前从未见过的冠状病毒。疫情急速扩散的方式也很快被查明了：潜伏期的病人乘坐交通工具，特别是乘坐飞机，把病毒带到了世界各地。最后，通过几个星期的调查，确定了这种严重急性呼吸道综合征（SARS）的发源地是在中国的广东省。虽说这场 SARS 大流行充满了戏剧性，堪称人类在 21 世纪为时尚短的历史上遭遇的一次恐慌，但这种病毒来得快去得也快，而且近十年都没有再次发作过。要想理解这场疾风骤雨般的疫情何以萌发和消失得如此突然，就需要审视一下这种病毒的特性，并搞清楚这场如此急速扩张的疫情为什么一直都没有再次暴发。

在这场疫情正式宣布的几个月前，也就是在 2002 年 11 月中旬，在中国南方的广东省，就出现了第一批 SARS 患者。2002 年 11 月 16 日，中国广东佛山的一位病人出现了发热、头痛、干咳、乏力等症状入院救治，后被认为是非典型肺炎（SARS）的首例感染者。一位在广东受到感染的当地医生搭乘飞机前往香港，并住在一家四星级酒店里。酒店其他的住客就在那时被传染了。他们并不知道自己已经处于这种疾病的潜伏期，各自搭乘民航班机回到自己的家。后来，几位曾在香港医院里接治过一些 SARS 患者的临床医生乘坐飞机来到了欧洲和北美洲。这样一来，这种疾病就借由国际航班扩散到了世界各地。这些初步的观察说明 SARS 的发源地很可能是在广东省，更确切地说是在佛山市。钟南山教授从一开始就怀疑这种疾病是由一种从动物传给人的病毒造成的 [17]。到了 2003 年 5 月，正在寻找该病毒天然宿主的科学家们的注意力集中到了一种蒙面棕榈果子狸（*Paguma larvata*）的身上。中国人叫它"花面狸"，在深圳和湖北的菜市场上都很常见。在中国南方的饮食中，果子狸是一道颇受欢迎的美味佳肴（现在已属于中国国家二级保护动物，不可捕食、买卖）。从市场上出售的果子狸身上提取到 SARS 病毒样本及其毒株的基因组和从广东省珠江三角洲最早几例人类患者身上提取的病毒基因组几乎完全一致。但当这种病毒在越南开始第二期扩散时，病毒基因组已经发生了改变：负责在受感染宿主肺部编码结合蛋白的 ORF8 基因中缺失了 29 个核苷酸。到了全球传播的阶段，这种病毒似乎稳定了下来，但它的这个基因中已经脱落了 82 个核苷酸。换言之，这种病原体实现了对人体的适应，它的 ORF8 基因大量脱落核苷酸使它得以更加便利地穿过人体肺部的上皮。

在 1 至 3 月的疫情第一阶段，在突破了从果子狸到人类的物种屏障之后，病毒发展得异常迅速。随后，这种病原体基因改变的速度大大放慢，而在其适应了人体之后就最终停止了下来[18]。一般来说，一种病毒要适应人体，需要花费长得多的时间，通常需要十几年，而 SARS 病毒仅仅用几个星期就完成了适应过程[19]。到此，基本可以明确，这种冠状病毒来自果子狸，在人类身上找到了一片特别适合其扩散的天地。不过，后续调查并没有能从那几个疑似病源地的菜市场以外的果子狸身上找到原始病毒。所以说这种冠状病毒并不是花面狸身上常见的一种寄生虫。到了 2005 年秋天，在多个中华菊头蝠（*Rhinolophus sinicus*）的群落中独立分离出了一种病毒，与那些果子狸身上的病毒非常相似。于是这类蝙蝠马上就被视作了 SARS 病毒的一种天然宿主，尽管它们身上的毒株在遗传基因上与人体感染的病毒相去甚远，而且看上去也没有突破过物种屏障。而这些事实不禁让人想到，在这个过程中必须有一个中间宿主，看起来这个中间宿主就是果子狸了。接下来的调查印证了这种说法：在检出 SARS 病原体的菜市场上，活果子狸和活蝙蝠是分别关在笼子里，并排陈列在那里以供食客挑选的[20]。要知道，在中国，和在马来西亚一样，菊头蝠也是广受欢迎的。人们觉得这种蝙蝠浑身都是宝，连它们的粪便都被用作中药。

所以说，SARS 疫情是两个事件结合在一起造就的。一方面，病毒先后突破了两道物种屏障，一是从菊头蝠到果子狸，二是从果子狸到人类；另一方面，这种病毒迅速地实现了对其终极宿主的遗传适应。它的暴发机制很复杂，需要一些不同寻常的条件（一种天然宿主、一种中间宿主和一种目标宿主）齐集于一个独特的空间（广东省的菜市场）之中。而已经适应了人体的冠状病毒借助国际商业航班的渠道引发了一次全球大流行。而一些贫困的国家和地区，因为没有飞机通航，反倒幸免于难。

基孔肯雅病：从新发到再发

一种传染性疾病从萌生到衰退再到消失，只要几种因素就足以改变其历史进程。只要在某时某地某个群体中，相应的具体条件全部齐备，疾病就会出现。而如果这些条件从整体上不复存在了，那么或快或慢，疾病一定会消失。为了理解和防范一种疾病在消失之后再次暴发，就必须要搞清楚它在暴发之时的第一个病例，或称"标识病例"（"零号病人"）的情况。在两次疫情流行之间的静默期，即从上一次疫情结束之后到下一次疫情开始之前的这段时期，必须要对构建了这样一种独特时空的各个环节并为新的标识病例的出现做准备的那些基本因素进行鉴别。即便表面上看来并非如此，传染性疾病的发生其实也可能是一个漫长的过程。因为，有的时候一种疾病虽然好像消失了，但它常常还是保留了再次暴发的潜能，它可能只是潜伏了下来，不被卫生系统发现，不造成流行而已。这时的寄生虫就会进入到从一个宿主到另一个宿主（人或动物宿主）的新的存续循环之中，或是进入到"宿主—媒介—宿主"的循环之中；在这种循环中，一旦相应的条件齐备，易感人群就会受到寄生虫的感染，出现零星的散发病例或再次暴发疫情。我们用以下四例来对这些存续模式做一番说明。

基孔肯雅（Chikungunya）病，或称"曲弓热"，是一种虫媒病毒症。所谓虫媒病毒症，指的是该疾病的致病原体是由某种节肢动物传播的。就基孔肯雅病而言，病毒的媒介是伊蚊属（Aedes）的蚊子，其拉丁文学名意为"吟游诗人"，因为这些吸血的昆虫在飞行时发出的声音就像拨动的琴弦。和所有作为寄生虫媒介的蚊科动物身上发生的情况一样，基孔肯雅病毒会在伊蚊的唾液腺里增殖。当蚊子用它那尖利的喙刺破人体皮下静脉吸食血液时，病毒就被传给了人类。基孔肯雅病毒属于披膜病毒科（Togaviridae）的阿尔法病毒属（Alphavirus），该科病毒均会造成脑炎和炎症综合征。在基因上，它非常接近于奥－奈氏热（O'Nyong-Nyong）的病原体[21]。这两种病毒最早都是在非洲中部被分离出来的，分别在坦桑尼亚和乌干达。它们的名称在两国的当地语言中，表示的都是"弯曲、破裂、折断、痛苦"的意思，简单凝练地描绘了这两种疾病主要的临床症状都表现为持续时间可长达月余的极其严重的关节痛。奥－奈氏病毒的媒介也是蚊子，不过传播这种病毒的是按蚊属（Anopheles）的蚊子，这个拉丁文学名意为"无用"，德国昆虫学家约翰·威廉·梅根（Johann Wilhelm Meigen，1764—1845）在19世纪对它进行描述并为它命名时，用的就是这个意思。按蚊与伊蚊是相近的表亲。除了关节损伤以外，基孔肯雅病还表现出以发热和皮疹为特征的近似登革热的症状[22]。这种疾病发作三四天后就会痊愈，但关节疼痛会持续较长时间。不过，最近几次在印度洋一些海岛上发生的疫情中，在上述症状以外还出现了神经系统的新症状，疾病对人体造成的伤害变得更加严重了[23]。

　　基孔肯雅病毒多元的自然历史表明它在三大地域分别存在着三个主要的系统发育进化枝。在非洲，它安居于由灵长类动物以及恶棍泰勒伊蚊（furcifer-taylori）、黄头伊蚊（luteocephalus）、达齐利伊蚊（dalzieli）等伊蚊构成的森林自然循环系统之中[24]。这种地方性动物病在农村和森林地区的疫源与蚊子群落的密度密切相关，而蚊子群落的密度会随着降雨量而提高。所以基孔肯雅病在那里表现出的季节性节奏对应着伊蚊繁殖产卵地积水的节奏。在亚洲，这种病毒应该是较近的时期引进的，所以主要是在城市中循环，而参与到该循环系统中的有埃及伊蚊（*Aedes aegypti*）和白纹伊蚊（*Aedes albopictus*）以及一些喜食人血的按蚊。而在印度洋的海岛上，基孔肯雅病出现于21世纪初，其主要媒介，甚至可以说是唯一的媒介，就是白纹伊蚊，这种蚊子因背部长着老虎一样的条纹也被称为"亚洲虎蚊"。基孔肯雅病最早于20世纪50年代在坦桑尼亚被发现，但它的历史其实要悠久得多。因为它曾经长期被混淆为登革热，所以追溯来看，早在约三个世纪前，在非洲东北部和东部就已经发生过几次基孔肯雅病的疫情了。后来，随着人们对这种疾病认识的深入，1952年之前发生的一些疫情，比如莫桑比克发生的疫情，也被确认为基孔肯雅病的疫情。所以，现在我们知道，基孔肯雅病曾于1779年流行于开罗和巴达维亚雅加达，于1823年和1870年流行于桑给巴尔，于1823—1825年以及 1871—1872 年流行于印度，还于 1901—1902 年流行于金奈以及缅甸[25]。在 1952—1953 年，坦噶尼喀（又名"坦桑尼亚"）南部的马孔德高原发生了一场发热疫情，基孔肯雅病毒就是在那时被第一次分离出来的。之后，这种疾病以地方病的形式在非洲的亚热带农村地区肆虐，并以流行病的形式在非洲及南亚的城市里传播。

从 20 世纪 50 年代在坦噶尼喀的马孔德高原出现，到最近在印度洋海岛上震撼暴发，我们可以通过从不同毒株上获取的分子数据来重建基孔肯雅病毒近期的历史。这种病毒在从它在东非的老巢扩张到西非之后，又扩散到了南亚次大陆。随后它回到了非洲大陆，它的一种独特的毒株于 21 世纪初在印度洋的几座岛屿上造成了疫情的暴发，接着又继续在非洲中部地区拓展自己的地盘。2005 年 2 月，一场基孔肯雅病疫情在留尼汪岛暴发，此前这座岛上从未有过这种疾病的踪影。在 18 个月的时间里约有 24.4 万人被传染，而且这一次这种疾病的致死率也终于引起了人们的注意：共有 203 人死于这种疾病的感染。这一地区的其他岛屿也受到了波及：疫情于 2004 年 7 月首先出现在科摩罗，随后几个月蔓延到了马达加斯加、毛里求斯、塞舌尔和马约特。在这次暴发的这场疫情中，记录到了一些重症病例出现了急性重型肝炎、心肌炎乃至脑膜脑炎的症状。在这波传染风暴过后，基孔肯雅病成为地方性流行病；到了 2009 年 8 月，在经过一段静默期后，在留尼汪岛的圣吉尔莱班又发现了几个新病例[26]。与此同时，这种病毒还一直在进行地域上的扩张。2007 年 8 月 30 日，意大利的艾米利亚–罗马涅大区报告了 100 多个基孔肯雅病毒感染的病例[27]。之后，2010 年 9 月 25 日，瓦尔省成为法国第一次报告这种疾病的地区。和在印度洋地区一样，亚洲虎蚊是这种病原体在法国相中的媒介。在 20

世纪 70 年代，这种病毒主要出现在农村[28]，但是从最近几次疫情可见，它的流行病学模式发生了变化，在刚果民主共和国[29]、喀麦隆[30]以及加蓬[31]的城市地区出现了一些地方性疫情。

在我们所知的暴发条件以及决定疾病能否以地方流行病形式存续的条件（这两种条件常常是相近的）上，基孔肯雅病毒都与其他虫媒病毒有所区别，这些区别是这种病毒及其媒介的进化潜能造成的。因为这两个传播中的主角发生了改变，正是它们造就了我们如今观察到的这种疾病独特的流行病学模式，导致了这种疾病在此前未受过它影响的地域暴发并成为那里的地方性流行病。在 20 世纪 60 年代以及 20 世纪 80 年代末期，这种病原体在非洲和亚洲侵占了两大片地域，并建立起了从伊蚊到灵长类动物这样一种自然循环，这个循环偶尔也会把一些小型哺乳动物包括进去，有的时候还会延伸到人类[32]。这种病毒在不同的传播地区有着不同的自然宿主（主要是哺乳动物，也有一些鸟类），所以能够传染给许多种类的蚊子，除了伊蚊以外，还能传染给按蚊、库蚊、前肢蚊（Eretmapodites）以及曼蚊（*Mansonia*）。而基孔肯雅病毒与亚洲虎蚊的相遇，可能是一种偶然，也可能是一种必然。亚洲虎蚊是一种对人类环境充满侵略性的节肢动物，在与埃及伊蚊的竞争中渐渐胜出并取而代之。基孔肯雅病毒和亚洲虎蚊配合得非常默契：病毒能够在这种蚊子宿主身上很好地进行复制，而这种蚊子本来就乐意生活在人类的环境之中，能够从城市的环境里享用到取之不尽的美食，即人类的新鲜血液。在 21 世纪初，一种特别的进化趋同现象使基孔肯雅病毒的流行病学特征发生了改变，催生出了一种新的基孔肯雅病毒。事实上，这种病毒在印度洋地区（2005 年）和东南亚地区（2006 年）几乎同步获得了 E1 包膜基因的突变；这种突变的发生是因为它的一种独特的氨基酸被另一种氨基酸取代了，而这似乎增强了它的致病能力，所以最近几次疫情中它表现出了更严重的临床症状 [33]。而 2000 年以来回到非洲大陆的也正是这种更新了的病毒 [34]。

通过这种基因组的改变，基孔肯雅病毒适应了自己的宿主，这种现象在虫媒病毒中非常常见。一种氨基酸被另一种氨基酸替代，并不只是一种偶然：是亚洲虎蚊专门促成了这种改变，所以这种变化才能在相距数千千米的两个地区几乎同步出现。这种突变实现后，就使更新后的病毒在进化选择上获得了优势，使其能在蚊子的唾液腺里更好地进行复制，从而确保其能够借助媒介的叮咬来完成传播 [35]。亚洲虎蚊不光提升了基孔肯雅病毒的传染力，它的锐意扩张也使它与病毒构成的这对宿主／病原体黄金搭档好运连连。这种蚊子从自己占尽优势的南亚和东南亚地区出发，利用各种交通（包括海路、公路和铁路）向全世界进军。它最令人啧啧称奇的扩散策略，是借助轮胎的四条运输线路实现的。来自亚洲的废旧轮胎会被发送到美国去进行再加工。经过翻新后，这些轮胎会被出售到非洲和大洋洲的发展中国家，然后在经过长时间高强度的使用后，又会被运回亚洲。当这些轮胎存放在码头之时，虎蚊就会在轮胎内部积存的雨水中产卵。之后，虫卵和旧轮胎一起被装上货轮运往北美洲。虎蚊就是经由这样的线路在 20 世纪 80 年代成功地进入了美国的路易斯安那州和得克萨斯州。

就全球范围来看，这种媒介的进军也令人印象深刻。在 20 世纪 80 年代，白纹伊蚊还只存在于南亚、东南亚、东亚以及印度洋。之后，它就扩散到了美洲、非洲（在 2012 年扩散到了非洲北部、中部和南部以及马达加斯加），它还征服了大洋洲和欧洲的地中海沿岸地区。而且，它还在向其他地区进发，来到了法国罗讷－阿尔卑斯大区的安省、伊泽尔省、萨伏瓦省，来到了瑞士、比利时和荷兰，来到了欧洲北海的一些大港口的附近。20 世纪 90 年代，它躲在汽车的后备厢里、火车的车厢里，从芒通和文蒂米利亚之间的某处越过边境进入了意大利。2006 年，当第一批基孔肯雅病输入型病例出现在亚平宁半岛时，这种蚊子已经在意大利拉文纳省生活了多年。那里的白纹伊蚊从这些病人身上吸食了血液，实现了这种病毒在欧洲的第一次传播。这种蚊子和基孔肯雅病毒变异毒株构成的地狱组合充满了侵略性，不禁令人担忧从来没有遭受过这种疾病袭扰的欧洲和美洲是否终有一日也会暴发基孔肯雅病疫情并沦为它的流行地区 [36]。目前，这种风险已经成为欧洲公共卫生系统密切关注的问题之一 [37]。

在亚洲，存在着一些森林循环系统，基孔肯雅病毒在这些循环系统中借由当地的蚊子活跃地在灵长类动物、家养有蹄类动物、啮齿类动物、蝙蝠以及某些鸟类之间进行传播。而在城市里，它也利用了一些传播循环系统，导致发生了一些突如其来的大规模疫情。比如，在泰国就反复发生过几次无法预料的疫情，其中还间隔着最多长达 15 年的静默期 [38]。在亚洲，无论是在城市还是乡村，至少从 20 世纪 60 年代起，基孔肯雅病就已经扎下根来，成为一种地方性流行病。在非洲也是如此，一方面存在着一种森林循环系统；另一方面在被感染地区，还可以观察到基孔肯雅病毒在城市周边建立了一些循环系统，并且演变成为地方性流行病。而且虎蚊还在积极地扩张，近来已经进军到了非洲中部地区。在喀麦隆，基孔肯雅病于 2006 年在杜阿拉和雅温得暴发，2007 年又在西北省暴发。在加蓬，它已经来到了利伯维尔，并正在向各省大城市扩散 [39]。最新的几次疫情反映出这种病毒及其媒介似乎对进入城市还是农村产生了犹豫。和在许多发展中国家一样，非洲的许多村庄正在渐渐迈向城市化。早先在泰国开展的研究已经证明，这种从农村向城市的渐次过渡对登革热的流行病学特征产生过决定性影响[40]。因为伴随人类产生的生活垃圾为虎蚊及其携带的病毒铺平了道路。弃置在雨中的罐头盒和汽水瓶、摆放在阳台上的花盆、为小鸟准备的饮水槽，以及其他各种各样的容器，都成了虎蚊绝佳的容身之所，并为它的幼虫的生长发育备好了理想的温床。

基孔肯雅病的再发与流行总是晚于或同步于其媒介的扩散发生的。因为虎蚊非常适应人类的生活环境，所以它在城市中渐渐取得了对埃及伊蚊的竞争优势。作为埃及伊蚊的替代者，它已经在三块大陆上成了基孔肯雅病毒的首选媒介，同时它也是（迄今常常寄生于它的竞争对手埃及伊蚊身上的）登革热病毒的出色传播者。所以说，亚洲虎蚊的扩散不仅为基孔肯雅病铺平了道路，可能还为登革热进入温带国家开辟了一条坦途。这种担忧是有道理的，因为白纹伊蚊侵入非洲中部的时间正好与几次登革热疫情及其活跃度提升的时间是吻合的。这种疾病借由夏季的飞机航班已经来到并出现在了一些温带国家的航空港地区。2010 年，在法国尼斯，就发现了两例本地登革热病例[41]。为了进一步理解形势何其严峻，有必要指出，虎蚊也是西尼罗河病毒、黄热病病毒以及圣路易脑炎病毒等虫媒病毒的媒介，同时还可能是一些尚不为人所知的病原体的媒介。这些病原体只待各项暴发条件齐备，就会突如其来地出现在措手不及的人们面前。

汉坦病毒：一个大家族

战争时期，杀人的不只是武器弹药。战乱冲突、社会动荡、卫生状况恶化以及公共卫生失序都为疫情的发生创造了条件，而有时候疫病杀的人比枪炮还多。比如，在朝鲜战争（1950—1953）期间，3000 名美军士兵染上了一种未知的疾病，表现为发热出血的症状，当时的军医把它叫作"朝鲜出血热"。多亏了李镐汪（Ho Wang Lee）和卡尔·约翰逊（Karl Johnson）这两位博士的执着，这种曾经袭击美国海军的病原体在 25 年后终于被分离出来、现了原形[42]。因为当年它暴发于汉滩江附近，所以他们就把它命名为"汉坦病毒"[1]了。在李镐汪和约翰逊的开创性研究后，人们很快就发现这种朝鲜出血热早就存在于欧亚大陆的农村地区，尤其常见于中国、韩国、俄罗斯和北欧。负责对流行病进行国际监测的组织指出这种"伴发肾综合征的出血热"的地理分布非常广泛。"肾综合征出血热"是一个一般性概念，概括了与感染汉坦病毒属（Hantavirus）病毒相关的一系列综合征。所以这个术语除了指称朝鲜汉坦病毒引发的致命疾病以外，还可指称存在于东欧的多布拉伐病毒和分布于世界四大洲的汉城病毒造成的中度感染，以及欧洲的普马拉病毒引起的轻微病症。1993 年，在美国发生了一场汉坦病毒疫情，其严重性达到了罕见的程度，因为所发现的 2000 名患者的死亡率高达 60%，而在他们身上分离出的是汉坦病毒的一种新毒株。那场疫情暴发于纳瓦霍族印第安人的聚居地，那里地处美国科罗拉多州、亚利桑那州、犹他州以及新墨西哥州之间，被叫

---

[1] Hantaan，根据文中的这种说法应译作"汉滩病毒"，但鉴于"汉坦病毒"的译法已被广泛接受，故沿用之。——译者注

作"四角地带"（Four Corners）；在那场疫情中死亡的病人均死于严重的肺炎。

这些病毒并不是在 20 世纪下半叶突然出现的。现在我们已经知道，早在 20 世纪 30 年代，就有一种和朝鲜这种病毒极其近似的毒株曾在欧洲流行，并造成了多起流行性肾脏病（肾脏损伤）。而在更加久远的古代中国有一部编写于公元 960 年的医书，其中记载的一种疾病令人联想到汉坦病毒造成的出血热。当时在欧亚大陆上肆虐的"崇光热"大概可以看作汉坦病毒在古代造成的一场疫情。此外，据估计，每年因肾综合征出血热而住院的有 15 万～20 万人，其中一半在中国。把这一系列历史事件串在一起，就可以看到汉坦病毒是属于汉坦病毒属的一个品种，而汉坦病毒属则属于布尼亚病毒科（*Bunyaviridae*）。布尼亚病毒科之下还有四个病毒属，分别是：正布尼亚病毒属（*Orthobunyavirus*，比如美国的拉克罗斯脑炎病毒）、内罗毕病毒属（*Nairovirus*，包括非洲和中东的克里米亚—刚果出血热病毒）、白蛉热病病毒属（*Phlebovirus*，包括非洲裂谷热的病原体）和番茄斑萎病毒属（*Tospovirus*，包括一系列植物病毒，是造成番茄产生铜色斑萎的元凶）。汉坦病毒属的病毒都有一种单股负链 RNA 类型的分段基因组[1]。它们能够通过交换 RNA 序列相互重组，但为了增殖，它们必须先经过一个正向翻译阶段才能产生进行复制所需的蛋白质。所以说它们的基因组并不具有直接的传染性。在目前已知汉坦病毒属的近 40 种毒株中，有 21 种是能够致人生病的病原体[43]。

---

[1] 在被感染细胞的核糖体中，负极性病毒 RNA 无法像它自己的信使 RNA 那样直接翻译成蛋白质。所以第一步必须先制造出正极性 RNA，而这种转录是受到一种病毒酶控制的。

多项调查表明，在这些病毒和某些啮齿类动物之间存在着特别的关联，那些动物看起来既是它们的媒介又是它们的天然宿主。这种关联说明，汉坦病毒属和鼠科动物已经共同进化了几千年，形成了三种主要的组合，将啮齿动物亚科与病毒进化枝[1]联系了起来，每种病原体—宿主的组合搭档都有特定的分布区域，对应着这些动物的地域分布。而所观察到的各种相关综合征的地理分布也与此一致。比如，欧洲大陆汉坦病毒属的进化枝在欧洲关联着田鼠亚科（如乡村田鼠），它们是流行性肾病病毒的媒介；在欧亚大陆关联着鼠亚科（尤其是田鼠），它们是在朝鲜观察到的那种出血热病毒的携带者；在美洲关联着棉鼠亚科（包括森林鹿鼠和白足小鼠）以及南美侏儒小鼠，它们携带着一些可导致严重肺损伤的病毒。更值得注意的是，20世纪30年代以来在中国东北各省发现的那种伴发肾脏综合征的出血热的分布区域与生活在北纬25度的黑线姬鼠（*Apodemus agrarius*）的地域分布完全吻合。所以说，人类所患的这些疾病在空间上与这些病毒—啮齿动物的组合搭档是存在关联的。

由此看来，汉坦病毒属病毒造成的流行病暴发与这些作为天然宿主的啮齿类动物的大量繁殖有着密切的联系。而这些动物群落的波动起伏又取决于环境条件，它们的群落在各种不同条件的约束下会发生极大的变化，其中首要的条件就是获取食物资源的条件。对这样一些主要以种子和植物为食的动物来说，食物的丰富程度及获取食物的便利性受到季节变化、气候变化以及人类活动（开垦拓荒、砍伐森林、

---

[1] 在生物的系统发育分类中，一个单系进化枝或单系进化分支包括一系列现在或过去的生物机体，还包括所有这些机体的唯一共同祖先。"进化枝"（clade）一词来自希腊语的"klados"，意为"分支"。

农业生产和粮食贮存）的极大影响。还有另一项条件对流行病的发生
起到主导作用，那就是鼠类动物受病毒感染的程度。实际上，只有当
自身受感染而可能传播病毒的老鼠个体达到了一定的数量，才能使人
鼠相遇、传染的风险增大。而宿主群体的感染水平也取决于多种因素，
比如啮齿动物的攻击性（会在繁殖期提高）、它们的免疫力以及载毒
量（血液中病毒的含量）。同样，人类的某些活动，比如在田间劳作、
开展灭鼠行动或在农村地区进行军事行动，会为人鼠接触创造条件。

最近，汉坦病毒属又增加了一个新成员，是从非洲大陆的森林水
鼠（*Hylomiscus simus*）身上分离出来的[44]。目前尚不明确这种病毒
会造成什么疾病，但它在系统发育树上的位置与汉坦病毒的欧亚病毒
进化大枝非常接近[45]。而且，在印度和非洲的鼩鼱和鼹鼠等食虫动物
身上也发现了一些汉坦病毒属的病毒[46]。这些病毒似乎是独立进化的，
迄今还没有发现过它们会传播给人类的情况。但我们的监测体系不应
该忽视这类发现，因为它有可能是发生新流行病疫情的预兆。这两种
新的病毒进化枝到底是本就与汉坦病毒属其他进化枝平行进化的，还
是由于其他进化枝僭越了物种屏障从啮齿动物转移到食虫动物身上而
产生的？我们在此面对的是一种复杂的进化现象，必须加以关注并对
其对人类构成的风险加以评估[47]。总而言之，汉坦病毒属广泛分布于
全球，其中一半都能致使人类患病。尽管如此，这些地方性流行病分
布的地域如此广大，但相形之下，它们所造成的疫情暴发或再发却较
为罕见。这是因为，这些流行病疫情的发生受到了一系列复杂现象的
制约，而这些复杂现象又受到了各种左右着人鼠相遇机会的、不断变
化着的自然环境因素和人为因素的影响。

潘帕斯草原上的老鼠、小麦和联合收割机

1953 年，在阿根廷布宜诺斯艾利斯省西北布宜诺斯艾利斯（Noroeste Bonaerense）的潘帕斯草原上，一些农民染上了阿根廷出血热。在两个星期的潜伏期后，这种疾病发病，表现出类似流感的综合征，并伴有剧烈的腰部疼痛。除了耳鼻喉炎症和恶心等症状之外，病人的皮肤还会出现瘀斑，也就是皮肤上形成黑色的小斑点，那是出血的最初迹象；五分之一的病人会迅速发展成致命的出血热。对这种表面上新颖的疾病的初步描绘令人联想到了 20 世纪 40 年代初发现的其他一些发热疾病，比如：令病人背部长满黑色斑点的斑块病、出现于收获季节的胡荏病、令人患上气管炎和咳嗽的严重流感，以及以收治附近乡村病人的医院所在的省会名称命名的胡宁病。所有这些综合征到后来都被认定为阿根廷出血热的变异。所有这些疾病都是以流行病或季节病的形式出现在农村地区，在 4 至 5 月的仲秋时节达到巅峰[48]。1957 年后发生的另外几次疫情显示，布宜诺斯艾利斯省、科尔多瓦省、圣菲省以及潘帕斯草原面积总计约 15 万平方千米的乡村地区都成为阿根廷出血热的流行地区。近 500 万居民受到了新一波疫情的影响。

在 1953 年的疫情后，阿根廷卫生部门为了理解和防范这种不可捉摸的危险，展开了一系列重要的研究。尽管调动了很多力量，但直到 8 年后的 1961 年，当这种疾病再一次暴发时，才分离出了它的病原体，并对其特性做出了描述。这种病原体被命名为"胡宁病毒"（Junin）[49]，属于沙粒病毒科（arenavirus）。它与 1961 年卡尔·约翰逊及其团队发现的那种引发玻利维亚新型出血热的马丘波病

毒（Machupo）特别相似。卡尔·约翰逊堪称捕猎高致病性病原体领域的先锋[50]。胡宁病毒的天然宿主是玉米地里的一种小鼠，壮暮鼠（*Calomus musculinus*），其唾液和尿液中所含有的胡宁病毒颗粒是直接感染人类的源头。和汉坦病毒属一样，不同的沙粒病毒所感染的都是与它们各自共同进化的啮齿类宿主[51]。比如，马丘波病毒专门感染另一种大暮鼠，胼胝暮鼠（*Calomys callosus*）。从历史的视角来考察病毒与宿主之间的这种关联性，啮齿类动物早在几百万年前已经出现在南美洲，所以说感染了胡宁病毒或其祖先的小鼠在潘帕斯草原生活的历史比起人类久远得多[52]。最早在这片土地上定居的人类是来自巴塔哥尼亚高原的以狩猎和采集为生的部落，他们是在公元前10000年左右来到这里的。从公元前1800年开始，安西尔塔（Ansilta）文化就在阿根廷的这片土地上发展出了原始的农业。后来，到了哥伦布之后的时代，热爱和平的瓦尔贝斯族（Huarpes）继续在这里从事农业生产。不过，既然这种病毒及其天然宿主先于人类存在于这些地区，而且农业生产活动也已经存在了许多世纪，那么人们不免要问，为什么阿根廷出血热这种疾病直到20世纪才出现？

是农业生产技术的提高导致了这些疫情的出现。从19世纪开始，种植在潘帕斯草原上的玉米不得不与那些强壮而顽固的野草争地争肥。到了20世纪40年代，除草剂的使用为农业的扩大发展创造了有利条件，而农业的扩大发展就为人类，同时也为各种小鼠和大鼠，提供了丰富的食粮。这大大增加了受病毒感染的啮齿动物与人类相遇的机会，所以在20世纪50年代就出现了越来越多的阿根廷出血热的病例，暴发了最初几次疫情，人们才开始认识这种疾病。而农业工程技术上的另一项革命更是放大了这种现象的效应。当时的阿根廷正在进行一场农业革命。1949 年，唐·罗克·瓦萨利（Don Roque Vassalli）在圣菲附近的菲尔马特（Firmat）建立了一家农业机械企业。短短几年时间，这家企业就发展成为最大的一家联合收割机制造商，享誉全球。而他设计的艾尔·迈赛罗（El Maicero）联合收割机在 1952—1953 年首次在潘帕斯草原上被用来收割玉米。随着这种农业机械被引进，出血热疫情成倍扩大。老鼠们被卷进这地狱般的收割机中，被它那卷动的机械爪抓住、切碎、轧烂，它们的血肉和尿液雾化成气溶胶，通过这钢铁怪兽后部的振荡器和秸秆分碎器散放出来，而农业工人们恰好就站在那个位置上。这种极其高效的新传播源在短短几年时间里就改写了这种出血热的流行病学特征。从老鼠大量繁殖，到农业机械化，到大力灭鼠，再到为了应对疫情而对农业工人采取保护措施，在原本疫情最为严重的地方，疫病的火苗渐渐被扑灭，但同时也渐渐蔓延到了之前未受影响的地区。这一观察结果令阿根廷出血热的发现者之一迈兹特吉（Maiztegui）博士注意到，胡宁病毒几乎从一些它在历史上曾经存在过的地区彻底消失了，而在另一些地区它依然活跃并成为一种地方性流行病，还有一些地区因为有少数老鼠受到了感染而存在着暴发疫情的风险。这种局面是多种情势共同造成的。在传统流行区，一方面人们已经认识到玉米地里的小鼠是造成这种疫病的元凶，所以开展了灭鼠的行动；另一方面它们还继续受到收割机的绞杀，而农业工人们已经懂得了如何保护自己不受气溶胶的伤害。疫病流行区还有其他一些较易感染且传播病毒较为高效的啮齿动物则把这种地方性疾病带到了疫源地的周边地区，而它在疫源地的流行反而成为历史。最后，还有一些容易被病毒感染的鼠科动物被它们来自疫区的同类赶出了自己的栖息地，逃到了别的农业兴旺的地区去繁衍生存，从而给别的地区带来了疫病的风险[53]。

对阿根廷出血热的种种变化所做的这种诠释，使人们得以理解一种新发传染病何以能够在一个地区扎下根来并持续对自己的临床表现和流行模式进行演进。然而，和基孔肯雅病毒以及汉坦病毒属一样，沙粒病毒科也给我们带来了进一步的思考。在阿根廷出血热的流行区以及即将成为其流行区的地区之外，在潘帕斯草原西边的森林边缘地带，还有一种独特的动物群落在等待着它的到来。胡宁病毒会不会出现在那片森林里的鼠科动物身上？而在北边，在拉普拉塔河和巴拉那河沿岸，已经被感染的老鼠会不会渡过河流，把这种疾病带到巴拉圭乃至更远的地方？这再一次勾勒出了我们的使命，就是要理解、监测、预警。我们的工作，总是要从历史分析开始，以理解一种疾病是如何发生变化的，自然环境和人类活动的双重影响是如何塑造了它的流行病学模式的。这便是第一个理解阶段的要义所在。接着就要通过专注的监测和监控去对病原体的发展展开追踪、对各种变数加以鉴别，以防范它们传播到人类身上。把这些数据信息结合起来，就能确定一种疾病暴发和存续的条件，就能识别各种风险因素，划定受威胁程度最高的地区。在明确风险存在之后，就应该以病原体的危害性（寄生虫的特点）和人类的脆弱性（人类对这种疾病的敏感程度）为尺度对这种风险进行评估。正是因为掌握了这种终极绝招，我们才得以研发出与疾病斗争的工具，制定出控制疾病的策略。

第六章

科学的觉悟

VIE
ET MORT
DES
ÉPIDÉMIES

　　自从史前时代以来，有一点几乎从未改变过，那就是大多数情况下，传染病疫情都是人类的活动和行为造成的。在很长一段时间里，至少在 19 世纪中叶以前，传染病的暴发都是人类无知的后果。巴斯德曾因为担心被传染而拒绝与人握手[1]，这位学者的这一姿态标志着他已经认识到：只要人自己不把手伸出去，细菌就无法对人下手。从过去到现在，这样的事例比比皆是，它们都证明：传染病的萌发是微生物的本事，但传染病传播开来变成疫情，人类是主要的因素。艾滋病就是一个极具说服力的例子：虽然艾滋病病毒早在 20 世纪 20 年代就已经出现在西非赤道地区，但艾滋病却直至大约 60 年之后才在大西洋彼岸开始流行起来的。虽然说病毒的进化及其致病性的形成本身也是需要耗费时间的，但这也是因为可能造成病毒传播的因素长期受到其所在空间的制约和所处环境的限制。如果微生物有足够多的机会去进行突变和转化，去增殖和传播，它就可能在它和人类的战斗中获胜。而它进行增殖和传播的机会，就是人类活动（以及人类所接触到的家养或野生动物的活动）为它创造的。自古以来，传染病疫情在公共卫生、经济、生态和政治上都产生了很多后果，书写了一部经久不衰的大戏。微生物负责的只是点燃引线，但要使这种凶险的病原体转变成一场真正的传染病疫情，则还需要一个帮凶，那就是人类。而人类与微生物之间这种危险关系所催生出的一个合理结果，就是两者的共同进化。如果说微生物的生长危害到了人类的幸福，那么人类只能依靠自己的觉悟和科学来防范传染病的暴发，来预防高危接触可能造成的后果。

在时空之中，人类从来不是单独存在的，也从来不是静止不动的。这就大大增加了他与微生物发生危险相遇的机会。人类所要做的，并不是如何去禁止这种相遇，而是如何去把控这种相遇。

奔向传染病

直到 18 世纪中叶以前，欧洲国家人口的平均寿命仅为 25 岁，和史前时代人类的平均寿命差不多。在那个时代，我们的祖上，只要不是死于战争或饥荒等危急的事件，那么大多都是死于细菌或病毒感染的。一个微生物就能够杀死一大群人。不过，出乎很多人意料的是，其实直到现在，这种风险依然存在：全世界每年都有 1400 万人是死于传染病的。尽管过去 15 年间，传染病在工业化国家的发病率增加了 10%~20%，但几乎所有的传染病致死病例都出现在发展中国家，在那些国家因传染病死亡的人数占到了死亡总人数的近一半。同样，在 1940—2004 年发现的 330 种新型传染病中，大多数都首先出现在发展中国家。包括埃博拉病毒、基孔肯雅病毒、猴痘、丝状病毒以及 HIV 病毒在内的许多病毒都是在 20 世纪下半叶才被发现的。在

30 年前，90% 的病毒和细菌都还不为人所知。2/3 的新发传染病来自家养或野生动物[2]。其他的，则是一些已被人忘却的古老疾病再度暴发：这些疾病之所以再发，是因为一些国家疫苗短缺、政治动荡或发生内战，比如在非洲卷土重来的鼠疫就是如此。但无论是新发传染病还是再发传染病，都需要我们共同关注、共同对抗，因为这两类情况对我们社会造成的威胁是一样的，而且都要求我们用同样的科学专业知识技术去加以应对。

传染病疫情深刻地影响了历史。它们改变了许多地区的未来走向和发展进程。从拉美西斯二世（Ramsès Ⅱ）到伯里克利，从马库斯·奥勒留（Marcus Aurelius）到乔治·华盛顿，从亚历山大大帝到路易十五世（Louis ⅩⅤ），多少掌舵国家民族命运的帝王将相都死在了微生物的手下。传染病疫情还改变了一些国家的社会结构，摧毁了它们的经济，倒退了它们的文明，加深了它们的蒙昧。每次传染病疫情造成的损失都是天文数字级的。据经济合作与发展组织估计，疟疾每年造成至少 100 亿欧元的损失，并将非洲经济的增长速度拖慢了 1% 以上[3]。发达国家同样为此付出了沉重的代价。例如，SARS 疫情暴发后，五个月时间就波及了世界 28 个国家，夺去了全球约 800 人的生命，造成的损失高达 700 亿欧元。

未来是不可预知的，况且还不断地随机出现着各种突变体。但不断增长的人口、日益频繁的迁徙、大大普及的旅行、繁忙兴盛的贸易、与野生及家养动物的密切接触、社会和政治的混乱失序，这一切都为各种病菌的传播、扩散和增殖创造了有利的条件。人口密度也在传染病疫情的演化中发挥了巨大的作用。而当今世界正在经历着重大的人口变化。最近几十年来，生育率的大幅下降是大多数专家始料不及的，包括许多最为贫困的国家也正在经历出生率的下降。例如，在 1970年，位居全球收入最低国家之列的孟加拉国，其生育率从每户 7 个孩子下降到了 3 个。同样的现象也出现在了东亚、拉丁美洲、中东和北非。出生率的下降和人口的老龄化结合在一起，就导致年龄金字塔和人口增长率产生了变化。在 20 世纪下半叶，全球人口几乎翻了一番，于 2011 年达到了 60 亿人[4]，40 年间增加了 30 亿人口。据估计，到2050 年，我们这颗蓝色星球上的居民总数将超过 90 亿人。

不过，世界上还是有一部分地区生育率下降幅度很小，那就是撒哈拉沙漠以南的非洲。在这些备受艾滋病、结核病、疟疾等重大传染病摧残的地区，生育率仍然高企，每个妇女要生育 5 个孩子以上。与此同时，全世界将近一半人口的年龄不到 25 岁，而这些年轻人中的九成都生活在最贫困的地区。这些生育率和死亡率都偏离世界主流趋势的地区都地处热带，正是集中了传染病疫情发生所需的众多因素的地区。在工业化国家，尤其是北半球的工业化国家，随着平均寿命的延长和出生率的下降，公共卫生服务越来越向老年人倾斜，而高企的出生率和艾滋病的流行却使非洲儿童沦为了各种新型传染性疾病锁定攻击的目标。这样一来，南北半球在人口发展上的这种差别必然导致它们在公共卫生政策上优先考虑的问题是不同的，导致它们对药物的需求是不同的，进而导致工业化国家的各大研究中心和制药企业对热带地区的各种疾病丧失研究的兴趣。这一切，难道不令人担忧吗？

除了上述人口增长的问题之外，移民带来的问题也值得关注。一方面，移民们在所到国遇到的微生物以及致病因素可能是他们之前未曾接触过的，也是他们没有准备的。另一方面，移民们自己也会给所到国带来一些可能诱发疫情的陌生的微生物、陌生的细菌菌株和陌生的病毒。1965年，全球移民总数为7500万人。而2009年，全球移民高达1.91亿人。移民人数占世界总人口的3%，而且他们的分布很不均匀，因为绝大多数移民都是来自为数不多的几个国家。诚然，这种移民潮可能在部分程度上取决于移民的个人选择，取决于他们对心中乐土的向往，但它也是战争、饥荒、水资源匮乏等因素造成的结果，而且常常是这几种因素叠加在一起的结果，正如许多非洲国家人民所遭遇的那样。

在德国画家阿尔布雷特·丢勒（Albrecht Dürer, 1471—1528）的名画《天启四骑士》中，战争与瘟疫是两个齐头并进的盟友：瘟疫的流行和战争的冲突是相伴相生的。除了人口增长和移民增加以外，还有人口分布不均的问题。人口分布不均的现象既体现在不同国家之间，而由于人口向城市集中，所以也常见于同一国家内部。早在史前，人类就偏爱聚居到较大的城镇里；时至如今，大型都市依然散发着无尽的吸引力。人类的这一倾向丝毫没有改变。而修昔底德早就对人类发出了忠告：人群扎堆的地方也是疾病聚集的所在。鼠疫既是人类、老鼠和跳蚤相遇的结果，也是底层民众拥挤地生活在一些破落、肮脏、贫困的街区里的后果。病毒暴发的潜在风险大多集中于发展中国家的城市地下水层中，因为那里毗邻生物多样性程度较高的地区，距离人畜共患病的主要来源——野生动物群落比较近。发展中国家的城市不仅为疾病的传播创造了条件，也为以人为目标的新病原体的萌发提供了便利，因为不同的流行病之间可能存在着相互支持的关系。比如，艾滋病造成的免疫抑制反应就会为其他疾病的感染创造便利的条件。那些曾经在中世纪时对乡村与城市、贫民与贵族形成威胁的风险因素至今依然存在。今天全球78亿多人中有10亿人，也就是世界人口的

254

12%，都生活在不稳定的条件下。所以，有必要从社会不平等以及其导致的传染病风险的角度去对人口增长问题展开反思。

旅行与贸易往来也是对传染病的扩散产生决定性影响的因素。这一点，我们在前文中已经结合一些海岛暴发传染病疫情的历史进行了阐述。还要说明的是，没有任何天然的阻隔、没有任何地域的界限能够阻止传染病的蔓延。在历史上，丝绸之路就曾为人类遭遇老鼠和鼠疫开辟了路径，欧美非三角奴隶贸易则把埃及伊蚊和黄热病带到了美洲新大陆。而今日交通之发达，不仅使世界各地的人们实现了空前的交融，也为世界各地病菌的融合创造了便利。2011 年，全球航空运输量增长了 10% 以上 5。而这种增长的趋势仍在继续，甚至还会进一步扩大。这就意味着那些潜伏期较短的新发传染病得到了广泛蔓延的机会。已经有多次事例证明了交通运输带来的这种危险。比如 1999 年西尼罗河病毒传播到了美国，再比如 2003 年 SARS 蔓延到了加拿大。从游客到传教士，从银行家到朝圣者，从难民到军人，诸多各色旅行者中，有多少人是无症状感染者，有多少人是正处于潜伏期的感染者，他们帮助多少种微生物跨越了国界？

在协助微生物跨越地理界线这件事情上，人并不孤独：人还有一个密切的搭档，就是动物。比如，2005 年全球流行的甲型 H5N1 流感病毒有可能是借助候鸟传播的，但更有可能是被人类非法贩运的家禽带到北半球的。事实上，经济全球化在促进商品流通的同时还带来了另一个后果，就是取消了边境的卫生检疫隔离措施。即使在人类个体之间的接触不存在直接传染风险的时期，城市、移民和交通的发展也大大增加了人与动物接触的机会，所以人依然面临着被传染的风险。这样的机会并不罕见，比如在许多农业生产活动中人都必须与动物接触。而且人类的工业发展也已经改变了我们这颗星球。1976年的埃及和1989年的毛里塔尼亚暴发裂谷热疫情的根源都是大坝的建造。在塞内加尔的迪亚马大坝的灌溉区域，血吸虫病已经成为地方流行病。因为森林砍伐，亚马孙河流域出现了奥罗普什病毒（Oropouche），玻利维亚出现了马秋波病毒（Machupo）[6]。凡此种种，不一而足。非洲赤道地区、亚马孙河流域和印度尼西亚的森林被毁，颠覆了原有的生态平衡，为人与动物的相遇创造了便利，而这些动物常常是各种病原体的媒介和宿主。对珍贵树种的采伐就使人类接触到了艾滋病病毒的宿主大型猿类以及埃博拉病毒和马堡病毒的宿主蝙蝠。这种接触蕴含着使病原体突破物种屏障实现跨物种传播的巨大风险。人类还有一些行为增加了高风险接触发生的概率：在非洲，丛林野生动物的肉类不仅被放在市场上售卖，还被出口到了其他国家，甚至成为高级餐馆菜单上的菜品；在生活着野生动物的保护区开展的农业旅游，以及人、鸟和蚊子在野外自然空间与城市周边地区之间的来往，都使一些本来没有感染风险的人群暴露在了各种病菌的面前。当然，接触野生动物并不是病原体传播的唯一途径：大规模饲养鸡猪牛羊，也为人畜共患病的病毒创造了基因重组的机会，也导致了许多传染病疫情的发生，比如各种各样的流感疫情。

1721年，阿维尼翁教宗领地的居民在沃克吕兹山脉中建造了一座城墙，以期防御正在马赛和普罗旺斯部分地区肆虐的鼠疫。这道石块垒成的城墙绵延27千米。城墙沿线还设置了守卫的岗亭。然而到了9月，鼠疫就来到了阿普特。在那之前的1721年8月，疫情就已经扩散到了阿维尼翁！所以说，光靠建城墙，永远不可能消弭传染的风险。最好的防范措施，是要去分析研究哪些行为是具有风险的行为，去限制这种行为，并告知公众他们所面临的危险。要想阻隔病毒的话，人们要做的不是建城墙，而应该考虑采用其他屏障物，如口罩、避孕套，以及其他各种预防技术，应该努力把全世界的疫苗都联合起来……诚如约书亚·莱德伯格所说："世界是个小村庄。科学研究如果忽视地球上任何一处发生的疾病，都会将我们自身置于险境。"[8]

自从人类开始采用灭菌技术，具有耐受性的微生物就在进化选择中获得了优势。以亚历山大·弗莱明为代表的最早采用抗生素疗法的先驱们就已经观察到了这种现象。为此，人们使用把多种抗生素混合在一起的鸡尾酒疗法来对付那些最为顽固的微生物。但这并没有能够阻止新的耐药性的出现。耐药性的产生，可以是某个易感品种发生了突变：抗生素消灭了很多细菌，反而使没有被消灭的细菌获得了增殖机会。还有另一种现象可能导致细菌出现耐药性：那就是细菌会通过性接合或者通过跳跃基因（著名的转座子）把信息传递给另一个细菌，这一点已经得到各项 PyJaMa 实验的证明。因此，就算一些细菌自身的天然抵抗基因无法直接产生耐药性，它们也有可能从其他细菌那里获得可以同时针对多种抗生素的耐药性。

最为突出的一个例子，就是结核病。从 1985 年开始，美国报告了第一批观察结果，表明艾滋病流行等众多因素可能催生出了一些对治疗不敏感的结核杆菌。据世界卫生组织估计，全世界耐多药结核病患者多达 44 万人[9]，其中至少 15 万人已经死亡，而且，对二线药物具有耐药性的广泛耐药结核病的患病率正在以惊人的速度增长。总的来说，导致产生这些新耐药性的原因有很多，尤其是对抗生素的错误使用、用药量不足以及用药期不够。因为抗生素研究领域取得的进展极其有限，这种现象愈发令人担忧。近十年以来，人们没有发现任何新的抗生素。畜牧养殖业的发展同样也为微生物产生耐药性提供了帮助。事实上，为了提高牛奶、奶酪以及肉类等食品的产量，畜牧养殖业中广泛使用了抗生素。人类的这些行为，不仅为耐药性在各种病原体之间的传递提供了帮助，还提高了许多病原体的毒性、提升了各种病原体发生基因重组的风险。这些耐药现象一旦产生，受到影响的就不仅是抗生素。它们会从整体上对我们现有的各种抗感染治疗的疗法造成破坏。耐药现象致使人们对抵抗艾滋病和疟疾的斗争越来越心生忧虑，因为在对这两种传染病的最新疗法中，也已经出现了一些耐药性病例。

从理论上来说，气候变化等外部因素也可能会对微生物的进化选择产生影响。气温升高和气象错乱都可能催生出一些毒性强弱不一、对新环境适应能力不一的菌株，同时也可能对作为微生物宿主和媒介的动物造成影响，使它们的种群数量、地域分布和迁徙活动发生改变。降雨量的增加，可能创造出滋生新的病原体的环境，也可能打乱既有病原体的传统分布，从而致使人类暴露于新的风险之下。尽管这样的威胁是可能存在的，但现阶段，人们并没有把全球变暖和温室效应气体的增加视作诱发新型传染性疾病的主要风险因素。不过，人们还是有必要对此提高警惕，因为谁也不能断言欧洲决不会暴发登革热和基孔肯雅病、美国决不会暴发西尼罗河病毒疫情、非洲某些地区决不会暴发裂谷热病。提高警惕重于展开预测，因为要想对长远的气候变化做出预测，其难度绝不亚于预测一只在巴西扇动翅膀的蝴蝶到底会不会导致美国得克萨斯刮起一场龙卷风。关于这个问题，美国气象学家爱德华·洛伦兹（Edward Lorenz, 1917—2008）曾经在1972年用一个关于确定性和可确定性的比喻做出了阐释。其实，气候等因素不过是远虑，更加近在眼前的忧患是：那些透过显微镜对微生物开展研究的人们，如果他们效命于恐怖主义或服务于战争，或者他们不小心把培养基里培养着的微生物泄漏了出来，他们就变成了危险的源泉。

生物恐怖主义和细菌战

2001 年 9 月 28 日傍晚，美国还沉浸在对"9·11"恐怖袭击事件的震惊中，一位佛罗里达州居民，任职于小报《太阳报》（*The Sun*）的 63 岁摄影师罗伯特·史蒂文斯（Robert Stevens）因发热性头痛而前往就医。医生怀疑他得了脑膜炎，于是对他进行了腰椎穿刺。结果令人惊讶：从穿刺提取的体液里竟然发现了炭疽杆菌的存在。要知道，自从巴斯德消灭炭疽杆菌以来，这种细菌已经基本从这个世界上消失了。整个 20 世纪，只查出过 18 个家畜饲养员罹患了这种疾病。佛罗里达的这位患者 6 天之后即告死亡。10 月 1 日，同一家传媒集团的另一名员工出现了类似的症状。由于有了前车之鉴，医生很快诊断出这是又一例炭疽感染病例。幸亏治疗及时，这位病人最终平安康复。这是一起犯罪事件的观点占了上风，特别是调查员们联想到：《太阳报》的出版商全美媒体公司（American Media）曾经嘲笑过本·拉登（Ben Laden），而且策划袭击世贸大厦双子塔的元凶之前曾经在佛罗里达落脚。他们怀疑这可能是一起恐怖主义事件，所以对该媒体所在的大楼进行了调查。他们在楼内以及史蒂文斯的电脑键盘上找到了炭疽孢子。随后又出现了两例病例。10 月 10 日，检查人员从一名在该楼工作的 35 岁女性的鼻腔内壁发现了这种细菌的痕迹，但她并未出现受感染的迹象。10 月 12 日，一位住在纽约市的美国全国广播公司（NBC）的记者中招。虽然，他只是出现了皮肤感染而未发生肺部感染，但还是令整个美国东海岸都陷入了对生物恐怖主义的担忧之中。正当调查人员转而从邮寄炭疽杆菌孢子的方向开展调查之时，又诊断出了另外六个病例。所有被感染人士均系媒体从业人员：主要是美国全国广播公司（NBC）、美国广播公司（ABC）以及美国哥伦比亚广播公司（CBS）的雇员，以及在《纽约邮报》（*New York Post*）总部大楼里工作的三名员工。

　　到了接下来的星期一，也就是 10 月 15 日，事件再次迎来高潮：在华盛顿，从寄给参议员汤姆·达施勒（Tom Daschle）和帕特里克·莱希（Patrick Leahy）的信件中发现了可疑的信封。这两位参议员之前都曾拒绝为"9·11"之后出台的一系列限制自由的爱国者法案投赞成票。那些信件里含有一种白色粉末。那是一种经过特别处理的炭疽菌孢子，可以悬浮在空气中，而这种方法的奥秘只有专门研究生物恐怖主义的军方专家才知道。随即对参议院展开了仔细的检查，发现邮件收发室已经遭到了这种细菌的污染。而在参议院的 6000 名工作人员中，有 28 人的鼻腔内发现了炭疽孢子。之后的几天，有一些邮政人员被炭疽杆菌感染。在为华盛顿特区（主要是为国会山）服务的布伦特伍德邮件分拣中心，有四名员工因肺炭疽而住院接受治疗。其中两人终告死亡。这些邮政员工都是在之前曾经分拣过寄给前述两位参议员的信件的机器旁边工作的。在又出现了两位老年病人之后，这场炭疽流行停了下来。这两人均是由于接触了含有炭疽的信件而受到了感染，其中一人最终死亡。这次炭疽病的流行造成了巨大的恐慌：纽约市长在一场新闻发布会上宣布对《纽约时报》（*New York Times*）的部分办公室采取隔离措施，因为该报社此前收到了一封可疑的信件。美国联邦调查局（FBI）向其探员发出了一则关于"美国炭疽"（Amerithrax）的警告，指出这可能是新一轮的恐怖袭击。大多数大的新闻机构都宣布暂停一切与邮件相关的业务。纽约法院的柜台上堆满了被拒收的信件。华尔街的多家公司都要求员工戴上橡胶手套。参议院采取了最为严格的预防措施，有半个参议院一直封闭到了 2002 年 1 月。这种恐慌也蔓延到了欧洲，尤其是德国。在那里，一些假消息声称这场细菌的威胁已经扩散开来，使人们陷入了忧虑。而被截获的几十个可疑信封更是引发了一场真正的恐慌。有传言说恐怖组织对柏林发出了三次警告，而德国人对此信以为真：许多民众前往医院就医，数个街区被封锁隔离。虽然很快证实这三次警告都是虚假情报，但其引发的混乱不安却影响深远。世界各地的许多实验室为此展开了成千上万项分析研究工作。

这次危机使美国受到了创伤。尽管联邦调查局的调查一直持续到 2010 年，在六大洲进行了约一万次的传讯，但始终未能查明事件的真相。虽然不能完全排除外国恐怖分子肇事的嫌疑，但主要的注意力却转移到了一些科学家身上（其中一位科学家于 2008 年自杀身亡）。那都是一些有权进入专门开展生物恐怖威胁研究的德特里克堡高等级生物安全实验室的科学家。美国政界非常重视这类威胁：美国国家传染病研究所（NIAD）于 2003 年获得了 15 亿美元的捐赠，用于对抗生物恐怖主义的研究。这个金额比 1985—1998 年艾滋病研究预算总额多 2.5 倍。其实，在炭疽信件事件中一共只有 5 人丧生，而每年感染艾滋病的人数超过 300 万人。

早在远古时代，虽然当时的人类对细菌还没有任何概念，但已经开始在战争中使用细菌武器了。斯基泰的弓箭手不是常常将箭头插入腐烂的尸体中以增强其杀伤力吗？在许多人看来，卡法围城之战中，蒙古人把染了鼠疫的尸体抛过城墙投入城内，这应该算是历史上有据可查的最早的细菌战之一，而且这也是 14 至 15 世纪欧洲黑死病的由来。后来的战争与征服中，生物恐怖袭击也时有发生。比如，从 1754 年至 1763 年，在加拿大，英国人在对法国人及其盟友易洛魁人的战争中，就曾多次把天花当作武器。当发动五大湖区各部落起义、反抗英国人的印第安战争领袖庞蒂亚克（Pontiac，1714—1769）被英军打得一败涂地，不得不躲进宾夕法尼亚北部一个要塞中时，英军总指挥官杰弗里·阿默斯特男爵（Jeffrey Amherst，1717—1797）从纽约发布命令，"传播天花，或使用一切办法，务求将这个可恶的种族消灭殆尽"[10]。其实早在之前的谈判中，英国人就使用过这样的伎俩：他们把被天花污染过的被褥毯子送给了从特拉华前来谈判的印第安人代表团。而在美国独立战争期间，英国人又再次祭出了天花病毒的策略。在当时的欧洲，为了预防天花，人们广泛注射一种由牛痘苗制成的药物制剂来进行天花接种。这种方法当然是有效的，但其缺点就是必须要保留一些传染源。这种做法在英军中非常普遍，而年轻的美国军队却对此一无所知。1775 年，当波士顿受到美军围困时，英国人就对大批市民进行了天花接种，从而使乔治·华盛顿（George Washington，1732—1799）指挥的美军部队受到了传染，由此延缓了美军攻占这座城市的进程。几个月后，在魁北克被美军包围期间，英国人又故技重施，5 万名美军士兵因此丧生，年轻的美国遭遇了一场挫败。1777 年，曾经在 19 岁时染过天花、脸上还留有天花痕迹的华盛顿终于意识到了这一风险，于是他决定对自己率领的军队接种天花[11]。

后来，天花病毒再也没有被用作细菌战的武器。尽管在第二次世界大战期间，英国和美国曾提出过用它来对付德国人的想法，但面对德军出色的疫苗接种率，这项倡议最终不了了之。当然，二战中的双方都还采用过其他一些手段，因为虽然国际社会在 19 世纪时曾经禁止把微生物用作战争的工具，但到了 20 世纪这样的做法又死灰复燃。比如，据说在 1916 年，一个潜伏在美国的德国特务用炭疽杆菌和鼻疽杆菌感染了运给欧洲盟国的 3000 头马、羊和牛。结果深受其害的，却是巴尔的摩的平民百姓。

真正大规模使用细菌武器的是日本军队。它在 1931—1945 年使用细菌武器犯下了残暴的罪行。直到 1995 年 8 月，纪念广岛和长崎原子弹爆炸 60 周年期间，法国及其他国家和地区的报纸、广播和电视才曝光了日本微生物学家石井四郎（Ishii Shiro, 1892—1959）率领的 731 部队在中国东北犯下的累累罪行。石井四郎是一个富裕的地主家庭的第四个儿子，曾在日本京都大学学医，成绩优异。作为细菌学专家的他曾经研制出一种令军方感兴趣的滤水器，为日本对可用作生物武器的病原体开展的研究提供了掩护。从 1932 年起，这位微生物学家接受日本军部指令，在哈尔滨成立了一个专门的部门，也就是 731 部队，负责在中国囚犯身上进行生物武器试验。石井四郎得到了日本大量的拨款，并且可以调动整整一支部队来散布他研制的产品，他得以建造起了一个由 150 座建筑物组成的综合建筑群，其中包括许多昆虫馆、焚化炉和研究实验室。多达 2 万名技术人员和科学家集中在那里，一起实现他们共同的罪恶目标：传播病菌的恐怖。给人们留下可怕记忆的第 68 号实验室就是专门进行人体实验的地方：他们在囚犯身上测试了炭疽、白喉、霍乱、沙门氏菌病、天花、鼠疫等传染病的病原体，以了解多少剂量可以致人死亡，而幸存的囚犯则遭受到了活体肢解、火焰喷射、冷冻、电击、脱水、饥饿、离心分离、剥夺睡眠等极端的测试，以对比人体在不同情形下的耐受能力。数以万计的各国囚犯，其中主要是中国人，因为战争的"需要"而被这样虐杀。而按照那里的狱卒们的说法，这一切都是为了"科学的进步"。

石井的"壮举"，还不只是这些惨绝人寰的实验。他还制造了几百千克的病菌，尤其是鼠疫杆菌。由此，就要提及日本人曾以工业化生产的规模培育跳蚤和老鼠。在用老鼠感染了跳蚤之后，就必须找到一种方法把这些感染了病菌的跳蚤送到敌方的前线上。经过两年的研究，731部队开发出了一种火箭，其下端安装着一种可以成功释放几千只跳蚤的装置。他们还采用过另外一些技术方法，比如低空投放布满跳蚤的羽毛等。初步的结果并不理想。投放跳蚤引起的疫病只造成了21人死亡。这类行动在1940年反复进行了三次，一共杀死了600个中国人。但日本军部对这个数字很不满意，因为这距离石井所承诺的大规模杀伤性相去甚远。于是，石井想到了要使用别的细菌武器，还要开发各种扩散微生物的技术，比如各种用病菌污染食物的技术。1942年夏天，石井提议，使用霍乱、炭疽或伤寒病菌来污染土壤，并令日军佯装撤退。这个计策在当时属于高度机密，以至于1万个蒙在鼓里的日本人也被感染。这一事件致使许多人丧生，而其造成的传染风险持续了将近一年之久。

与此同时，1942年，英国也决定要使用细菌武器。英国人研制出了一种炭疽炸弹，并在苏格兰的格鲁伊纳岛上进行了试验。虽然这种炸弹从来没有被投向德国，但它还是遗祸久远。直到1990年以前，这座岛屿一直被禁止进入。为了净化这座被炭疽污染的岛屿，英国使用了280吨经海水稀释的甲醛对其进行了消毒。1945年8月18日，在广岛遭受到原子弹轰炸之后，石井奉命摧毁了 731 部队在哈尔滨的基地。然而，受到病菌感染的跳蚤和老鼠在获得自由后流窜到乡间，带着疫病继续祸害当地的中国人。尽管恶贯满盈，但石井及其同伙最终获得了赦免。因为日本人和美国的麦克阿瑟将军签署了一项终止对731 部队展开司法审判的协议，条件是他们把他们的"科研成果"呈交给美国相关部门。一些日本军官还参加了美国后续开展的项目。至于苏联人，他们曾一度支持对石井及其同伙提起战争罪的审判，但当他们也从那些日本人那里获得了足以帮助他们建立起自己的研究计划的技术资料之时，他们就不再坚持了。

在第二次世界大战后，发展细菌武器实际上成为两个超级大国军备竞赛中的一部分。华盛顿附近的德特里克堡研究所，即 USAMRIID（United States Army Medical Research Institute of Infectious Diseases，美军传染病医学研究所），成为美国专门从事微生物战研究的最重要的中心。那里的高等级生物安全实验室以炭疽杆菌、肉毒杆菌或土拉伦斯菌等病原体为对象开展各项研究，目的是研制开发各种病原体和毒素以及预防那些病原体和毒素的方法。

在 20 世纪 60 年代末期，美国拥有一流的生物武器工厂，但它们后来可能转向了疫苗或防护面具等防护产品的生产。在美国进行过的大量研究活动中，有许多旨在测试病菌在大气中的传播情况。美国人还使用非致病细菌进行过将近 250 次实验，以检验地铁和机场等公共场所是否容易受到细菌的攻击。1969 年，他们甚至还进行了一次尼克松总统（Nixon，1913—1994）在白宫遭受暗杀的模拟实验。不知道是不是这一次实验踩到了总统的底线，反正，在当年的 11 月 25日，尼克松就单方面宣布美国放弃生物武器的研究。而这并不能阻止苏联人继续全力投入该领域的研究。苏联人通过一项名为"生物制备"（Biopreparat）的秘密计划，建立起了一个庞大的微生物实验集团。它由30多个研究和生产单位组成，分布在苏联的全境。为这个集团工作的技术人员和科研人员多达近6万人。直到其中的一人叛逃到西方国家，世界才得以窥见这项计划的重要性。这名叛逃者还证实苏联科学家已经掌握了一项新武器[12]。他们已经成功地把埃博拉病毒和天花病毒嫁接了起来。1979年发生的一场事故演变成了一场悲剧，据说有100多人因病毒泄漏而死亡。当然，这个事件直到1991年苏联解体后才为世人所知晓。在这项计划的鼎盛时期，它拥有众多生产单位、三个储存仓库，其病毒产量高达每年近25000升。

开展生物武器研究的，不只是苏联人和美国人。尽管国际社会在1972年禁止了生物武器，但总有一些国家我行我素。1990年，伊拉克在巴格达附近制造了数千升的炭疽病菌，并将其装备在远程导弹和炸弹中，企图散播这种病菌孢子。朝鲜和伊朗等国家也致力于细菌武器的研发。据说，1995年，日本的奥姆真理教在使用沙林毒气袭击东京地铁之前，还曾多次尝试使用生物病原体开展攻击。因此，当某些研究人员声称他们专注于研究如何操控H5N1禽流感病毒以使其获得人际传播的能力时，无数科学家都对此表示不安。他们的担忧不难理解，要知道在600例已知的人类感染H5N1禽流感的病例中，这种病原体最终导致了三分之二的病例死亡。如今，有人提议暂缓此类研究，以便国际科学界对其合法性、伦理道德和健康风险进行评估。这样的提议是有道理的，因为回顾过去，我们就可以看到，这类研究是有可能被一些人用于开发杀人病原体的目的上的。况且，还有可能出现一种灾难性的情况，那就是实验室里的病毒泄漏出来，导致局部流行病的暴发。

画一个病毒猎人给我吧

　　无论是自然发生的，还是人类促成的，甚或是人为造成的，反正病原体的暴发可能出现在任何时间、任何地点。它们既可能突然显现于林中的某个角落，也可能悄悄藏身在某家医院里；它们既可能不请自来地跑到我们的盘子里，也可能大摇大摆地乘坐头等舱旅行；它们既可能利用维和部队进行传播，也可能诞生于恐怖主义者手中。这一切招数皆有可能，因为大自然的创造力远远超出了任何编剧的想象力。既然如今已不可能指望传染病的危险能彻底消失，那么从今往后，我们随时随地都要考虑到这种千变万化的风险的存在。想要掌控这种危险，首先必须要时刻保持警惕。而对危险的掌控需要围绕着三种人来进行。这三种人代表着三种功能，发挥着三种互为补充的作用。这三种人分别是：专家、外交官和沟通者。排在第一位的，是专家。他们的使命最为艰难，他们要搞清楚疾病流行的动因、确定病原体的特征、组织监测活动并在危机发生时制定治疗方案。他们的研究和监测工作是由政府拨款补贴的，也就是说他们的工作离不开政治决策者的支持，但同时他们的工作也会获得一些企业或私人基金的赞助。疫病常常跨越国境流行，因此这项科学任务也需要开展国家之间的合作，需要鼓励建立专门的国际合作网络，所以就需要外交官来发挥作用。而这里所说的外交官，是广义的外交官，既包括专门负责国际关系的外交人员，也包括公共政策的决策者。同样，"沟通者"一词，在语言学家听起来，用得未免有些太过随意了。沟通者既包括了政府或卫生机构的发言人，也包括媒体记者，还包括在危机中公开发表各自言论的身份各异的人士。本书的两位作者就坚信在危机面前做到信息公开很重要，所以您也可以把我们归入沟通者之列。在本书的末篇，我们就来谈一谈这个大三角。

经过媒体的广泛报道和电影的大肆渲染，像宇航员一样全副武装的病毒猎人的形象已经在公众的集体无意识中根深蒂固。在一般人的想象中，这些"病毒搜捕者"时而来到非洲的某个村庄，那里的人们害怕他们就像害怕白人大祭司一样；时而他们又装备着高精尖的病毒捕捉器，来去自如地穿梭在原始森林里。病毒猎手们为了防范直接接触而穿着全套防护服出现在因传染病而痛失亲人的村民们面前，这确实可能会导致一些村民产生不理解、产生抵触情绪。在这一点上，人们的想象可能是合乎实际的。但除此之外，老实说：病毒猎人的实际工作其实平淡无奇。暂且不论他们所掌握的知识和技术并没有公众想象的那般先进发达，光是采集生物材料这件事情，其实在实践中都充满了一大堆细碎繁杂的问题：要怎样才能抓到蝙蝠？要怎样才能从野生黑猩猩身上采集到它的机体组织？要怎样才能采集到大猩猩的血液？诸如此类。一般来说，病毒猎人们为了克服这些困难而采用的手段并不会发表在他们的学术论文里，就像观众永远看不到舞台的幕后如何慌乱一样。我们在此仅用两个例子，向大家简单呈现一下病毒猎人实地工作的真实情况。

在法属圭亚那，有一班从圣洛朗—迪马罗尼镇驶向印第安人领地的独木船。为了行船安全，人和货必须各居其位。这一天，船上坐着一位巴斯德研究所的生物学家，他小心地放好了自己的器材装备。每个季度，他或他的同事都要前往马尼罗河流域去调查当地疟疾流行的风险。在圭亚那，每年都有 3000~5000 人染上疟疾。所以巴斯德研究所每个季度都必须搞清楚两个具体问题：这个季度的蚊子多吗？这个季度的蚊子有没有感染疟原虫？至于怎么抓蚊子和怎么判断蚊子是否感染了疟原虫，巴斯德研究所的这位科学家自有办法。他在格朗桑蒂村招待所的棚舍里架起了吊床。到了晚上，他请来一位当地的德朱卡人，卷起裤腿躺在吊床上吸引蚊子来叮咬。这位花钱雇来的临时"技术员"——世界上还有比这更傻的职业呢——手里拿着一个吸蚊器，用来捕捉那些不明就里飞到他这个人体陷阱上来的蚊子。在抓到这些按蚊后，巴斯德研究所的这位生物学家就会对它们的唾液腺进行现场解剖，以寻找其中是否有寄生疟原虫的痕迹。就是通过这样的工作，卡宴的巴斯德研究所才得以季复一季地对当地疟疾传染的风险做出预警。

第二个例子可了不得了，因为它最终发现了艾滋病病毒的前体毒株。1989 年，法国发展研究所（IRD）的两名研究员驻在加蓬弗朗斯维尔国际医学研究中心（CIRMF）期间，从一只圈养的黑猩猩身上发现了一种非常接近 HIV 的病毒。按照 HIV 病毒的命名模式，这种微生物被命名为 SIVcpz（SIV 的意思是"猿猴免疫缺陷病毒"，而后缀的"cpz"是"黑猩猩"chimpanzé 一词的缩写）。虽然叫作"猿猴免疫缺陷病毒"，但它其实并不会对黑猩猩的健康造成影响。之后几年，其他科学家陆续报告了一些类似的观察结果，这些结果都是通过对原产于刚果盆地的黑猩猩指名亚种（*Pan troglodytes troglodytes*）的个体的观察中取得的，但那些黑猩猩个体都是人工圈养。而要证明 SIVcpz 就是在传给人类后造成了艾滋病在全球各地流行开来的始作俑者，研究人员就必须证明自由生活在加蓬、喀麦隆和刚果森林中的猿猴种群也受到了这种毒株的感染。到了 21 世纪初，法国的一个研究团队启动了一项研究计划，旨在回答一个初步的问题：如何才能在不伤害它们也不介入它们的前提下，提取到这些被保护的野生动物的生物样本呢？他们召集人类学家、动物行为学家、流行病学家、病毒学家以及灵长类动物学家等各领域专家，举行了一场跨学科会议，找到了解决这个问题的方案[13]。美国阿拉巴马大学的微生物学家贝雅翠丝·哈恩（Beatrice Hahn）是多年致力于寻找艾滋病起源的美国病毒学家罗伯特·加洛（Robert Gallo）的门生。她曾经开发出一项从灵长类动物粪便中检验病毒的技术。这样一来，来自世界各地的科研团队统统变成了拾粪人，而这项任务实际上远比看上去要困难得多。

为了采集粪便，科学家们需要组织前往原始森林探险，他们要长时间地在丛林中徒步行走，要追踪那些见到人就像见到鬼一样对人类避之唯恐不及的黑猩猩族群，他们有时还要冒险穿过洼地沼泽，同时还要小心翼翼地防范各种虎视眈眈的微生物的侵袭，以避免患上疟疾等疾病。最重要的是，尽管可以通过分析粪便中所含的线粒体 DNA 来区分黑猩猩和大猩猩的粪便，但科学家们还是必须学会肉眼识别粪便。经过这场科学探险，科学家们从十几个森林地点采集到了 600 份粪便样本。在排除了其中的 67 份大猩猩粪便样本之后，研究者们对其余样本都进行了抗 SIVcpz 的抗体检测。然后对检测结果呈阳性的粪便进一步进行病毒 RNA 的检测。结果发现，有 16 只黑猩猩指名亚种个体是 SIVcpz 病毒的无症状感染者，它们分布在 10 个采集点中的 3 个，这说明野生黑猩猩种群里有大约 35% 的个体受到了这种病毒的感染。这样一来，就证明了 SIVcpz 病毒就是艾滋病大流行的人畜共患病源，同时确定了这场大流行的疫源地的范围[14]。

　　过去的医生满足于制定出新型疾病的清单和寻找能够药到病除的灵丹妙药。那样的时代已经终结了。今天的研究者们还要探明疾病暴发的路径。除了严格意义上的描述流行病学以外，他们的研究目的还包括对传染性疾病在时间和空间中的动态进程加以描述。这种对于事件的重构，不仅要关注疾病本身，更需要对促成疾病暴发的各项因素进行鉴识，对疾病流行前和流行后的状态进行考察，以理解该疾病之所以在特定时间和特定地域转变成为疫情的动因。从根源上看，一场传染病的流行能造成多大的威胁，主要在于两个方面：一方面要看这种病原体的危害性有多大；而另一方面，则要看宿主有多么脆弱，要知道不同的宿主对于同一种病原体的易感度和容忍度都是有所不同的。导致一种疾病流行成疫的条件，就是各种可能导致其暴发的危险因素集中出现在了一个特别的空间（疫源地）并产生了协同作用。有一些危险因素是内在的，即那些取决于宿主或寄生虫的因素（比如宿主和寄生虫的遗传特征、免疫力、行为习性等）。还有一些危险因素是外在的，也就是自然环境各要素所决定的因素（包括降雨量、气候、食物资源是否充沛等），还有一类常见的外在因素则与人类对生态系统造成的改变、人类在其自身社会文化及医疗活动方面发生的变化相关。内在因素是决定流行病疫情暴发的必要条件，但不是充分条件。而外在因素在决定流行病疫情发生的时机、形式以及规模等方面发挥着不可或缺的作用。而疫源地这一概念既属于内在因素也属于外在因素，因为通过这一概念可以识别出哪些是具有风险的环境。比如沼泽地就为蚊子的幼虫提供了一大片栖息之所。必须对这些潜在的疫源地进行全面系统的监测，从而对一切有可能启动疫病流行链的变化做出及时的判定。

　　只有这样，在疫情暴发之初，才能获得尽快破解那个充满未知变量的方程式所需的各项数据。完成这样一项任务，需要调动大量各个学科领域的人才，分别从分子层面，从病人层面，从村庄、地区、国家、大陆乃至整个地球的层面去对这类事件的每一个维度展开分析，然后再得出综合的结论。这是一项浩大而庞杂的任务。因为要对传染病疫情这一现象展开全面而综合的研究，不仅需要医学，而且需要生物科学、人文和社会科学、信息科学以及环境科学等众多学科的参与。每个学科都要在其中各司其职，任何一个学科都不能凌驾于其他学科之上。对传染病疫情事件所进行的这种跨学科调查，需要使用到各种各样的工具，其中有一些工具对于紧急鉴定未知致病原体特别有用。还有一些工具在预判某种新发传染病的扩散潜能方面，或者在推断其在疫源地之外的更大范围内造成流行的风险方面非常有效。在传染病突然暴发而启动的这场赛跑中，首先要做的，就是要搞清楚致病原体的性质，这一步的工作必须在疫情得到确认之初就立即到位。幸而如今分子生物学和生物信息学所提供的现代化工具已经为其创造了极大的便利。

　　如何从患者身上识别出致病微生物的踪迹乃至分离出病原体？换言之，如何在一片分子的汪洋大海中辨识出那个有异于己的外来入侵者？要知道，人体组织中，除了有属于它自己的 23000 个基因之外，还有共同构成人体微生物群落生境的 1000 亿个细菌、病毒及源自微生物的游离片段的基因序列。科学家们要做的，就是在这样一片如此广袤的丛林中寻找那些对宿主构成潜在威胁的微生物的蛛丝马迹。为了解决这个大海捞针的问题，生物学家们为自己配备了性能越来越强大的工具。在 20 世纪 80 年代初，美国生物化学家凯利·穆利斯（Kary

Mullis，1944—2019）开发出一种基因放大扩增方法，俗称 PCR 法（Polymerase Chain Reaction：聚合酶链式反应），实现了基因组测序领域的一场革命，他也因此获得了 1993 年的诺贝尔化学奖。原先，需要好几天时间才能完成几百个核苷酸的测序工作，但采用这项新技术，就可以做到"只要一个下午的时间，就能从遗传物质的单个 DNA 分子出发，产生出 1000 亿个相似的分子"。穆利斯在他那篇划时代的论文中写道："这一反应很容易进行，只需要一个试管、一些简单的试剂和一个发热源就行了"[15]。这一方法开启了基因组鉴定的新纪元，而且带来了多项技术创新，并且最终导致开发出了计算机模拟（in silico [1]）虚拟 PCR 技术，也就是在实际实验之前，先行使用计算机对这种链式反应进行建模，以对追踪病原体时将要用到的试剂、陷阱以及引物进行检验。从 2005 年开始，科学家们又取得了一项重大突破，他们把 PCR 方法和分子克隆方法[2]结合起来，开辟了高通量测序的道路，每秒钟就能获得数万个 DNA 碱基。要对这类技术产生的数十亿项数据进行处理和排序，必须使用功能强大的超级计算机。正如豪尔赫·路易斯·博尔赫斯（Jorge Luis Borges，1899—1986）[16] 在其著作《巴别图书馆》（*La biblioteca de Babel*，1944 年）中描写的巴别图书馆管理员寻找真理之书的方法一样，计算机的微处理器对核苷酸进行组织，对基因组序列进行重建，把未知的和相似的基因组序列分别列出，由此找到新来的基因组序列，也就是新发传染病病原体的基因组序列。这样一来，荷兰理论生物学家宝琳·霍格维

---

[1] "in silico" 本义指的是在计算机中普遍使用的硅半导体，引申义为 "计算机模拟"。

[2] 分子克隆指的是对基因或 DNA 片段进行分离和原样复制。

格（Pauline Hogeweg，1943—　）[17] 最早在她于 1973 年发表的一部学术著作中 [18] 提出的生物信息学就当仁不让地成为追踪新病原体的主力 [19]。生物信息学本身还为遗传分析、生物系统发育、结构分析以及网络内复杂相互作用研究等众多领域带来了重大的进步。而这些领域对于理解疾病的发生，对于通过理解、建模以及预判来控制疾病，都极其重要。

　　信息技术还在另一个层面，即空间分析的层面上，带来了一场革命。一直以来，流行病学家和卫生地理学家都要花费很多力气去绘制村庄、地区、国家和大陆的地图，在上面标示各种疾病的发病率、标明各种疾病空间，也就是各种疾病流行的地域范围。由于技术上的原因，一直都很难做到结合时间这条维度来展现疾病发展的动态过程。以至于直到不久之前，即便是世界卫生组织最为精细的监测网络，也无法确切而实时地在地图上标示出各种传染性疾病的发生及其传播的风险。而随着地理信息系统（GIS）的研发，这一领域取得了巨大的进展。借助这项工具，就可以对流行病学所描述的各种对象（包括个体、媒介、宿主、人群、行政区域、自然环境等）实现时空定位。此外，有了这项工具，就可以在地图上标示疾病流行的风险，确定热点地区（疫情流行的高风险地区）。应用于公共卫生领域的各种 GIS 系统还能获得观测卫星和遥感技术所提供的丰富数据的支持，包括土地开发利用、气候变化以及地球物理成分等方面的精确图像。在发现和监测流行病方面，GIS 系统还大大促进了两种互为补充的基本方法的发展：那就是空间流行病学调查和"公共卫生"GIS。凭借这些工具，就可以描绘出公共卫生状态的详细地图，通过研究卫生与环境的关系进行空间流行病学分析，对流行病的暴发和传播现象进行建模，对医疗保健系统开展检查，对医疗资源加以优化，为展开实地调查做好准备。所有这些要素，都有助于建立针对传染病暴发疫情的响应系统。

这个响应系统是如何组织的？从疫情暴发的第一刻起，就必须对这种疾病的临床症状做出描述，同时开始寻找病原体。首先使用传统工具对照已知病原体进行比对，如果比对失败，就接着采用追踪未知微生物的技术。与此同时展开疫情地图测绘工作，评估疫情的扩散风险，寻找疾病病原体的潜在媒介、自然界宿主和可能的天然宿主。很多时候，零号病人是找不到的；能查明的，只是传染链。不过，行动必须要快，要想获取尽可能多的信息、要想搞清楚是哪些条件导致了疾病的暴发，行动迅速很关键，因为这些信息、这些条件随着时间的推移都会逐渐消失。事实上，疫情一旦流行开来，病原体天然宿主的面目就会变得模糊不清，就会隐匿在传染链之中难以辨识，而且人们采取的抗疫举措会把天然宿主的"犯罪现场"破坏殆尽。而如果查不清楚致病的病原体，出于谨慎原则，我们就会认为这种疾病具有重大的扩散风险。这时就需要求助于高等级生物安全实验室，然而这样的实验室的数量依然极其有限。就像在发生 SARS 危机时那样，必须对现有的实验室网络进行协调，以求尽可能覆盖到所有可能有暴发风险的地区。最后，研究者在借助专门的工具对疫情从分子层面到空间层面的各个维度都展开调查和研究的同时，必须充分考虑疫情的复杂程度及其决定因素的动态变化，并在确定了疫情的风险因素之后，依靠相应的数学方法对所暴发的疫情进行建模。只有通过这样的研究，才能为指导监测工作提供适当的指标。因为要对疫情做出有效的响应，就必须持续地保持警惕。这便是英语国家所谓的 preparedness（意为"战备状态"）。它们习惯采用这样的战争术语来激励政府相关部门及其主管官员在确认暴发传染病时积极采取措施。如果发展中国家暴发传染病疫情，就可能对发达国家形成威胁。而要保护发展中国家免受新发传染病的危害，就要把研发工作置于核心地位。而这就是那些致力于研发的大型科研机构的职责所在。其中包括法国发展研究所（IRD）、法国发展研究国际合作中心（Cirad）、巴斯德研究所国际网络、美国国际开发署（USaid），以及其他许多机构。因此，无论是对国家级的针对大规模流行病开展的研究计划（比如法国国家艾滋病和肝病研究所的那些计划），还是对国际级的研究计划来说，这些科研机构开展的新发传染病研究都是一个有力的补充。

　　要想把传染病疫情扼杀于暴发之初，公共卫生监测是最为有效的策略。不仅要监测人类和动物的健康，也要监测植物的健康。这种监测能够且必须实施于传染病暴发的每一个阶段，涵盖从发病地点到医院乃至实验室的全过程。那么到底应该在何地何时以何种方式来实施这种监测呢？首先，要对具有潜在风险的地区和群体进行监测。一方面，我们已经知道哪些群体易受传染病的伤害，比如发展中国家的民众，因为那里疫苗接种率低下甚至缺失而且医疗资源非常有限。另一方面，我们现在已经搞清楚了有些地区特别有利于某类疾病的暴发，比如某些地区的气候和丰沛的降雨就容易暴发以蚊子为媒介进行传播的疾病。基于这些知识，再借助 GIS 系统，我们就能确定一些热点地区。然后通过在这些高风险地区附近建立的研究监测中心对它们展开监测，以便在某种新发传染病暴发之际迅速进行干预。这些研究监测中心就构成了流行病学监控的支柱，或者说它们是在疫情间歇期开展监测的主力，而它们组成的网络就形成了公共卫生监测的脊梁骨。16世纪的热那亚人在地中海地区建立了许多瞭望塔，用来发现和抵御来犯的外敌。和那些瞭望塔一样，这些研究监测中心是依据地区风险级别部署在一些战略位置上的，在那里它们能够及时判定传染病暴发的事件，向其他塔台发出警报并为做出适当应对提供必需的资源。就像过去的热那亚瞭望塔一样，这些研究监测中心形成了网络，承担着监测疾病袭击、信息沟通和组织反击的使命。同时，公共卫生监测也应该贯彻到临床医学之中，因为识别出一种新型疾病对于调查其暴发的过程至关重要。因为各大学医院中心最适合完成这项使命，所以专注于研究和空间流行病学调查的监测中心应该把这些可能监测到新疾病暴发的临床单位纳入到自己的资源当中。最后，因为无论在何种情况下，人为的风险都是一种可能会对疾病流行产生（重要）影响的因素，所以在对公共卫生监测行动及所涉及人群对这些行动的看法进行评估时，人文社会科学的作用就是不可或缺的了。

外交与卫生，谁为谁服务？

为对抗未来传染病的风险，亚太经济合作组织在 2007 年用几个虚构的脚本发起了一场思维演练[20]。第一个脚本说的是来自拉丁美洲的一家人把疟疾带到了迈阿密，引发疫情。一场飓风破坏了郊区贫困街区的抗疫机构，疟疾寄生虫趁机大量繁殖，并随着逃离城市的难民在整个佛罗里达州蔓延开来。第二个脚本讲的是曼谷陷入混乱：先是人们发现养鸭场内死了几千只鸭子，接下来的两个星期，养鸭场附近先后有 2 万人死亡。那些转基因的鸭子能够抵抗 H5N1 病毒，却死在了黄病毒（Flavivirus）的手中。第三个脚本的剧情是，有一种侏罗纪时期的动物病毒被困在格陵兰岛永冻层中；随着海水变暖浮冰融化，这种病毒终获自由。被派去对这种病毒开展研究的科学家们受到了它的感染，并在巴黎召开的一场国际生物技术研讨会上把它传染给了其他同事。最后，第四个脚本的剧情是围绕着一场突然暴发的雨林综合征疫情展开的。这场疫情，有可能会因为疫苗的研发和接种而很快终结，但如果为应对疫情而召开的国际会议不能为抗疫提出有效的指导的话，也可能发展成一场极其严重的大流行。

当然，这些都是虚构的思维演练，但它们提醒我们：流行病的暴发机制是多种多样、千变万化、难以预测的。这些思维演练的目的不是为了训练大家的想象力，而是敦促大家就各层级应对未来传染病疫情的管控体系展开思考。在法国，对于流行病的监测在中央层面是由卫生部和国家卫生监测研究所全面领导，在地方层面是通过各公共卫生机构和部门具体实施的。在传染病疫情的威胁得到确认后，地方卫生局必须发出警报，并向上级主管部门汇报。如果出现重大的公共卫生危机，就要由卫生部长负责组织应对。一旦危机得到确认，总理还可以决定成立一个跨部门的紧急卫生事件协同处理小组，就像2009—2010 年 H1N1 流感流行期间所做的那样。

在欧盟层面，存在着多个传染病风险监测机制，其中包括欧盟委员会在 21 世纪初设立的传染性疾病监测网络，以及一个为协调欧盟各国公共卫生措施而成立的委员会。还有一个欧洲疾病预防和控制中心（ECDC），负责收集数据、评估与传染病相关的风险。而全球层面的传染病风险监测则是通过世界卫生组织和世界动物卫生组织（OIE）来实施的。这两个机构共同承担对突发公共卫生事件进行风险评估的职能。世界卫生组织成立于 1948 年 4 月 7 日。在其成立之前，世界上曾经有过多个卫生领域的国际性机构。其中最早的一个，是在

1850 年为了协调各国对鼠疫、霍乱和黄热病的检疫隔离措施而设立的
国际机构。1907 年，在巴黎成立了一个名为国际公共卫生署的机构。
第一次世界大战后，美国反对新成立的国际联盟（SDN）接管国际公
共卫生署。所以，在 1918—1919 年发生的西班牙流感造成了 5000 万
人死亡之后，国际联盟成立了一个卫生委员会，该委员会被视作世界卫
生组织的前身。20 世纪 90 年代，由于做出了一些受到争议的选择，由
于某些国家的敌视，也由于私人基金会和世界银行起到的作用，世界卫
生组织遭遇了一段困难时期。在那之后，世界卫生组织创立了一个专门
负责传染性疾病的部门，职责是报告"可能引发全球性突发公共卫生事
件的一切情况"。今天的世界卫生组织总部设立在日内瓦，并设有区域
办事处，受到 193 个成员国及其代表的领导。世界卫生组织通过一些
国家的机构为其合作中心贴标签，这个做法始自国际联盟时代，目的是
保障生物产品的标准化。世界卫生组织致力于监测疾病和制定标准，而
从 21 世纪初开始，为了管控艾滋病、结核病和疟疾这三种主要的流行
病，国际社会又创立了一些专门的组织。新发传染病不仅需要对人类进
行监测，还需要对动物的流行病进行监测，而这是世界动物卫生组织
（OIE）的工作。该组织是在 1924 年比利时发生一场牛瘟流行之后成
立的，其职责是对各种人畜共患病开展调查研究。在对牛海绵状脑病、
狂犬病、禽流感等疾病的应对中，这个组织提供了很多指导。与此同时，
它还对野生动物和水生动物的疾病进行着密切的监测。

　　除此之外，还存在一些国际性的监测网络，但它们常常是面向单
一学科的。比如世界卫生组织或联合国粮食及农业组织（FAO）下属
各参考实验室组成的网络。还有一些正在兴起的国际网络，如国际野
生生物保护协会（Wildlife Conservation Society）就以"同一个世界，

同一种健康"的理念服务于动物健康的宗旨。正如该理念所揭示的那样，健康应被视为一个整体，因为动物健康（人畜共患风险）、人类健康（人为风险）和环境健康（环境风险）是彼此密切相关的。在应对传染病疫情方面，首先有世界卫生组织协调的全球疫情警报和响应网络（GOARN, Global Outbreak Alert and Response Network）。其他一些网络则围绕着追踪新病原体并对其进行特征描述开展工作。比如全球病毒预测行动网络（GVFI, Global Viral Forecasting Initiative）就致力于借助高通量测序技术寻找未知的且具有潜在危险的病菌。还有一些专注于生物安全的监测网络，它们尤其关注人为蓄意造成的传染病流行风险。此类行动其实属于各国国防部门的责任，但它们也和一些民间的研究中心开展了合作。生物安全可以被看成一种大规模防御性武器。目前，只有联合国（通过其专门机构世界卫生组织、世界动物卫生组织或粮食及农业组织）有能力对各国的生物安全监测以及公共卫生响应进行组织协调。当然，各国之间在公共卫生领域的国际合作确实存在。而且，各国应该凭借各种公共的或私人的伙伴关系来加强国际合作，发挥国际科学界的力量，使其参与到超越国界的公共卫生使命中来。

此外，美国、欧洲以及世界各国和那么多国家级机构（特别是美国疾病控制与预防中心，它是美国于 1942 年为监测疟疾而成立的一家联邦机构）在进行着疾病监测，所以这个世界应该是可以放下心来。不过，这种卫生外交的不足，在于它只能局限于它所看到和所掌控的范围。然而，世界上有三分之二的病原体来自野生动物群落，暴发于地球上最贫穷的国家。那些地方缺乏监测能力，卫生条件极其糟糕。那些国家缺少研究工具，缺少流行病学领域的人才，那里的临床医生没有好好地接受过追踪新疾病的培训。它们的卫生系统岌岌可危，它们长期受到医疗从业人员短缺的困扰，因为很大一部分非洲的护理人员都跑到欧洲的富裕国家去工作了。它们又是拥有最大的生物多样性——尤其是微生物多样性的国家，也是正在苦苦努力阻止出现鼠疫和霍乱等传染病疫情的国家。所以，必须通过公共卫生研究和监测这个优先领域的南北合作，在发达国家和发展中国家之间开展公共卫生监测方面的合作与交流，巩固流行病学家的网络，团结全球大学、实验室和医疗机构的力量。抗击传染病疫情的斗争需要外交界的参与，而且从知识生产到决策制定的全过程都需要外交界的参与，这样才能使决策者掌握其制定公共政策所需的科学和技术信息。全球化塑造了一个全新的交流空间，这个交流空间不仅可以被微生物利用，也可以被用来对付微生物。

从此，外交界不能再满足于出现传染病疫情后才采取行动，而是要对传染病的管控负起责任来。21世纪初，艾滋病及其所造成的死亡让人们认识到健康不只是发展的结果，而是发展的基础。发达国家和遭受重大流行病严重打击的发展中国家在医疗资源及医疗实践方面存在着严重的不平等。面临着这种可怕的不平等，人们发起了一项伟大的团结行动计划。在联合国成员国通过了千年发展目标之后，为资助对一些流行病进行的预防和治疗，成立了世界抗击艾滋病、疟疾和结核病基金[1]和联合援助国际药品采购机制（Unitaid）[2]等机构。还有

---

[1] 世界抗击艾滋病、疟疾和结核病基金是一个金融机构，成立于2002年，宗旨是加强抵抗这些流行病的斗争。法国是该组织仅次于美国的第二大捐助国。
[2] 联合援助国际药品采购机制（Unitaid）成立于2006年，目的是对艾滋病、结核病和疟疾药物市场发挥影响。其资金来源于对机票征收的团结税。

一些重在协调与宣传的计划（如联合国艾滋病规划署、终结疟疾联盟和终结结核病联盟[1]）也为抵抗传染病的斗争提供了支持。外交官们学会了坐到这些多边组织的董事会议桌边，坐到有效动员起来的民间团体、来自南方国家的受助者以及私人机构（基金会和企业）的代表身边，去倾听他们的声音。外交界接受了全球化和全球共同利益提出的挑战。外交官们共同开创了外交职业的全新内涵。但愿他们在经济危机面前、在国家和地区利益面前、在专利估价面前不会忘记，推动抵抗传染病的斗争以及捍卫人权才是人类文明的基本价值所在！

对传染病的预防来说，最好的办法就是摒弃权力斗争和政治对立，倾听科学和心灵的声音。全球公共卫生不能只靠国际法规来保护，即使这些国际法规是有用的，也需要依靠一种全新的卫生外交来加以贯彻实施。

鼠疫和人偶

在一些非洲国家，每当鼠疫暴发时，卫生部长就会召集下属，要求他们把消息通报给一些木偶戏团。这些木偶艺人在走村串巷到处演出的同时，就把初步的信息和政府的指示传达给了民众，敦促民众积极参与捕鼠。在舞台上，木偶和布偶们举着棍棒捶打感染了病菌的老鼠。这时，巴斯德出现了，他对人偶们的做法表示了支持，同时指出光是杀死老鼠还不够：因为如果不用沸水把这病菌的宿主烫一遍，那

---

[1] 联合国艾滋病规划署（Onusida）是联合国于1995年创立的一项计划；而成立于1998年的终结疟疾联盟（Roll Back Malaria）和成立于2000年的终结结核病联盟（Stop TB）都是世界卫生组织为了协调和宣传抵抗这几种传染病的斗争而主办的项目。

它身上饥肠辘辘的跳蚤就会跳到最先从它身边经过的人身上。这一点非常重要，特别是自从 2011 年报告出现了一些耐抗生素的鼠疫耶尔森菌以来，鼠疫的威胁已经今非昔比了。这种用布偶来宣传的模式可能并不适用于所有的文化。但在疫情时期应该如何进行信息发布，确实值得思考和抉择。如何筛选要发布的信息？选择何种发布信息的方式？在什么时机进行信息发布？针对什么样的受众发布信息？公共卫生危机的暴发，创造了一种特殊的情境，那就是危机事态本身的威胁与公众反应造成的威胁在一种动态互动中交相呼应、互相叠加。在中世纪，大多数民众都相信鼠疫是神灵的惩罚。那时的民众虽然也期待国家官员采取措施来扼制传染，但相较于国家官员，他们还是更愿意相信宗教人士的话。而当他们发现教会也靠不住时，富人和贵族就会竞相逃离疫区。到了今天，传染病疫情再也不会引起这样的反应了。发生疫情时，教会只会劝人慈善，而不会再危言耸听。疫情的影响更多作用在文化和经济层面上，而不作用于宗教层面上。信息的沟通完全掌握在政治领导人手中，他们应该避免恐慌、抵赖或推卸责任的做法，同时应该向民众提供预防、卫生、疫苗接种或治疗等方面的指导。信息沟通由几个步骤组成。第一步就是要建立起研究人员、监测人员和决策者之间的联系。应该对传染的风险以及社会反应的风险做出仔细的评估。许多例子表明，政治人物有时会置理性于不顾，甚至置国家的理性于不顾，而采取抵赖的做法。比如在 HIV 病毒被发现数年后的 2000 年，南非总统塔博·姆贝基（Thabo Mbeki, 1942— ）就曾经断章取义地援引一些科学论据，宣称 HIV 病毒不是艾滋病的病原体[21]。官方发布的信息必须建立在严谨分析的基础上，这就需要不断地改进流行病学调查和信息整合的方法。官方的信息发布至关重要，因为关于传染病的知识的传播在很大程度上决定了民众面对危机时的反应。同样，政治决策者必须搞清楚信息要发布给谁，要用什么方式来发布以及要选择什么样的代言人。

在疫情当中，公众的情况是各不相同的。其中有媒体，有易受伤害的人群，有淡定自若的人，也有行为方式可能对病原体传播形成干扰的人。这些群体都有各自五花八门的信息交流方式，通常是互联网、论坛、博客或社交网络。因此，必须对消息的来源、传播的网站以及调查的场所加以核实。各种消息都是实时传播的，而官方机构的信息可以通过各种科学或非科学的渠道的中继进行传播。在全球化的背景下，信息会迅速地越过国界。危机时期的信息沟通并不是一门精确的科学[22]，所以没有定式。但在 20 世纪初，公共关系学之父艾维·李（Ivy Lee，1877—1934）主张信息沟通应该公开和透明。从那时起，有一条规则成为共识：应该针对不同的对象采取相应的信息沟通方式。然而在今天，媒体在数量上更多了，在报道上更自由了，在竞争上也更激烈了。他们常常把危机视为机会，致力于从中发掘独家新闻。事件的目击者都可以在网上发布信息，这使每个人都变成了潜在的报道者。同时必须认识到，危机与新闻业本身的功能是非常匹配的，因为处理危机事件就意味着要披露信息。在危机时期的信息沟通中，必须对广大公众中不同类型的对话者进行区分，特别要注意那些传播民间说法、甚至是传播超自然信仰的人。因为联想的世界具有不容忽视的力量。决策者还必须与公共卫生领域的专业人员，尤其是一线医生进行沟通。因为他们才是对民众行为提供指导的合适人选。出于对官方权威的不信任[23]，民众在做出个人选择之前，还是更愿意听取自己身边的人的意见，其中就包括他们的家庭医生。

如果说掌控信息是信息沟通的关键，那么选择什么人来发布信息也一样重要。是由应对危机的部门来发布，还是由政治领导人来发布，抑或是官方发言人、权威人士、专业机构的代表，信息沟通者的态度也能透露出信息：是承认事件还是坦然接受？是激烈否认还是审慎克制？在不确定性较高的情况下，就必须对措辞进行字斟句酌。像"疯牛"或"血液受污染"这样的语汇足以传达很多复杂的信息。再比如，中文里的"危机"一词包含了两项并列的语义：危险和机遇。令人联想到：所有的破坏中都蕴含着重新建设的生机。信息沟通对危机情况的响应也有两种模式：一种是回顾性模式，就是依据收集到的信息来建立沟通，比如在艾滋病、肝炎或基孔肯雅病的信息沟通中采用的就是这种响应模式；另一种模式比较新颖，就是前瞻性模式，即在疫情暴发前就准备好了有力的回应，比如在 H5N1 禽流感以及 H1N1 大流感的信息沟通中采取的就是这种响应策略[24]。信息沟通的困难，在于必须防止无视或忽视公众的反应，而公众对风险的认知及其行为都是不断变化着的。决策者们必须时刻提高警惕，以防止"信息流行病"的发生，防止虚假信息的蔓延导致公众产生臆想或陷入恐慌。因为在民众个体所愿意相信的东西与专家做出的评估之间，往往有很大的差距。那么，我们是否应该认同塞克斯提乌都·恩庇里库斯（Sextius Empiricus, 160—220）、蒙田（Montaigne, 1533—1592）、比埃尔·培尔（Pierre Bayle, 1647—1706）、大卫·休谟（David Hume, 1711— 1776）、卡尔·波普尔（Karl Popper, 1902—1994），以及当代的纳西姆·尼古拉斯·塔勒布（Nassim Nicolas Taleb）等人的观点呢？他们都认为不能天真地用过去的经验来预测未来，因为无法预料的力量使人无法预见黑天鹅事件的发生。或许吧。但可以确定的是，无知是恐惧之母。民众对传染病威胁的感知，取决于他们对自己面临的风险的印象，也就是说取决于他们对微生物的认识。所以，我们应该在危机的间歇期通过开展适当的教育，把理性认知的原则教授给民众。2012 年 9 月 14 日，一些潜水员打捞出了"伟大的圣安托万"号的船锚。"伟大的圣安托万"号就是中世纪把鼠疫杆菌带到了法国、后来被人们烧毁在马赛以南的弗里乌群岛的那艘船。这次事件的意义，不只是找到了一件长满了海藻和贝壳的古代遗物，而在于它为人们回首往昔的疫情创造了一个机会。这样一种信息沟通，难道不比硬生生地要求人们去对传染病的威胁进行思考更好吗？

在法国，关于传染病暴发风险的信息发布自然是交由法国国家健康与预防研究所（INPES）负责的，因为法国大多数与公共卫生相关问题的信息沟通活动都是由该机构负责的。但这项责任也应该分担一下。社会科学领域的研究人员、公共卫生部门的工作人员、微生物学家、农学家、环境与生物多样性领域的专家都应该参与进来。应该经常性地开展调查，以了解公众对这种风险的认知以及他们对流行病学的认知。目前，只有极少数民众愿意相信流行病学。除了在疫情间歇期进行适当的信息沟通以外，还有必要针对不同的受众开展有针对性的教育。要让民众了解微生物的生命是什么样的、微生物有多少种类、它们与人类及动植物有什么关系，以及哪些因素会促使它们发生突变和扩散。要让民众了解为什么会有寄生虫，寄生虫为什么会导致疾病。还要跟他们讲一讲传染性疾病和那些创造了历史的学者们的故事，告诉他们各种瘟疫之间千差万别。掌握生物权力的人必须把生物知识分享给民众。

在很长时间里，身体一直都是疾病依存的唯一空间。组织、器官和细胞勾勒出了疾病的疆域。而传染病却把疾病推向了身体的边界之外：推向了聚居着许多携带着各种病菌的动物的森林和草原，推向了滋生着蚊蝇等节肢动物的肮脏的积水点，推向了卫生情况糟糕至极的拥挤的郊区。微生物促使我们以不同的方式去审视自然、去理解生物多样性。传染病的视角是没有界限的。它逾越了生物机体的边界，能够从一个病人传播给另一个病人，从一种症状跳跃到另一种症状。对传染病来说，脉搏的强弱、疼痛的轻重、体温的升降都不再是唯一的指标。我们应该把包围在人类身边乃至盘踞在人身体上的微生物理解为一种源自地球的风险，一种源自环境的风险，一种源自数十亿生命的风险。从有传染病开始，就在孕育一种新的临床医学。着眼于疾病的医学花费了很长时间来定义各种疾病的分类；着眼于病理反应的医学主导了整个 19 世纪，而且它的主导地位在 20 世纪还持续了一段时间。之后才迎来了着眼于病原体的医学[26]。人们对艾滋病的认识就体现了这样一个过程。

今天，科学的言说应该创造出一种全新的语言，帮助人们去理解微生物是如何在人与环境之间发展出了如此多样的形态。在微生物的这些形态中，死亡当然是最可怕的；而我们还应该懂得如何从微生物的这些形态中汲取经验和教训。既然人类必须学会与微生物共存，那么人类就必须通过各种传染病及异变的历史来对未来的传染病做出预测。人类必须依靠自己的智慧去做出选择，去避免混乱。

结语

　　"画一个未来给我吧。"读者们，还有卢瓦尔河畔的那位老画家，都这样期待着。他们期待着我们在结语中略着笔墨，诠释一下本书封面上的那幅抽象画。诚然，作为结语，自是不能留白，怎奈胸有千言却不知如何落笔。其实，传染性疾病的发生，也是生命力量的一种沸腾。传染病的发生是机缘巧合的产物，它诞生于各种相互牵连着的、相互纠葛着的生命在命运的驱使下发生的碰撞。普卢塔克《席间闲谈》中的两位宾客蒂亚吉纳尼奥斯和费隆说得对："这都是自然的造化，躲也躲不过。"因为我们既然生存于这个世界，就摆脱不了生物多样性，就难免会遇到一些凶悍的微生物，而这就蕴含着唤醒那些沉睡着的传染病的风险。再说得直白一点，生物多样性迫使各种生物共同生活在一起，这就是我们能够生存于这个世界的条件。我们注定要和微生物一起活着，还要一起活下去。人类就是这样活下来的。微生物也是这样活下来的。

　　深入地了解过去发生的传染病的历史，才能使我们变得更加谦逊；而从中收获的智慧，将能帮助我们为未来可能发生的传染病做好准备。

幻想传染病有朝一日会奇迹般地彻底消失，那是痴人说梦。而担心传染病可能日甚一日地把人类逼入绝境，更是杞人忧天！一种疾病的出现、发展和消退自有其循环的规律，周而复始。艾滋病的暴发唤醒了人们对往昔各种瘟疫的担忧和恐惧。而更糟糕的是，它把我们本以为已经被封印在旧时代的一些阴魂再度召唤了出来，比如对传染病病人不宽容、给他们贴标签。其实，每一次新的疫情都是一场新的战斗：既要与病原体赛跑，也要与人心里的魔鬼搏斗。

真正今非昔比的，只有我们赖以作战的武器。当年，法国为了阻止疫情的蔓延，只能依靠那道用石头和黏土筑起的高高的围墙，把普罗旺斯与外面的世界隔绝开来。而如今，我们所仰仗的，则是研究，是研究和监测。我们通过教育使人们对未来可能出现的威胁做好准备。而我们用知识构筑起这样一道长城，目的并不是为了封锁和隔绝，反而是为了促进世界各地的研究团队开展合作、交流知识。我们从事研究是为了保障人类的健康，所以我们要认识自然、认识生命、认识人类社会。有人说，一本书一定要让人看到希望，一定要让人受到鼓舞，一定要让人对未来充满信心。那么就用这样一句话来作为结束语吧：我们一定要努力地去理解，努力地去筹谋，努力地去预防，努力地去治疗；只有这样积极地行动起来，才能把瘟疫的死神挡在我们用知识构筑的长城之外。

致谢

本书的写作得到了热拉尔·朗贝尔（Gérard Lambert）的支持，感谢他对传染病史的丰富思考以及他在文稿编辑上给予我们的协作。我们同样感谢皮埃尔·维达尔（Pierre Vidal），他和我们进行了大量的交流；感谢维吉妮·布鲁莱（Virginie Brulé），她持续出色地完成了秘书助理的工作；我们还要感谢卡特琳·费朗（Catherine Ferrant）和阿娜伊斯·勒格朗（Anaïs Legand）为我们组织利伯维尔研讨会提供的帮助。

我们还要感谢所有与我们合作的机构，它们与新型传染病斗争的意志给了我们极大的启发。它们是：法国驻加蓬大使馆、法国国家艾滋病和肝病研究所（ANRS）、法国巴黎公立医院集团（AP－HP）、法国国家生命暨卫生科学联盟（Aviesan）、法语国家大学合作署（AUF）、美国疾病预防控制中心（CDC）、法国发展研究国际合作中心（Cirad）、弗朗斯维尔国际医学研究中心（CIRMF）、法国国家科学研究中心（CNRS）、生态健康联盟（EcoHealth Alliance）、美国沃尔顿遥感和空间分析中心（CRSSA）、欧洲发展中国家临床试验计划（EDCTP）、联合国粮食及农业组织（FAO）、世界抗击艾滋病疟疾和结核病基金、梅里埃基金会、道达尔基金会、施魏策尔基金会、比尔和梅琳达·盖茨基金会、医院治疗互助连线（Gip Esther）、元生物全球病毒预测（GVF - Metabiota）、美国IMMI公司、巴斯德研究所、巴斯德研究所国际网络、法国国家生物学研究所（INRB）、法国国家健康与医学研究院（Inserm）、法国发展研究所（IRD）、法国外国及欧洲事务部、法国高等教育与研究部、法国社会与卫生事务部、美国国立卫生研究院（NIH）、世界动物卫生组织（OIE）、世界卫生组织（WHO）、联合国艾滋病规划署（UNAIDS）、终结疟疾联盟（Roll Back Malaria）、为健康而行动病友会（Solthis）、终结结核病联盟（Stop TB）、联合援助国际药品采购机制（UNITAID），巴黎皮埃尔 - 玛丽·居里大学[1]、美国国际开发署（USAID）、世界自然保护联盟（UICN）、国际野生生物保护协会（WCS）。

---

[1] 已于2018年1月更名为巴黎索邦大学。——译者注

参考文献

第一章 新发传染病的发生

1. McNeill W. H., *Plagues and Peoples*, New York, Anchor Press/Doubleday,1976.
2. Cano R. J., Barucki M. K., « Revival and identification of bacterial spores in 25 – to 40-million-year-old Dominican amber », *Science*, 1995, 268, pp. 1060-1064.
3. Vreeland R. H., Rosenzweig W. D., Powers D. W., « Isolation of a 250 million-year-old halotolerant bacterium from a primary salt crystal », *Nature*, 2000, 407, pp. 897-900.
4. Cité par Debré P., *Louis Pasteur*, Flammarion, 1994, p. 196.
5. Trinquier J., *La Hantise de l'invasion pestilentielle. Le rôle de la faune des marais dans l'étiologie des maladies pestilentielles d'après les sources latines*, Collection de la Maison de l'Ouest méditerranéen ancien, 2008, pp. 149-195.
6. Flary Panckoucke C. L., *Dictionnaire des sciences médicales*, 1816, 15, p. 63.
7. Broussais F.-J.-V., *De l'irritation et de la folie*, Paris, Delaunay, 1828.
8. Thiebaud J. M., *Vie et œuvres de Marie François Xavier Bichat (1771- 1802)*, thèse de doctorat en médecine, faculté de médecine et pharmacie de Besançon, 1974, p. 302.
9. Codell Carter K., *The Rize of Causal Concepts of Diseases : Case his- tories*, Ashgath Publishing, 2003, p. 28.
10. Schönlein J. L., « Zur pathogenie der Impetigines », *Archiv fur Anatomie*, 1839, p. 82.
11. Henle J., *Von den Miasmen und Kontagien*, Leipzig, J. A. Barth, 1840, cité par P. Pinet, *Pasteur et la Philosophie*, Paris, L'Harmatan, 2005, p. 182.
12. Debré P., 1994, *op. cit.*, p. 364.
13. Davaine C., « Recherche sur les infusoires du sang et la maladie connue sous le nom de sang de rate », *Comptes rendus de l'Académie des Sciences*, 1863, t LVII.
14. Debré P., 1994, *op. cit.*, p. 328.
15. *Ibid.*, p. 329.
16. *Ibid.*, p. 333.
17. *Ibid.*, p. 338.
18. *Ibid.*, pp. 340-351.
19. Manson P., « Lymph scrotum, showing filaria in situ », *Transac- tion of the Pathological society*, 1881, 32, p. 290.
20. Manson P., « On the development of *Filaria sanguinis hominis* and on the mosquito considered as a henge », *Transaction of the Linnean Society Zoology*, 1878, pp. 304-311.
21. Manson P., « Further observations on *Filaria sanguinis hominis* », *Medical reports – China Imperial maritime customs*, 1877, 2, p. 11.
22. Gachot B., Bruneel F., Pays J.-F., *Paludisme*, Paris, Doin, collection « Conduites », 2005, p. 15.
23. *Ibid.*, p. 4.
24. Rapport de Laveran à l'Académie des sciences de Stockholm, le 11 décembre 1907, dans lequel il expose sa découverte à l'occasion de son prix Nobel.
25. Gachot B., Bruneel F., Pays J.-F., 2005, *op. cit.*, p. 11.
26. Brygoo E. R., « Les manuscrits autographes de Laveran et Ross du laboratoire de d'herpétologie du Museum d'histoire naturelle de Paris », *Cahiers Orstom*, série « Entomologie médicale », 1980, 18 (2), pp. 82- 102.
27. Perutz M.-F., *La Science comme aventure humaine*, Paris, Odile Jacob, 2000, p. 272.
28. Manson P., « On the nature and significant of the crescentic and flagellated bodies in Malaria », *Blood, British Medical Journal*, 1894 ; *in* B. H. Klan (éd.), *Tropical Medicine and Parasitology*, p. 1179.
29. Perutz M.-F., 2000, *op. cit.*, p. 172.
30. *Ibid.*, p. 173.
31. Ross R., *La Découverte de la transmission du paludisme par les moustiques*, Paris, Maloine, 1929, p. 45.
32. Perutz M.-F., 2000, *op. cit.*, p. 173.
33. Con P. C., Peggy R., « Iconography of Italians entomologists with essential biographical data », *Mem. Soc. En.-Ital.*, 1989, 75, pp. 159-382.
34. Finlay C., « Conferencia sanitaria international de Washington », 1881, OcI, p. 195.
35. Delaporte F., *Histoire de la fièvre jaune*, Éditions des Archives contemporaines, 2011, p. 48.
36. Finlay C., « El mosquito hipoteticamente considerado con agente de la transmission de la fiebre amarilla », *Œuvres complètes*, 1901, t. II, p. 12.
37. Delaporte F., 2011, *op. cit.*, p. 73.
38. Valderrama E., *Finley remettant à la commission médicale améri- caine les œufs de Culex mosquito*, La Havane, Musée national.

39. Reed W., Caroll J., Laveran J., Agramonte A., *The Etiology of Yellow Fever. A preliminary note in yellow fever*, Washington, 1911, p. 69.
40. Témoignage d'Aristide Agramonte, 31 août 1918, cité par G. Forney, R. Owen, « Yellow fever commission. Senate document n° 520 », *in Yellow Fever*, Washington, 1911, p. 25.
41. Jeanselme E., Rist E., *Précis de pathologie exotique*, Paris, Masson, 1909, p. 100.
42. Delaporte F., 2011, *op. cit.*, p. 123.
43. Postell Vila H., *Historia de Cuba en sus relaciones con los Estados unidos y Espana*, La Havane, Ed. Jesús Montero, 1938, p. 105.
44. Ashburn P., *History of the Medical Department of the United States Army*, Records of the Office of The Surgeon General, New York, 1929, p. 263.
45. Nicolle C., *Destin des maladies infectieuses*, Paris, Félix Alcan, 1933.
46. Achtman M. et coll., « *Yersinia pestis*, the cause of plague, is a recently emerged clone of *Yersinia pseudotuberculosis* », *PNAS*, 1999, 96, 24, pp. 14043- 1048.
47. Morange M., « Le concept de gène régulateur », *in* Fischer J. M., Schneider W. H. (éd.), *Histoire de la génétique pratiques, techniques et théoriques*, Paris, Éditions ARPEM, 1990, pp. 271- 291.
48. Monod J., *Recherche sur la croissance des cultures bactériennes*, thèse de doctorat, Paris, Hermann, 1942.
49. Monod J., « Diauxie et respiration au cours de la croissance des cultures de *Bacillus coli* », *Annales de l'Institut Pasteur*, 1942, n° 88.
50. Monod J., « Influence de la concentration des substrats sur la rapidité d'adaptation chez le *Bacillus coli* », *Annales de l'Institut Pasteur*, 1943, n° 69.
51. Debré P., *Jacques Monod*, Paris, Flammarion, 1996, p. 208.
52. *Ibid.*, p. 216.
53. Bernard C., *Introduction à la médecine expérimentale*, Paris, Flam- marion, « Champs », 1984, p. 67.
54. Littré E., traduction d'Hippocrate, t. V, p. 507. Cité en exergue par Charles Anglada.
55. Anglada C., *Étude sur les maladies nouvelles et les maladies éteintes*, Paris, 1869.
56. Méthot P.-O., « L'historicité des maladies et le concept de patho- cénose : une perspective darwinienne ? », sous presse.
57. Charles Anglada, 1869, *op. cit.*, p. 595.
58. Braudel F., « L'histoire et les autres sciences de l'homme », *in Écrits sur l'histoire*, Paris, Flammarion, « Champs », 1969, p. 51.
59. Lot G., *Charles Nicolle et la biologie conquérante*, avant-propos de Jean Rostand, Paris, Éditions Seghers, 1961.
60. Metchnikoff E., *Naissance, vie et mort des maladies infectieuses*, Paris, Félix Alcan, 1930.
61. Nicolle C., « Unité ou pluralité des typhus (rapport introductif) », *Bulletin de la Société de pathologies exotiques*, 1933,t. XXVI, p. 316 ; cité par Ben Néfissa K., « La théorie de Charles Nicolle sur l'histoire naturelle des maladies infectieuses », *Archives de l'Institut Pasteur de Tunis*, 2006, 83, pp. 1-4.

62. Zylberman P., « La fin de l'optimisme », *in* Zylberman P., Flahault A. (dir.), *Des épidémies et des hommes*, Paris, La Martinière, 2008.
63. « *It is time to close the book on infectious diseases, and declare the war against pestilence won.* »
64. Lowy F. D., « Antimicrobial resistance : The example of *Staphylo- coccus aureus* », *Journal of Clinical Investigation*, 2003, 111, pp. 1265-1273.
65. David M. Z., Daum R. S., « Community-associated Methicillin- resistant *Staphylococcus aureus* : Epidemiology and clinical consequences of an emerging epidemic », *Clinical Microbiology Review*, 2010, 23 (3), pp. 616-687.
66. Morens D. M. et coll., « The challenge of emerging and re-ermerging infectious diseases », *Nature*, 2004, 430, pp. 242-249.
67. Winn Jr W. C., « Legionnaires disease : Historical perspective », *Clinical Microbiology Review*, 1988, 1, pp. 60-81.
68. McMichaels A. J. (2004), « Environnemental and social influences on emerging infectious diseases : Past, present and future », *Philosophical Transaction of the Royal Society of London*, 359, pp. 1049- 1058.
69. Barbour A. G. et coll. (1993), « The biological en social phenome- non of Lyme disease », *Science*, 1993, 260 (5114), pp. 1610- 1616.
70. Haut Conseil de la Santé publique, *Les Maladies infectieuses émer- gentes. État de la situation et perspectives*, Paris, La Documentation française, 2011.
71. Saluzzo J.-F., Vidal P., Gonzalez J.-P., *Les Virus émergents*, Paris, IRD Éditions, 2004.
72. Lederberg J., Shope R. E., Oaks S. C. (éd.), *Emerging Infections : Microbial threats to health in the United States*, Washington/New York, The National Academies Press, 1992.
73. Pépin M., Boireau P., Boué F., Castric J., Cliquet F., Douzal Y., Jestin A., Moutou F., Zientara S., « Émergence des maladies infectieuses animales et humaines », INRA Productions animales, 2007, 20, pp. 199-206.
74. Lederberg J., Shope R. E., Oaks S. C., 1992, *op. cit.*
75. Toma B., Thiry E., « Qu'est ce qu'une maladie émergente ? », *Épidémiologie et santé animale*, 2003, 44, pp. 1- 11.
76. Grmek M. D., « The concept of emerging disease », *History and Philosophy of Life Sciences*, 1993, 15 (3), pp. 281-296.
77. Voir notamment Fagherazzi-Pagel H., « Maladies émergentes et réémergentes chez l'homme. Concepts, facteurs d'émergence, alertes, ripostes et coopération », *Dossier de synthèse CNRS*, 2008.
78. Stephen S. Morse, « Factors in emergence of infectious disease », *Emerging Infectious Diseases*, 1995, 1, pp. 7- 15.

第二章　寄生与被寄生

1. Charbonnier G. (dir.), *La Planète des bactéries. Ce petit monde qui nous gouverne*, CIRAD, 2007, p. 2.
2. Woese C., « The universal ancestor », *Proceedings of National Academy of Sciences (USA)*, 1998, 95, pp. 6854-6859.
3. Forterre P., « Three RNA cells for ribosomal lineages and three DNA viruses to replicate their genomes : A hypothesis for the origin of cellular domain », *Proceedings of National Academy of Sciences (USA)*, 2006, 103 (10), pp. 3669-3674. Forterre P., « Quand les évolutionnistes découvrent l'importance des virus », *Virologie*, 2007, 11 (1), pp. 5- 12.
4. Charbonnier G., Launois M., Laveissière G., *La Planète des bactéries, ce petit monde qui nous gouverne*, Paris, Le Savoir associé, CIRAD, 2007, pp. 1-3.
5. Forterre P., 2007, art. cit.
6. Charbonnier G., Launois M., Laveissière G. (dir.), 2007, *op. cit.*
7. Reiss R. A., « The discovery of endogeneous retrovirus », *Retroviro- logy*, 2006, 3, p. 67.
8. Britten R. J., « DNA sequence insertion and evolutionary variation in gene regulation », *Procedings of the National Academy of Sciences*, 1996, 93, pp. 9374-9377.
9. Margulis L., Sagan D., *Acquiring Genomes. A theory of the origins of species*, New York, Basic Books, 2002.
10. Forterre P., 2006, art. cité .
11. Hamilton G., « Viruses : The unsung heroes of evolution », *New Scientist*, 27 août 2008.
12. Forterre P., 2006, art. cit.
13. *Ibid.*
14. Combes C., « Interactions durables », *Écologie et evolution du parasitisme*, Masson, Paris, 1995
15. Combes C., « Pressions sélectives dans les systèmes parasites, hôtes », *Journal de la Société de biologie*, 2000, 194, pp. 19-23.
16. Perru O., « Les lichens et l'histoire de la symbiose vers 1870. Notes historiques portant en particulier sur le genre Usnea », *Bulletin mensuel de la Société Livenne de Lyon*, 2003, 72, pp. 283-288.
17. Morin H., « Les fourmis ont inventé l'agriculture il y a 50 millions d'années », *Le Monde*, 28 octobre 1998.
18. Ryan F., *Virus et hommes, un déclin commun*, Paris, Le Pommier, 2009, pp. 14- 15.
19. Rumpho M. E., Morful J. M., Lee J., Kannan K., Tyler M. S., Bhat- tacharya D., Moustafa A., Manhart J. R., « Horizontal gene transfer of the algal nuclear gene to the photosynthetic sea glug : *Elysia chlorotica* », *Pro- ceeding of the National Academy of Sciences*, 2008, 105 (46), pp. 17867- 17871.
20. Raoult D., Audic S., Robert C., Abergel C., Renesto P., Ogata H., La Scola B., Suzan M. et coll., « The 1.2-megabase genome sequence of mimivirus », *Science*, 2004, 306 (5700), pp. 1344- 1350. Claverie J.-M., Abergel C., « Mimivirus : The emerging paradox of quasi autonomous viruses », Trends in Genetics, 2010, 26 (10), pp. 431-437.
21. Arslan D., Legendre M., Seltzer V., Abergel C., Claverie J.-M, « Dis- tant Mimivirus relative with a larger genome highlights the fundamental features of Megaviridae », *Proceedings of the National Academy of Sciences*, 2011, doi :10. 1073/pnas. 1110889108.
22. Personnic S., Duhamel S., Bettarel Y., Sime-Ngando T., S. Jacquet S., « Les virus planctoniques : un compartiment biologique clé des milieux aquatiques », *Le Courrier de l'Environnement de l'INRA*, 2006, 53, pp. 19-34
23. Combes C., *L'Art d'être parasite. Les associations du vivant*, Paris, Flammarion, 2001, pp. 109- 110
24. *Ibid.*, pp. 96-97.
25. Domingo E., Martin V., Perales C., Grande-Pérez A., García- Arriaza J., Arias A., « Viruses as quasispecies : Biological implications », *Current Topics in Microbiology and Immunology*, 2006, 299, pp. 51-82. Eigen M., Schuster P., *The Hypercycle. A principle of natural self-organization*, Berlin, Springer, 1979.
26. Van Valen L., « A new evolutionary law », *Evolution Theory*, 1973, 1, pp. 1-30. Combes C., « Leigh Van Halen et l'hypothèse de la Reine Rouge », *in* Le Guyader H. (éd.), *Évolution*, Paris, Belin, 1999, pp. 44-52.
27. Caroll L., *Alice au pays des merveilles*, Paris, Le Livre de poche, 2009, p. 189.
28. Beeher B., « Les oiseaux du paradis », *Pour la science*, 1990, n° 148, pp. 38-45
29. Ryan F., *Virus et hommes, un destin commun*, Paris, Le Pommier, 2009, pp. 74-75.
30. Anderson R. M., May R. M., « Evolution of hosts and parasites », *Parasitology*, 1982, 85, pp. 411-426.
31. Combes C., 2001, *op. cit.*, pp. 22-27.
32. Poulier R. et Combes C., « The concept of virulence : interpreta- tions and interactions », *Parasitology Today*, 1999, 15, pp. 474-475.
33. Combes C., 2001, *op. cit.*, pp. 126- 132.
34. Ridley M., *The Red Queen. Sex and the evolution of human nature*, Londres, Penguins Book, 1994.
35. Inouye T., Osaki T., « The first record in the literature of a possible plant virus disease that appeared in"Manyoshu"a Japanese classic antho- logy, as far back as the 8th century », *Annals of Phytopathological Society of Japan*, 1980, 46, pp. 49-50.
36. Lesnaw J. A., Ghabrial S. A., « Tulip breaking : Past, present and future », *Plant Disease*, 2000, 84, pp. 1052- 1060.
37. Kausche G. A., Pfankuch E., Ruska H., « Die Sichtbarmachung von planzlichen Virus im Ubermikroskop », *Naturwissenschaften*, 1939, 27, pp. 292-299.
38. Mullis K. B., Faloona F. A., Scharf S., Saiki R. K., Horn G., Erlich H. A., « Specific enzymatic amplification of DNA *in vitro* : The polymerase chain reaction », *ColdSpringHarbor Symposia on Quantitative Biology*, 1986.
39. Darwin C., *The Descent of Man, and Evolution in Relation to Sex*, Londres, John Murray, 1871.
40. Beginn D. R., « Relations among the great apes

and humans : New interpretation based on the fossil great age, Dryopiptrecus », *Yearbook of the Physical Anthropology*, 1994, 37, pp. 11-63.

41. Ho L., Chan S. Y., Swick R. D., Das B. C., Fujinaga K., Icenople J. P., Kahn T., Kivat N., Lancesser W., Mavromare-Nazos P., « The genetic drift of human papillomavirus type 16 is a means of recnstructing viral spread and the mouvement of ancient human population », *Journal of Virology*, 1993, 67, pp. 6413-6423. Chi-Klong O. *et al.*, « Evolution of human papillomavirus type 18 : An ancient phylogenic soot in Africa and inter type diversity refect with human ethnic », *Journal of Virology*, 1993, 67, pp. 6424-6431.

42. Anton S. C., « Natural history of *Homo erectus* », *Yearbook of Physical Anthropology*, 2003, 46, pp. 126- 170.

43. Herblin J. J., *Quand d'autres hommes peuplaient la Terre. Nouveaux regards sur les origines*, Flammarion, 2008, p. 48.

44. Saluzzo J. F., *Des hommes et des germes*, Paris, PUF, 2004, p. 16.

45. Fiennes R. N. T. W., *Zoonoses and the Origing and Ecology of Human Disease*, Londres, Academic Press, 1978.

46. *Ibid.*

47. Herbelin J. J., 2008, *op. cit.*, p. 203

48. *Ibid.*, p. 54.

49. *Ibid.*, p. 78.

50. *Ibid.*, p. 43.

51. Demoule J. P., *La Révolution néolithique en France*, Paris, La Découverte, 2007. Guislaine J., *Aux marges des grands foyers du néolithique*, Paris, Errance, 2006. Simmons A. H., *The Neolithic Revolution in the Near East, Transforming the Human Landscape*, University of Arizona Press, 2007.

52. Saluzzo J. F., 2004, *op. cit.*, p. 23.

53. Diammond J., *Buns, Germs and Steel the Fate of Human Societies*, New York, Londres, W. N. Norton and Co, 1999.

54. Saluzzo J. F., 2004, *op. cit.*, p. 24.

55. Vignes J.-D., *Les Débuts de l'élevage. Les origines de la culture*, Paris, Le Pommier, 1984.

56. Smith B. H., « Dental development as a measure of life history and primates », *Evolution*, 1989, 43, pp. 683-688.

57. Bartels P., « Tuberculose (Wirbelkaries) in der Jungeren », *Stein- zeit Arch. Anthrop.*, 1907, 34, pp. 243 -255.

58. Grmek M., *Les Maladies à l'aube de la civilisation occidentale*, Paris, Payot, 1983, p. 263.

59. *Ibid.*, p. 265.

60. Coury C., *La Tuberculose autour des siècles*, Suresnes, Le Petit, 1974, p. 10.

61. Saluzzo J. F., 2004, *op. cit.*, p. 28.

62. Celse, *Traité de médecine*, III, p. 22.

63. Grmek M., 1983, *op. cit.*, p. 280.

64. Fiennes T. R. T. W., *Zoonoses and the Origins and Ethiology of Human Diseases*, Londres, Academic Press, 1978.

65. Grmek M., 1983, *op. cit.*, p. 249.

66. Saluzzo J. F., 2004, *op. cit.*, pp. 48-49.

67. Waters A. P., Higgins D. G., Mc Cutchen T. F., « *Plasmodium Fal- ciparum* appears to have arisen as a result of lateral transfer between avian and human host », *Proc. Natl. Acad. Sci.*, 1991, 88, pp. 3140-3144.

68. Volkman S. K. Barry A. E., Lyons E. J., Nielsen K. M., Thomas S. M., Choi M., Thakore S. S., Day K. P., Wirth D. F. Hartl D. L., « Recent origin of plasmodium falciparum from a single progenitor », *Science*, 2001, 293, pp. 482-484.

69. Jones W. H. S., *Malaria Neglected Factor in the History of Greece and Rome*, Cambridge, MacMillan et Bowes, 1908.

70. Saluzzo J. F., 2004, *op. cit.*, p. 30.

71. Chrestien A. T., *De l'immunité et de la susceptibilité morbides au point de vue de la clinique médicale*, thèse d'agrégation, Montpellier, 1852.

72. Moulin A. M. et Chuvin P., *Lady Mary Montagu. L'islam au péril des femmes*, Paris, Maspero, 1982.

73. Debré P., 1994, *op. cit.*

74. Metchnikoff E., *Phagocytosis and Immunity*, Londres, British Medical Association, 1891.

75. Metchnikoff E., « Études sur la résorption des cellules », *Annales de l'Institut Pasteur*, 1899, 10, pp. 737-745.

76. Behring E., Kitasato S., « "Immunitat und der Tetanus", Immuni- tad bei », *Tiren Deutsche Medizinesche Wochenschrift*, 16, p. 1113.

77. Alouf J., « La sérothérapie : passé, présent, future », *Bulletin de l'Institut Pasteur*, 1984, 82, pp. 19-27.

78. Bouchard P., « Essais d'une théorie de l'infection », *Verhandlungen des Internatiolen, Medizinischen Kongresses*, Berlin, A Hirschwald, 1890, p. 4.

79. Moulin A. M., *Le Dernier Paysage de la médecine. Histoire de l'Immunologie de Pasteur au sida*, Paris, PUF, 1991, p. 71.

80. Beredska A., *Histoire d'une idée*, Paris, Masson, 1921.

81. Erlich P., *Collected Studies on Immunity*, traduites et éditées par Charles Boldman, Londres, 1906.

82. Arrtemius S., *Immunochemestry : the application of the principles of physical chemistry to the studies of antibodies*, New York, Macmillan, 1907.

83. Erlich P., « The relations existing between the chemical constitu- tion, distribution and pharmacological actions », 1898, *attached papers*, t. I, p. 436.

84. Moulin A. M., 1991, *op. cit.*, pp. 100- 105.

85. Kabat E. A., « Getting started fifty years ago. Experiences, pers- pectives and problems of the first twenty one year », *Annual Review of Immunology*, 1983, 1, p. 3.

86. Gaudin F., « Socioterminologie : une approche sociolinguistique de la terminologie », *Language, arts et discipline*, 2003, p. 227 ; Simon C. E., *An Introduction to the Study of Infection and Immunity Including Chapters on Vaccine Therapy Chemotherapy*, Philadelphie, Lea et Febiger, 1906, p. 19.

87. Landsteiner K., *The Specificity of Serological Reactions*, Baltimore, Charles C. Thomas, 1933.

88. Breint F. et Haurowitz I., *Chemische Untersuchurgen das Precipi- tates ans*

Hemoglobin und Antihemoglobin Serum. Über die Natur der Anti- corps Koppe sengle Zeintugschrift, 1930, p. 56.

89. Pauling G., « Fifty years of preogress in structural chemestry and molecular biology », *Daedales,* 1970, 99, p. 1005.

90. Burnet F. M., *The Production ofAntibodies,* Melbourne, Walter and Elisa Hall Institute, Mac Millan, 1941.

91. Monod J., « The phenomenon of enzymatic adaptation and its bea- ring on problem of genetics and cellular differentiation », *Grooth Sympo- sium,* 1947, 11, 8, pp. 223-289.

92. Burnet F. M., « A modification of germe's theory of antibodies pro- duction using the concept of clonal selection », *Australian Journal of Sciences,* 1957, 20, pp. 67-69.

93. Fagraeas A., « The plasma cellular reaction and its relation to the formation of antibodies in vitro », *Journal ofImmunology,* 1948, 58, pp. 1-13.

94. Maclean L. D., Zak S. J., Varco R. L., Good R. A., « A Thymic tumor and aquired gammaglobulinemy. A clinical and experimental studies of the immune responses », *Surgery,* 1955, 40, p. 1010.

95. Good R. A., « Runestanes in immunology », *Journal of Immuno- logy,* 1976, p. 1417.

96. Kantor F. S., Opeda A. et Benaceraff B., « Studies on artificial anti- gens, antigenicity of DNP polylysine and DNP copolymer of lysine and glu- tamic acid in Guinee sigs », *Journal of Experimental Medicine,* 1963, 117 pp. 65-69.

97. Dausset J., *Clin d'œil à la vie. La grande aventure du HLA,* Paris, Odile Jacob, 1991 ; Benaceraff B., *Son of the Angel,* Boston, Todd & Honeywell, 1990.

98. Nomenclature HLA, *cf. Bull. WHO,* 1968, 39, pp. 483-486.

99. Millinsky M., « Evidence for MHC correlated perfume preference in humans », *Behavorial Ecology,* 2001, 12, pp. 140- 149.

第三章　鼠疫与瘟疫

1. Praneuf M., *Bestiaire ethnolinguistique des peuples d'Europe,* Paris, L'Harmattan, 2001.

2. Audoin-Rouzeau F., *Les Chemins de la peste. Le rat, la puce et l'homme,* Presses universitaires de Rennes, 2003, p. 367.

3. Cité par Polet J.-C., *Patrimoine littéraire européen,* vol. 2 : *Héritage grec et latin,* Bruxelles, De Boeck Université, 1992, pp. 170-171.

4. Cité par Saluzzo J. F., *Des hommes et des germes,* Paris, PUF, 2004, pp. 41-42.

5. Russel Josiah C., « Late ancient and medieval population », *Trans- action of the American Philosophical Society,* New Series, 48 (3), pp. 71-99.

6. Audouin-Rouzeau F, *Les Chemins de la peste. Le rat, la puce et l'homme,* Rennes, Presses universitaires de Rennes, 2003.

7. Fabre G., « Conflit d'imaginaires en temps d'épidémies », *Commu- nication,* 1933, 57, p. 44.

8. *Ibid,* p. 55.

9. *Ibid,* p. 56.

10. Delumeau J., *Les Peurs en Occident, XIVe-XVIIe siècles,* Paris, Hachette littérature, 1970.

11. Fabre G., 1933, *op. cit.,* p. 49.

12. *La Vie de Thomas Platter,* Genève, Imprimerie Jules Guillaume Frick, 1862.

13. Anonyme, *Le Mesnagier de Paris,* v. 1393, Paris, Livre de Poche, 1994, collection « Lettres gothiques », pp. 299-301.

14. Cité par Vigarello C., *Le Propre et le Sale. L'hygiène du corps depuis le Moyen Âge,* Paris, Seuil, collection « Point Histoire », 1985, p. 50.

15. Cité par Hildesheimer F., *Fléaux et société. De la grande peste au choléra XIVe-XIXe siècle,* Paris, Hachette, collection « Carré d'histoire », 1993, p. 46.

16. Cité par Vigarello C., 1985, *op. cit.,* p. 69.

17. Achtmann M. et Zurth K., Morelli G., Torrea G., Guiyoule A., Car- niel E., « *Yersina Pestis* : The cause of plagne is recently emerged of *Yersina pseudotuberculosis* », *Proc. of Natl. Acad. of Sci.,* 1999, 96, pp. 14043- 14048.

18. Cité par Claude Quétel, *Le Mal de Naples. Histoire de la syphilis,* Paris, Seghers, 1986, p. 66.

19. Cité par Claude Quétel, 1986, *op. cit.*

20. *Ibid.,* p. 11.

21. Cité par Gouldsblom J., « Les grandes épidémies et la civilisation des mœurs », *Actes de la recherche en sciences sociales,* 1987, 68, pp. 3- 14.

22. Knell R. J., « Syphilis in Renaissance Europe : Rapid evolution of an introduced sexually transmitted disease ? », *Proc. R. Soc. London B,* 2004 (Suppl.) 271, pp. S174-S176.

23. Quétel C., 1986, *op. cit.*

24. Diaz de Isla R. R., *Tratado contra el mal serpentino,* Séville, 1539 (écrit en 1510).

25. Tagarelli A. et coll., « A brief history of syphilis by its synonyms », *Acat Dermatoverol Croat,* 2011, 19 (4), pp. 228-236.

26. Voltaire, « Épigramme LVIII sur la prise de l'Italie par les Français », *in Poésies diverses de Voltaire,* 1833, Paris, Treuttel et Würtz, t. III.

27. Cité par Astruc J., *Traité des maladies des femmes où l'on tâche de joindre à une théorie solide la pratique la plus sûre et la mieux éprouvée,* Paris, Mequignon, 1785.

28. Cité par Claude Quétel, 1986, *op. cit.*

29. Grmek M. D., *Les Maladies à l'aube de la civilisation occidentale,* Paris, Payot, 1983, p. 200.

30. *Ibid.*

31. Roberts C., « Treponematosis in Gloucester, England : A theoreti- cal and practical approach to the pre-Columbian theory », *in* Dutour O., Palfi G., Berato J., Brun J.-P. (éd.), *The Origin of Syphilis in Europe : Before or after 1493 ?,* Toulon, Centre archéologique du Var, 1994, pp. 101- 108.

32. Hadjouis D., « Tracas de maladies protohistoriques dans les inhu- mations en silos », *Archéologia,* 2003, 406, pp. 407-412.

33. Cité par Sontag S., *La Maladie comme métaphore,* Paris, Christian Bourgois Éditeur, 2005, p. 21.

34. Cité par Claude Quétel, 1986, *op. cit.*, p. 45.
35. Cité par Coulomb D., « Histoire de la syphilis », *in Histoire des grandes maladies infectieuses*, Institut d'histoire de la médecine (université Claude-Bernard-Lyon-I), collection « Fondation Marcel Mérieux », 1980.
36. Rothschild B. M. et coll., « First European exposure to syphilis : The Dominican republic at the time of Columbus contact », *Clinical infectious Diseases*, 2000, 31, pp. 936-941.
37. Vidal P., Gonzalez J.-P., « Les émergences du microparasitisme dans le macroparasitisme global: Un obstacle au développement durable ? », *in Développement Durable, Conférence sur la Terre*, Johannes- burg, IRD Édition, 2002. (http://horizo n.documentation.ird.fr/exld/plei textes/divers09-03/010029278.pdf
38. http://islandheritage.org/wordpass/.
39. Pinart A., *Voyage a l'île de Pâques (Océan Pacifique)*, 1877: http://www.jeanhervedaude. com/IP%20explorateurs%20Alphonse%20 Pinart.htm.
40. Boulanger P., Gray D. P., Gibbs H. C., Murphy D. A., « A serologi- cal survey of sera from domestic animals on Easter Island », *Can. J. Comp. Med.*, 1968, 32, pp. 25-29.
41. Perret C., Abarca K., Ovalle J., Ferrer P., Godoy P., Olea A., Aguilera X., Ferres M., « Dengue- 1 virus isolation during first dengue fever outbreak on Easter Island, Chile », *Emerg. Infect. Dis.*, 2000, 9 (11), pp. 1465- 1467.
42. Black F., « Why did they die ? », *Science*, 11 décembre 1992, 258.
43. Te Rangi Hiroa (sir Peter Henry Buck), *Explorers of the Pacific : European and American Discoveries in Polynesia*, Bernice P. Bishop Museum, James Burney Edit. (http:// www.nzetc.org/tm/scholarly/tei- BucExpl.html).
44. O'Reilly P., « Essai d'évangélisation des Marquises par la Société missionnaire de Hawaii (1832- 1880) », *Journal de la Société des océanistes*, 1961, 17, pp. 25-34.
45. Lavondès A., « L'art des Marquises », *in Actes du Colloque Gauguin*, juin 1989, Doc Orstom, 30432 B, p. 186.
46. www.lynly.gen.nz/index.htm.
47. Choffat D., « Les premiers bateaux européens dans l'océan Paci- fique-Est », *Bulletin de la Société des études océaniennes*, 1982, t. XVIII, n° 218, pp. 1045- 1048.
48. Clavel M., « La dépopulation aux îles Marquises », *Bulletins de la Société d'anthropologie de Paris*, 1884, 7 (7-3), pp. 490-500
49. Valenziani C., « Enquête démographique en Océanie française », *Population*, 1949, 4 (1), pp. 93- 114.
50. Martin P. M. V., Combes C., « Emerging infectious diseases and the depopulation of French Polynesia in the 19th Century », *Emerging Infec- tious Diseases*, 1996, 2 (4), pp. 359-361.
51. Garnett C., « Lesson for modern times : NLM History Lecture exa- mines"Death in the Cannibal Islands" », *NIH Records*, 16. Morens D., *Death in the Cannibal Islands : History of an emerging infectious disease*, National Library of Medicine's History of Medicine Division.

Morens D. M., « Measles in the Fiji, 1875. Thoughts on the history of emerging infectious diseases », *Pacific Health Dialog*, 5, 1, pp. 119- 128
52. Leplat M., *Le Fait colonial dans l'Océanie insulaire (1850-1914)*, 2007, sur HG/NC, le site académique d'histoire-géographie de Nouvelle-Calédonie, 2010.
53. Samoan Epidemic. http://paperspast.natlib.govt. nz/cgi-bin/papers- past?a=d&d=NA19190818.2. 24&l=mi&e=-------10--1----0--
54. Lameko V., « Review. Impact of cardiovascular diseases on samoa's health care system », *Samoa Medical Journal*, 2010, 2(1), pp. 13- 17.
55. Roux J.-C., *Un exemple de migration-enracinement dans le Paci- fique-Sud : la communauté wallisienne et futunienne de Nouvelle-Calédonie*, Institut agronomique méditerranéen, centre Orstom de Montpellier.
56. Reid A. H., McCall S., Henry J. M., Taubenberger J. K., « Experi- menting on the past : the enigma of von Economo's encephalitis lethar- gica », *Journal of Neuropathologic & Experimental Neurology*, 2001, 60 (7), pp. 663- 670.
57. Dale R. C., Church A. J., Surtees R. A., Lees A. J., Adcock J. E., Harding B., Neville B. G., Giovannoni G., « Encephalitis lethargica syn-drome : 20 new cases and evidence of basal ganglia autoimmunity », *Brain*, 2004, 127 (Pt 1), pp. 21-33.
58. Levaditi C., Harvier P., Nicolau S., « Recherches expérimentales sur le virus de l'encéphalite épidémique », *Comptes rendus Société de biolo-gie*, Paris, 1921, 84, pp. 524-528.
59. McCall S., Henry J. M., Reid A. H., Taubenberger J. K., « Influenza RNA not detected in archival brain tissues from acute encephalitis lethar- gica cases or in postencephalitic Parkinson cases », *Journal ofNeuropatho- logic & Experimental Neurology*, 2001, 60, p. 696.
60. Casals J., Elizan T., Yahr M., « Postencephalitic parkinsonism. A review », *Journal ofNeural Transmission*, 1998, 105, pp. 645-652.
61. Kiley M., Esiri M. M., « A contemporary case of encephalitis lethargica », *Clinical Neuropathology*, 2001, 120 (1), pp. 2-7.
62. Dale R. C., Church A. J., Surtees R. A., Lees A. J., Adcock J. E., Neville B. G., Giovannoni G., « Encephalitis lethargica syn-drome : 20 new cases and evidence of basal ganglia autoimmunity », *Brain*, 2003, 127, pp. 21-33.
63. Winn Carlson L., *A Fever in Salem : A new interpretation ofthe New England witch trials*, Chicago, Ivan R. Dee Publisher, 1999. Chastel C., « Erreurs passées et espoirs déçus de la recherche en virologie médicale », *Virologie*, 2000, 4, n° 6, pp. 445-452.
64. Vilensky J. A. (éd.), *Encephalitis Lethargica? : During and after the epidemic*, New York, Oxford University Press, 2010.
65. Watson A. J., « The origin of encephalitis lethargica », *China Medi- cine Journal*, 1928, 42, pp. 427-32.

第四章　生物权力与生物知识

1. Giono J., *Le Hussard sur le toit*, Paris, Gallimard, 1951.
2. *Ibid.*, p. 88.
3. Obregon D., « Lèpre », *in* D. Lecourt (dir.), *Dictionnaire de la pensée médicale*, Paris, PUF, collection « Quadrige », 2003.
4. Agrimi J., Crisciani C., « L'assistance dans la civilisation chrétienne médiévale », *in* M. K. Grmek (dir.), *Histoire de la pensée médicale en Occi- dent*, Paris, Seuil, 1995, t. 1, p. 171.
5. *Ibid.*
6. Watts S., *Epidemics and History. Disease, power and imperialism*, Londres, Yale University Press, 1997, p. 48.
7. Chastel C., Cénac A., *Histoire de la médecine. Introduction à l'épis- témologie*, Paris, Ellipse, 1998, p. 162.
8. Voir notamment : Moore R. I., *The Formation of a Persecuting Society : Power and deviance in western Europe, 950-1250*, Oxford, Basil Blackwell, 1987.
9. Chauliac G. de, *La Grande Chirurgie*, Paris, Félix Alcan, 1890.
10. Giono J., *Le Hussard sur le toit*, op. cit., pp. 117- 120.
11. Gensini G. F., Yacoub M. H., Conti A., « The concept of quaran- tine in history : From plague to SRAS », *Journal of Infection*, 2004, 49, pp. 257-261.
12. Ziskind D., Halioua B., « Histoire de la quarantaine », *La Revue du praticien*, 2008, 58, pp. 2314-2317.
13. Yanacopoulou A., « Santé publique », *in* D. Lecourt (dir.), *Diction- naire de la pensée médicale*, Paris, PUF, collection « Quadrige », 2003, pp. 1014- 1018.
14. Mafart B., Perret J.-L., « Histoire du concept de quarantaine », *Médecine tropicale*, 1998, 58, p. 14-20.
15. Lebrun F., « L'intervention des autorités en matière de santé publique en France aux XVIIe et XVIIIe siècles », *Histoire des sciences médicales*, 1982, 17, numéro spécial « Actes du XXVIIIe congrès international d'histoire de la médecine », pp. 41-45.
16. Ferrandi J.-J., « État sanitaire des armées française en Espagne, campagnes de 1808-1814 et 1823 », *Histoire des sciences médicales*, 2008, t. XLII, 2, pp. 215-223.
17. Chastel C. « La peste de Barcelone. Épidémie de fièvre jaune de 1821 », *Bulletin de la Société de pathologie exotique*, 1999, 22, pp. 405-407.
18. Delaporte F., « Contagion et infection », *in* D. Lecourt (dir.), *Dictionnaire de la pensée médicale*, Paris, PUF, collection « Quadrige », 2003, pp. 283-287.
19. Ehrard J., « Opinions médicales en France au XVIIIe siècle : la peste et l'idée de contagion », *Annales, économies, sociétés*, 1957, 1, pp. 46-59.
20. Fantini B., « La microbiologie médicale », *in Histoire de la pensée médicale en Occident*, 1999, Paris, Seuil, t. 3, p. 119.
21. Faure O., *Les Français et leur médecine au XIXe siècle*, Paris, Belin, 1993, p. 89.
22. Chateaubriand F.-R., *Mémoires d'outre-tombe*, 1832, Paris, Acamé- dia, pp. 452-617.
23. Balinska M. A., « Le typhus, une maladie idéologisée », *La Revue du praticien*, 2005, 55, pp. 1619- 1621.
24. Churchill W., *The Aftermath*, New York, Charles Scribner's Sons, 1929, p. 21.
25. Baumslag N., *Murderous medicine*, Westport, Praeger Publisher, 2055, p. 47.
26. Weindling P., *Epidemics and Genocide in Eastern Europe, 1890- 1945*, Oxford, Oxford University Press, 2000.
27. Balinska M. A., 2005, art. cit.
28. Zylberman P., « Progrès et dérives de la santé publique », *in* A. Flahaut, P. Zylberman (dir.), *Des épidémies et des hommes*, Paris, La Martinière, 2008.
29. Quétel C., *Le Mal de Naples. Histoire de la syphilis*, Paris, Seghers, 1986, pp. 259-304.
30. Lambert G., *Vérole, cancer et Cie. La société des maladies*, Paris, Seuil, 2009, pp. 206-207.
31. Foucault M., *Sécurité, territoire, population*, Paris, Gallimard/Seuil, 2004.
32. Moreau D., « Dispositifs de sécurité et épidémie de sida », *Laby- rinthe*, 2005, 3, pp. 101- 110.
33. Guerrier M., « Attention éthique dans l'élaboration des priorités », *in* E. Hirsch (dir.), *Pandémie grippale. L'ordre de la mobilisation*, Paris, Éditions du Cerf, 2009.

第五章　萌发与衰退

1. Gonzalez J.-P., Josse R., Johnson E. D., Merlin M., Georges A. J., Abandja J. et coll., « Antibody prevalence against haemorrhagic fever viruses in randomized representative Ce ntral African populations »*R,esearch in Virology*, 1989, 140, pp. 319-331.
2. Johnson E. D., Gonzalez J.-P, Georges A. J., « Filovirus activity among selected ethnic groups inhabiting the tropical forest of equatorial Africa », *Transactions of the Royal Society of Tropical Medicine and Hygien*, 1993, 87, pp. 536-538.
3. Le Guenno B., Formenty P., Boesch C., « Ebola virus outbreaks in the Ivory Coast and Liberia, 1994- 1995 », *Current Topics in Microbiology and Immunology*, 1999, 235, pp. 77-84.
4. Becquart P., Wauquier N., Mahlaköiv T., Nkoghe D., Padilla C., Souris M., Ollomo B., Gonzalez J.-P., Lamballerie X. de, Kazanji M., Leroy E M., « High prevalence of both humoral and cellular immunity to Zaire Ebola- virus among rural populations in Gabon », *PLoS One*, 2010, 5 (2), p. e9126. Wauquier N., Becquart P., Gasquet C., Leroy E. M., « Immunoglobulin G in Ebola outbreak survivors, Gabon », *Emergent Infectious Diseases*, 2009, 15 (7), pp. 1136- 1137.
5. Wittmann T. J., Biek R., Hassanin A., Rouquet P., Reed P., Yaba P. et col., « Isolates of Zaire ebolavirus from wild apes reveal genetic lineage and recombinants », *Proceedings of National Academy of Sciencs USA*, 2007, 104, pp. 17123-17127.
6. Leroy E. M., Epelboin A., Mondonge V., Pourrut X., Gonzalez J.-P., Muyembe-Tamfum J.-J., Formenty P., « Human Ebola outbreak resulting

from direct exposure to fruit bats in Luebo, Democratic Republic of Congo, 2007 », *Vector Borne Zoonotic Diseases*, 2009, 9 (6), pp. 723-728.

7. Leroy E., Baize S., Gonzalez J.-P., « Les fièvres hémorragiques à virus Ebola et Marburg : l'actualité des filovirus », *Médecine tropicale*, 2011, 71, pp. 111-121.

8. Towner J. S. et col., « Isolation of genetically diverse Marburg viruses from Egyptian fruit bats », *PLoS Pathogens*, 2009, 5 (7), e1000536.

9. http://www.cdc.gov/ncidod/dvrd/spb/mnpages/dispages/marburg/marburgtable.htm.

10. Farrar J. J., « Nipah-virus encephalitis investigation of a new infec- tion », *The Lancet*, 1999, 354 (9186), pp. 1222-1223.

11. Field H., Young P., Yob J. M., Mills J., Hall L., Mackenzie J., « The natural history of Hendra and Nipah viruses », *Microbes and Infection*, 2001, 3, pp. 307-314.

12. Yob J. M., Field H., Rashdi A. M., Morrissy C., Van der Heide B., Rota P. et col., « Nipah virus infection in bats (order Chiroptera) in peninsular Malaysia », *Emerging Infectious Diseases*, 2001, 7, pp. 439-441.

13. Heng Thay C., Suhailah A., Chong T. T., « Nipah virus and bats », *Neurology Asia*, 2009, 14, pp. 73-76.

14. Reynes J. M., Counor D., Ong S., Faure C., Seng V., Molia S., Walston J., Georges-Courbot M. C., Deubel V., Sarthou J. L., « Nipah virus in Lyle's flying foxes, Cambodia », *Emerging Infectious Diseases*, 2005, 11 (7), pp. 1042-1047. Wacharapluesadee S., Lumlertdacha B., Boongird K., Wanghongsa S.,Chanhome L., Rollin P. et col., « Bat Nipah virus, Thailand », *Emerging Infectious Diseases*, 2005, 11 (12).

15. Hayman D. T., Suu-Ire R., Breed A. C., McEachern J. A., Wang L. et col., « Evidence of henipavirus infection in West African fruit bats », *PLoS ONE*, 2008, 3, e2739.

16. Drexler J. F., Corman V. M., Gloza-Rausch F., Seebens A., Annan A. et col., « Henipavirus RNA in African Bats », *PLoS ONE*, 2009, 4 (7) : e6367.

17. http://www.newsgd.com/english/news/bignews/200304300477.htm.

18. The Chinese SARS Molecular Epidemiology Consortium, « Mole-cular evolution of the SARS coronavirus during the course of the SARS epi- demic in China », *Science*, 2004, 303 (5664), pp. 1666-1669.

19. Wu K., Peng G., Wilken M., Geraghty R. J., Li F., « Mechanisms of host receptor adaptation by severe acute respiratory syndrome coronavi- rus », *The Journal of Biological Chemistry*, 2012, 287, pp. 8904-8911.

20. Lau S. K., Woo P. C., Li K. S., Huang Y., Tsoi H. W., Wong B. H., Wong S. S., Leung S. Y., Chan K. H., Yuen K. Y., « Severe acute respiratory syndrome coronavirus-like virus in Chinese horseshoe bats », *Proceedings of the National Academy of Sciences USA*, 2005, 102 (39), pp. 4040-14045.

21. Marshall T. F., Keenlyside R. A., Johnson B. K., Chanas A. C., Smith D. H., « The epidemiology of O'nyong-nyong in the Kano Plain, Kenya »,

Annals of Tropical Medicine and Parasitology, 1982, 76, pp. 153-158.

22. Powers A. M., Logue C. H., « Changing patterns of chikungunya virus : Re-emergence of a zoonotic arbovirus », *Journal of General Virology*, 2007, 88 (9), pp. 2363-2377.

23. Lee-Pat-Yuen G., Sahoo R., Guiraud P., Ramful D., Robin S., Alessandri J.-L., Gauzere B. A., Gasque P., Das T., Jaffar-Bandjee M. A., Hoarau J. J., Krejbich Trotot P., Denizot M., « Chikungunya fever : CNS infection and pathologies of a re-emerging arbovirus », *Progress in Neuro- biology*, 2010, 91, pp. 121-129.

24. Diallo M., Thonnon J., Traore-Lamizana M., Fontenille D., « Vec- tors of the Chikungunya virus in Senegal : Current data and transmission cycles », *American Journal of Tropical Medicine and Hygiene*, 1999, 60, pp. 281-286.

25. Carey D. E., « Chikungunya and dengue : A case of mistaken iden- tity », *Journal of History of Medicine and Allied Sciences*, 1971, 26, pp. 243-262.

26. Balleydier E., D'Ortenzio E., Renault P., « Épidémiologie de chikungunya à la Réunion – Bilan d'une année de surveillance, 19 avril 2007- 18 avril 2008 », Institut national de veille sanitaire, décembre 2008, 8 p.

27. Bonilauri P., Bellini R., Calzolari M., Angelini R., Venturi L., Fallacara F., Cordioli P., Angelini P., Venturelli C., Merialdi G., Dottori M., « Chikungunya virus in *Aedes albopictus*, Italy », *Emerging Infectious Diseases*, 2008, 14 (5), pp. 852-854.

28. Saluzzo J. F., Adam C., Castagnet P., Chapelle P., Cornet M., Heme G. et col., « Une poussée épidémique due au virus chikungunya dans l'ouest du Sénégal en 1982 », *Médecine d'Afrique noire*, 1982, 30, pp. 27-30.

29. Pastorino B., Muyembe-Tamfum J. J., Bessaud M., Tock F., Tolou H., Durand J. P., Peyrefitte C. N., « Epidemic resurgence of Chikungunya virus in Democratic Republic of the Congo : Identification of a new Central African strain », *Journal of Medical Virology*, 2004, 74, pp. 277-282.

30. Peyrefitte C. N., Rousset D., Pastorino B. A., Pouillot R., Bessaud M., Tock F., Mansaray H., Merle O. L., Pascual A. M., Paupy C., Vessiere A., Imbert P., Tchendjou P., Durand J.-P., Tolou H. J., Grandadam M., « Chikungunya virus, Cameroon, 2006 », *Emerging Infectious Dieases*, 2007, 13 (5), pp. 768-771.

31. Caron M., Paupy C., Grard G., Becquart P., Mombo I., Bikie Bi Nso B., Kassa Kassa F., Nkoghe D., Leroy E. M., « Recent introduction and rapid dissemination of Chikungunya virus and Dengue virus serotype 2 asso- ciated with human and mosquito co-infections in Gabon, Central Africa », *Clinical Infectious Diseases*, 2012.

32. Marchette N. J., Rudnick A., Garcia R., « Alphaviruses in Peninsular Malaysia : II. Serological evidence of human infection. Southeast Asian », *Journal of Tropical Medicine and Public Health*, 1980, 11, pp. 14-23. Apandi Y., Nazni W. A., Noor Azleen Z. A., Vythilingam

I., Noorazian M. Y., Azahari A. H., Zainah S., Lee H. L., « The first isolation of chikungunya virus from non human primates in Malaysi », *Journal of General and Molecular Viro- logy*, 2009, 1 (3), pp. 035-039.

33. Schuffenecker I., Iteman I., Michault A., Murri S., Frangeul L., Vaney M. C., Lavenir R., Pardigon N., Reynes J. M., Pettinelli F., Biscornet L., Diancourt L., Michel S., Duquerroy S., Guigon G., Frenkiel M. P., Bréhin A. C., Cubito N., Desprès P., Kunst F., Rey F. A., Zeller H., Brisse S., « Genome microevolution of chikungunya viruses causing the Indian Ocean outbreak », *PLoS Med.*, 2006, 3, e263.

34. Lamballerie X. de, Leroy E., Charrel R. N., Ttsetsarkin K., Higgs S., Gould E. A., « Chikungunya virus adapts to tiger mosquito via evolutio- nary convergence : A sign of things to come ? », *Virology Journal*, 2008, 5, 33.

35. Tsetsarkin K. A., Vanlandingham D. L., McGee C. E., Higgs S., « A single mutation in Chikungunya virus affects vector specificity and epidemic potential », *PLoS Pathogens*, 2007, 12, e201.

36. Chevillon C., Briant L., Renaud F., Devaux C., « The Chikungunya threat : An ecological and evolutionary perspective », *Trends Microbiol.*, 2008, 16 (2), pp. 80-88.

37. Depoortere E., Coulombier D., ECDC, « Chikungunya risk assess- ment group for Europe : recommendations for action», Eurosurveillance, 2006 (http://www. eurosurveillance.org/ew/2006/060511.asp#2).

38. Thaikruea L., Charea O., Reanphumkarnkit S. et col., « Chikungunya in Thailand : A re-emerging disease ? », *Southeast Asian J. Trop. Med. Public Health*, 1997, 28 (2), pp. 359-364.

39. Leroy E. M., Nkoghe D., Ollomo B., Nze-Nkogue C., Becquart P., Grard G., Pourrut X., Charrel R., Moureau G., Ndjoyi-Mbiguino A., Lam- ballerie X. de, « Concurrent Chikungunya and Dengue virus infections http://www.mpl.ird. frduring simultaneous outbreaks, Gabon, 200 », *Emerging Infectious Diseases*, 2009, 15 (4), pp. 591-593.

40. Des images satellites pour mieux comprendre les épidémies de dengue : fiches d'actualité scientifique, novembre 2000, IRD (http:// www. ird.fr/la-mediatheque/fiches-d-actualite-scientifique/125-des-images-satellites- pour-mieux-comprendre-les-epidemies-de-dengue).

41. La Ruche G., Souarès Y., Armengaud A., Peloux-Petiot F., Delaunay P., Desprès P., Lenglet A., Jourdain F., Leparc-Goffart I., Charlet F., Ollier L., Mantey K., Mollet T., Fournier J.-P., Torrents R., Leitmeyer K., Hilairet P., Zeller H., Van Bortel W., Dejour-Salamanca D., Grandadam M., Gastellu-Etchegorry M., « First two autochthonous dengue virus infections in metro- politan France », *Eurosurveillance*, 30 septembre 2010, vol. 15, n° 39.

42. Lee H. W., Lee P. W., Johnson K. M., « Isolation of the etiologic agent of Korean hemorrhagic fever », *Journal of Infectious Diseases*, 1978, 137, pp. 298-308.

43. Jonsson C. B., Moraes Figueiredo L. T.,

Vapalahti O., « Global perspective on Hantavirus. Ecology, epidemiology, and disease clinical microbiology reviews », 2010, 23 (2), p.412441 /suds-en-ligne/fr/virales/expansion/hanta01.htm#suds.

44. Gonzalez J.-P., Josse R., Johnson E. D., Merlin M., Georges A. J., Abandja J. et col., « Antibody prevalence against haemorrhagic fever viruses in randomized representative central African populations », *Research in Virology*, 1989, 140, pp. 319-331.

45. Klempa B., Fichet-Calvet E., Lecompte E., Auste B., Aniskin V., Meisel H. et col., « Hantavirus in African wood mouse, Guinea », *Emerging Infectious Diseases*, 2006, 12, pp. 838-840.

46. Klempa B., Fichet-Calvet E., Lecompte E., Auste B., Aniskin V., Meisel H., Barrière P., Koivogui L., ter Meulen J., Krüger D. H., « Novel han- tavirus sequences in Shrew, Guinea », *Emerging Infectious Diseases*, 2007, 13 (3), pp. 520-522. Song J.-W., Baek L. J., Schmaljohn C. S., Yanagihara R., «Thottapalayam Virus, a prototype shrewborne Hantavirus », *Emerging Infectious Diseases*, 2007, 13 (7).

47. Ramsden C., Holmes E. C., Charleston M. A., « Hantavirus evolu- tion in relation to its rodent and insectivore hosts : No evidence for codivergence », *Molecular Biology and Evolution*, 2009, 26 (1), pp. 143- 153.

48. Martines Pinto I. F., Guarino H., Czeplowodski L., Molteni H., Petrillo C., Nelly S., Jarchels F., « Nuestra experiencia en el tratamiento des mal de los rastrojos », *La Semana Medica*, Buenos Aires, 1961, 118, p. 856.

49. Parodi A. S., Greenway D. J., Rugiero H. R., Rivero E., Frigerio M., de la Barrera J. M., Mettler M., Garzon F, Boxaca M., Guerrero L. de, Nota N., « Sobre la etiología del brote epidémico de Junín », *Día Med.*, 1958, 30, pp. 2300-2302.

50. Johnson K. M., Wiebenga N. H., Mackenzie R. B., Kuns M. I., Tauraso N. M., Shelokov A., Webb P. A., Justines G., Beye H. K., « Virus isolations from human cases of hemorrhagic fever in Bolivia », *Proceedings of the Society of Experimental Biology and Medicine*, 1965, 118, pp. 113- 118.

51. Gonzalez J.-P., Emonet S., Lamballerie X. de, Charrel R., « Arena- viruses », *Current Topics in Microbiology and Immunology*, 2007, 315, pp. 253- 288. Gonzalez J.-P., « Les arenavirus d'Afrique : un nouveau paradigme d'évolution », *Bulletin de l'Institut Pasteur*, 1986, 84, pp. 67-52.

52. Charrel R. N., Lemasson J. J., Garbutt M., Khelifa R., Micco P. de, Feldmann H., Lamballerie X. de, « New insights into the evolutionary rela- tionships between arenaviruses provided by comparative analysis of small and large segment sequences », *Virology*, 2003, 317, pp. 191- 196.

53. Mills J. N., Calderón G. E., Ellis B. A., McKee K. T., Ksiazek T. G., Oro J. G., Peters C. J., Childs J. E., Maiztegui J. I., « New findings on Junin virus infection in rodents inside and outside the endemic area of hemorrhagic fever

in Argentina », *Medicina* (Buenos Aires), 1991, 51 (6), pp. 519-523. Car- ballal G., Videla C. M., Merani M. S., « Epidemiology of Argentine hemorrha- gic fever », *European Journal of Epidemiology*, 1988, 4 (2), pp. 259-274.

第六章　科学的觉悟

1. Debré P., 1994, *op. cit.*, p. 310.
2. Keller F., « Les nouvelles menaces des maladies infectieuses émer- gentes », *Rapport d'information de Sénat*, 2012, n° 138, p. 20.
3. *Ibid*, p. 25.
4. economiedurableover-blog-com/article-evaluationdelapopulation.
5. Keller F., 2012, *op. cit.*, p. 37.
6. Saluzzo J.-F., *Des hommes et des germes*, Paris, PUF, 2004, p. 232.
7. Larcena D., Azorin J.-M., Coutant Y., Dumeste A. et J., Gueffier C., Salvini A., *La Muraille de la peste. Pierre sèche au Vaucluse*, Éditions Alpes de Lumière, 1993.
8. Saluzzo J.-F., 2004, *op. cit.*, p. 245.
9. www.assureo.fr/actualies/.../tuberculose-multiresistante-europe-oms.
10. Saluzzo J.-F., 2004, *op. cit.*, p. 251.
11. Tucker J., Scorrage B., *The Once and Future Threat of Small Pox*, New York, Atlantic Monthly Press, 2001.
12. Alibet K., *La Guerre des germes*, Paris, Presse de la Cité, 1999.
13. Betti-Cusso M., « Éric Delaporte, un chercheur à la source du mal », *Le Figaro*, 14 octobre 2007.
14. Keele B. F., Van Heuverswyn F., Li Y., Bailes E., Takehisa J., Santiago M. L., Bibollet-Ruche F., Chen Y., Wain L. V., Liegeois F., Loul S., Ngole E. M., Bienvenue Y., Delaporte E., Brookfield J. F., Sharp P. M., Shaw G. M., Peeters M., Hahn B. H., « Chimpanzee reservoirs of pandemic and nonpandemic HIV- 1 », *Science*, 2006, 313 (5786), pp. 523-526.
15. Mullis K., « The unusual origin of the polymerase chain reaction », *Scientific American*, 1990, 262 (4), pp. 56-61 et 64-65.
16. Borges J. L. [1941], « La bibliothèque de Babel », *Fictions*, trad. N. Ibarra, revue par J.-P. Bernés, Paris, Gallimard.
17. Hogeweg, P., « The roots of bioinformatics in theoretical bio- logy », *PLoS Computational Biology*, 2011, 7 (3) : e1002021. Bibcode 2011PLSCB...7E0020H. doi:10. 1371/journal. pcbi. 1002021. PMC3068925. PMID21483479. edit.
18. Hesper B., Hogeweg P., « Bioinformatica : Een werkconcept », *Kameleon*, 1970, 1 (6), pp. 28-29.
19. Attwood T. K., Gisel A., Eriksson N.- E. and Bongcam-Rudloff E., « Concepts, historical milestones and the central place of bioinformatics in modern biology : A European perspective [archive] », *Bioinformatics. Trends and Methodologies*, InTech, 2011
20. Keller F., « Les nouvelles menaces des maladies infectieuses émer- gentes », *Rapport d'information pour le Sénat*, 2012, n° 638, pp. 50-51.
21. Schools M., « Debating the obvious : Inside the South African government's Controversial AIDS Panel », *The Village Voice*, 5 novembre 2000.
22. Libaert T., *La Communication de crise*, Paris, Dunod, 2010, p. 12.
23. Peretti-Watel P., *La Société du risque*, Paris, La Découverte, 2010, pp. 5-78.
24. Keller F., « Les nouvelles menaces des maladies infectieuses émer-gentes », *Rapport d'information pour le Sénat*, 2012, n° 638, p. 61.
25. Taleb N. N., *Le Cygne noir. La puissance de l'imprévisible*, Paris, Les Belles Lettres, 2008.
26. Foucault M., *Naissance de la clinique*, Paris, PUF, 1963, 7e éd., p. 196.